Schulungsbuch für Diabetiker

2. Auflage

Schulungsbuch für Diabetiker

Herausgegeben von
Gerhard-W. Schmeisl

Diabetes-Reha-Zentrum Fürstenhof, Bad Kissingen

Mit einem Geleitwort von Professor Dr. Waldemar Bruns

2., überarbeitete und erweiterte Auflage

Mit 27 Abbildungen und 72 Tabellen im Text

GUSTAV FISCHER

GUSTAV **FISCHER** Jena Stuttgart Lübeck Ulm

Anschrift des Herausgebers:

Dr. med. Gerhard-W. Schmeisl
Facharzt für Innere Medizin – Angiologie
Rehabilitationswesen – Sportmedizin
„Diabetologe DDG"
Diabetes-Reha-Zentrum „Fürstenhof"
Bismarckstraße 6
97688 Bad Kissingen

Wichtiger Hinweis: Die pharmakotherapeutischen Erkenntnisse in der Medizin unterliegen laufendem Wandel durch Forschung und klinische Erfahrungen. Die Autoren dieses Werkes haben große Sorgfalt darauf verwendet, daß die in diesem Werk gemachten therapeutischen Angaben dem derzeitigen Wissensstand entsprechen. Das entbindet den Benutzer dieses Werkes aber nicht von der Verpflichtung, die Beipackzettel zu den Präparaten zur Kontrolle heranzuziehen und die dort gemachten Angaben hinsichtlich Indikation, Dosierung, Nebenwirkungen und Kontraindikationen zu beachten. Darüber hinaus gilt, daß überall wo Menschen arbeiten, Fehler nicht vollständig auszuschließen sind. Daher können Verfasser und Herausgeber keine Haftung für die Angaben in diesem Schulungsbuch übernehmen.

Die Deutsche Bibliothek – CIP-Einheitsaufnahme

Schulungsbuch für Diabetiker : mit 72 Tabellen im Text / hrsg. von Gerhard-W. Schmeisl. Mit einem Geleitw. von Waldemar Bruns. – 2., überarb. und erw. Aufl. – Jena ; Stuttgart ; Lübeck ; Ulm : G. Fischer, 1997
ISBN 3-437-31170-0

Umschlaggestaltung: unter Verwendung einer Computergraphik (Microsoft Clipart Gallery, Kategorie Humor; in: Microsoft Office für Windows 3.1.)

Gesamtherstellung: druckhaus köthen GmbH
Printed in Germany

ISBN 3-437-31170-0

Geleitwort

Hiermit wird gewissermaßen die „vierte“ Auflage des „Schulungsbuch für Diabetiker“ aus dem Diabetes-Reha Zentrum Fürstenhof, herausgegeben von Chefarzt Dr. G.-W. Schmeisl, vorgelegt, das ursprünglich im Eigenverlag erschien.
Alle drei vorangegangenen, in mehreren Tausend an Patienten, Arzthelfer, Selbsthilfegruppen und auch Ärzte vergebenen Auflagen waren schnell vergriffen. Dies ist ein Zeichen für die große Akzeptanz der Schrift, ein Zeichen für die Nützlichkeit dieses Buches – trotz Vorhandenseins einer Vielzahl von Schulungsbüchern für Patienten mit Diabetes.
Auch das vielfach Gelesene, Bekannte und Überdachte kann immer wieder neu, einfacher und anschaulicher dargestellt werden: Vorliegendes Schulungsbuch ist ein ausgezeichnetes Beispiel dafür. Der Autor und seine Mitarbeiter verdienen hohe Anerkennung!
Der Gustav Fischer Verlag hat dies erkannt und bringt deshalb dieses Buch in neuer Form und mit erweitertem Inhalt heraus, um ihm eine größere Verbreitung zu ermöglichen, die dieses hervorragende Buch verdient.
Ich wünsche der nun vorliegenden Auflage eine weite Verbreitung zum Nutzen aller, die mit der Zuckerkrankheit als Betroffener oder als Schulender und Behandelnder zu tun haben, und dem Autor viel Erfolg bei dem Bemühen, erforderliches Wissen an Patienten mit Diabetes zu vermitteln und sie zu einem Verhalten im Alltag zu bewegen, das die Stoffwechselkrankheit „Diabetes“ in Schranken hält und die Entwicklung von Komplikationen verhindert.

Schulung ist Kernstück jeder Behandlung des Diabetes!

Prof. Dr. Waldemar Bruns
Präsident der Deutschen Diabetes-Gesellschaft 1993/94

Vorwort zur 1. Auflage

Sehr verehrte Diabetikerin, sehr geehrter Diabetiker,

die Eröffnung der Diagnose „Diabetes“ liegt bei Ihnen möglicherweise schon viele Jahre zurück und Sie haben sich in der Zwischenzeit mit Ihrem Diabetes mehr oder weniger gut arrangiert. Möglicherweise aber wissen Sie auch erst seit einigen Wochen von Ihrer Erkrankung, die anfänglich vorhandenen Gefühle und Ängste sind Ihnen noch sehr gut in Erinnerung. Für die Auseinandersetzung mit der Krankheit sind zunächst einmal die engsten Bezugspersonen von wesentlicher Bedeutung, für den weiteren Verlauf der Erkrankung ist aus medizinischer Sicht entscheidend, daß die durch den Diabetes notwendig gewordenen Umstellungen von Ihnen selbst in Ihrem Alltag umgesetzt werden. Das Schlüsselwort in diesem Zusammenhang ist „Schulung“.
Die Schulung ist in der Diabetestherapie zu einem der wesentlichen Stützpfeiler geworden, wobei in unserer Klinik als Bundesmodellprojekt mit dem Gruppenschulungsprinzip Ärzte, Krankenschwestern und Diätassistentinnen, aber auch Diplom-Psychologen und Pädagogen zum Schulungsteam gehören. Die Schulung erfolgt dabei mit dem Ziel der optimalen Blutzuckereinstellung, um langfristig diabetesbedingte Folgeschäden vermeiden zu können. Das Lernen in diesem Zusammenhang bezieht sich nicht nur auf das Erlangen von Wissen, sondern zielt zusätzlich auf Verhaltensänderungen (z. B. Ernährung, mehr Bewegung, Vermeiden von Nikotin), wodurch erst ein langfristiger Erfolg gesichert werden kann. Dies kann unserer Auffassung nach nur durch tägliches Üben und dem Umsetzen des Erlernten in die Praxis erreicht werden. Daß in diesem Zusammenhang sowohl die Zeit als auch das Umfeld und die Gruppe eine entscheidende Rolle spielen ist unbestritten.
Das vorliegende Schulungsbuch, das im wesentlichen für Typ-I-Diabetiker, aber auch für insulinspritzende und interessierte Typ-II-Diabetiker geschrieben wurde, stellt lediglich die Grundlage an Informationen für die im Rahmen der Gruppenschulung vermittelten Schulungsinhalte dar. Zusätzlich soll es dem Interessierten als Nachschlagewerk in allen für ihn relevanten Belangen dienen. Das Schulungsbuch kann dabei niemals das im Rahmen der Gruppen- oder auch Einzelschulung geführte Gespräch und auch den Erfahrungsaustausch ersetzen.
Wir möchten Sie bitten, durch Ihre Kritik, sei sie positiver oder negativer Art, dazu beizutragen, das vorliegende Buch stetig zu verbessern zum Wohle der von uns geschulten Patienten.

Bad Kissingen — Chefarzt Dr. med. Gerhard-W. Schmeisl

Vorwort zur 2. Auflage

Sehr verehrte Damen und Herren,

eine rasch vergriffene erste Auflage unseres Schulungsbuches, einige Neuigkeiten auf dem Insulinsektor – u. a. ein neues Insulinanalogon –, aber auch neue orale Antidiabetika und einige neue Erkenntnisse der Forschung (insbesondere der Ernährung) machen es nötig, jetzt schon knapp 3 Jahre nach Erscheinen der ersten Auflage eine neue aufzulegen. Entsprechend dem Wunsch zahlreicher LeserInnen wurden die den meisten Kapiteln angegliederten Fragen zur Wissensüberprüfung in einem eigenen Lösungsteil (s. Anhang), soweit es sinnvoll erschien, beantwortet.

Angesichts der Strukturveränderungen im Gesundheitssystem mit zahlreichen Einschränkungen für Patienten insbesondere im Bereich der Prävention und der Rehabilitation kommt dem eigenen Handeln des einzelnen Patienten, dem engagierten Sich-selbst-Kümmern um seine Krankheit immer mehr Bedeutung zu. Schulung ist in diesem Zusammenhang nach wie vor das Schlüsselwort. Schulung beinhaltet daher wesentlich mehr als reine Wissensvermittlung, nämlich Verhaltensänderungen zu bewirken mit dem Ziel, langfristig die reell drohenden fatalen Folgeschäden bei schlechter Behandlung und mangelnder Schulung zu vermeiden oder zu mindern.

Die vorliegende zweite Fassung unseres Schulungsbuches möge erneut dazu beitragen, zahlreichen Patienten dabei zu helfen, mit ihrem Diabetes besser umzugehen und oben genannte Schäden zu vermeiden. Wenn darüber hinaus auch Ausbildende (Ärzte, DiabetesberaterInnen, Krankenschwestern, Psychologen, Orthopädiefachkräfte etc.) davon profitieren und die ihnen anvertrauten Patienten besser beraten, freut es mich umsomehr. In diesem Zusammenhang ist wichtig noch einmal zu betonen, daß jedes noch so gute Buch niemals den Erfahrungsaustausch mit Gleichgesinnten und dem Diabetesteam (Diabetesberater/innen, Psychologen, Pädagogen, Diätassistentin, Arzt etc.), wie es im Rahmen einer stationären Rehabilitationsmaßnahme in unserer Klinik sowohl bei Kindern als auch Erwachsenen erfolgt, ersetzen kann.

Anregende Kritik möge auch bei dieser Ausgabe zu einer weiteren Verbesserung beitragen.

Herzlichst
Ihr
Dr. med. Gerhard-W. Schmeisl
Chefarzt

Bad Kissingen, Frühjahr 1997

Danksagung

Folgenden Mitarbeiterinnen und Mitarbeitern danke ich für ihre Mitwirkung an einzelnen Kapiteln:

Dr. med. Bettina Zietz, Internistin – Endokrinologie

Dr. med. Barbara Middeke, Internistin, Oberärztin

Georg Flingelli, Arzt
Dorothea Grelich, Ärztin
Gabriele Hornung, Ärztin
Dr. med. Volker Jung, Arzt
Michaela Schmitt, Ärztin

Michael Frinker, Diplom-Psychologe
Wolfgang Heimberg, Diplom-Psychologe

Claudia Roßberg, Diplom-Oecotrophologin, Diabetesberaterin
Angela Hildebrand-Jung, Diätassistentin, Diabetesberaterin (DDG)
Astrid Graser, Diätassistentin, Diabetesberaterin
Petra Ippach, Diätassistentin, Diabetesberaterin (DDG)

Das Diätkapitel wurde für die 2. Auflage völlig neu erstellt. Für die komplette Neubearbeitung des Diätkapitels danke ich Frau Claudia Roßberg, Frau Astrid Graser und Frau Petra Ippach.

Besonderer Dank gebührt Frau Dr. Barbara Middeke (Internistin) für das neue Kapitel über Insulinanaloga sowie die Mitarbeit an mehreren anderen Kapiteln. Für anregende und kritische Beiträge herzlichen Dank auch an unseren Herrn Oberarzt Dr. Johannes Bauer und unseren Dipl.-Psychologen Herrn Wolfgang Heimberg.
Auch den namentlich nicht genannten Mitarbeitern der verschiedenen Schulungsteams sei für ihre anregenden Beiträge zum Schulungsprogramm gedankt.
Wie bei der letzten Auflage gebührt ein besonderer Dank sowohl meiner Sekretärin Frau Roswitha Reichl für ihre umfangreichen Schreib- und Gestaltungsbeiträge als auch unserem Mitarbeiter Herrn Dipl.-Ing. Michael Haub für seine großartige Arbeit am Textcomputer. Herzlichen Dank auch meiner Frau Christiane für die abschließende Durchsicht des Manuskriptes.

Chefarzt Dr. med. Gerhard-W. Schmeisl

Inhaltsverzeichnis

I. Was ist Diabetes?

A. Kurzer geschichtlicher Überblick

Das Wort „Diabetes mellitus" kommt aus dem Griechischen und bedeutet soviel wie „honigsüßer Durchfluß". Bereits 100 n. Chr. wurde von ARETAIOS geschrieben: „Der Diabetes ist eine rätselhafte Erkrankung". Diese Aussage gilt letztendlich auch heute noch, da noch längst nicht alle Fragen der Diabetesentstehung, aber auch vor allem der Entstehung der Folgeerkrankungen geklärt sind. Im 17. Jahrhundert war erstmalig von Thomas WILLIS der honigsüße Geschmack des Urins beschrieben worden. Das „Schmecken" des Urins eines Patienten diente dem Arzt früherer Zeiten bei der Diagnose des Diabetes mellitus. 1889 fand Paul LANGERHANS erstmalig „Inseln" im Bauchspeicheldrüsengewebe, deren Bedeutung er jedoch noch nicht erkennen konnte.

MERING und MINKOWSKI erzeugten 1889 erstmalig tierexperimentell einen Diabetes mellitus durch Entfernung der Bauchspeicheldrüse. 1921 gelang es den Forschern BANTING und BEST Insulin aus Bauchspeicheldrüsengewebe zu gewinnen und einem Hund zu injizieren. 1922 konnte der erste Diabetiker mit Insulin behandelt werden. 1960 wurde die Struktur des menschlichen Insulins analysiert, 1976 gelang die erste chemische Umwandlung von Schweineinsulin in Humaninsulin und 1979 wurde erstmalig Humaninsulin gentechnologisch vollsynthetisch hergestellt.

B. Wesen der Erkrankung

Der Diabetes mellitus ist eine Stoffwechselstörung, bei der entweder kein eigenes Insulin mehr gebildet wird (Typ I) oder das an sich genügend vorhandene Insulin nicht genügend freigesetzt werden kann oder aufgrund einer Zellstörung nicht richtig zur Wirkung gelangt (Typ II).

Das Insulin wird in der Bauchspeicheldrüse (= Pankreas) des Menschen gebildet. Diese liegt unmittelbar vor der Wirbelsäule hinter dem Magen und erstreckt sich von der Milz bis in die Schleife des Zwölffingerdarms. Sie ist 70–100 g schwer und bildet täglich $^1/_2$–$1^1/_2$ Liter Bauchspeichel neben Insulin und anderen Hormonen. Der Bauchspeichel ist wichtig für die Fettver-

dauung, aber auch für die Aufspaltung der Kohlenhydrate und die Aufbereitung von Eiweiß.
Die eigentlichen insulinbildenden Zellen, die sogenannten Langerhans-Inseln oder auch Betazellen, liegen inselartig gruppiert über das gesamte Organ verteilt. Da diese Zellen von Ihrem Entdecker als „Inseln" beschrieben wurden, bezeichnete man das von ihnen produzierte Hormon als Insulin. Ein gesunder Erwachsener hat ca. 1 Million solcher Inselzellen, die zusammen 1–2 g wiegen. Neben den Betazellen, die das Insulin bilden, gibt es in der Bauchspeicheldrüse noch die sogenannten Alphazellen, die das Gegenspielerhormon des Insulins – das Glucagon – herstellen.
Das Insulinmolekül ist ein Eiweiß, das aus zwei Aminosäureketten besteht. Insulin hat eine zentrale Rolle im Stoffwechsel des Menschen. Es bewirkt hauptsächlich, daß die Gewebe Zucker aufnehmen und verbrennen können. Dieser wird im Gewebe, z. B. im Muskel, zur Energiegewinnung benötigt. Ohne Energie können die Organe ihre Aufgabe nicht erfüllen (z. B. der Muskel nicht arbeiten). Insulin wirkt daneben aber auch auf den Fetthaushalt. Außerdem hat Insulin auch eine Bedeutung im Eiweißhaushalt. Es sorgt dafür, daß die Zellen die Aminosäuren (= Bausteine der Eiweißherstellung) erhalten und weiterverarbeiten können.
Stellt man sich in einem Modell die Körperzellen als kleine Häuser vor, die eine Eingangstür mit einem Schloß besitzen, so ist Insulin quasi als Schlüssel anzusehen, der die Eingangstür aufschließen muß, bevor die Energie als Glucose (= Traubenzucker) in die Körperzellen, also in die Häuser, gelangen kann.

1. Typ-I- und Typ-II-Diabetes

Typ-I-Diabetes, der früher auch der jugendliche Diabetes, und Typ-II-Diabetes, der früher auch Altersdiabetes genannt wurde, sind von ihrer Entstehung her ganz unterschiedliche Erkrankungen, die lediglich eine Gemeinsamkeit haben: Bei beiden ist der Blutzucker erhöht. Diese Erhöhung des Blutzukkers ist für die gleichen Folgeerkrankungen verantwortlich. Während der Typ-I-Diabetes eine seltene Erkrankung ist, tritt der Typ-II-Diabetes häufig auf. In Deutschland leben ca. 300 000 Typ-I-Diabetiker, jedoch ca. 5 Millionen Typ-II-Diabetiker. Man weiß heute, daß Typ-I- und Typ-II-Diabetes in allen Altersgruppen auftreten kann, wenngleich der Typ-I-Diabetes meistens vor dem 40. Lebensjahr und der Typ-II-Diabetes meist erst nach dem 40. Lebensjahr in Erscheinung tritt.

a) Typ-I-Diabetes

Als Ursache des Typ-I-Diabetes nimmt man heute ein Zusammenwirken von Erbfaktoren, Virusinfekt und sogenannter Autoimmunerkrankung an. Der Ort der vererbten Merkmale ist bekannt, sie befinden sich auf dem kurzen Arm des 6er Chromosoms und gehen mit einer Häufung der humanen Leukozytenantigene HLA DR 3 und DR 4 einher. Nun gibt es aber viele Menschen, die diese Erbinformation besitzen, ohne jemals an Diabetes zu erkranken. Als möglicher auslösender Faktor bei entsprechender genetischer Veranlagung wird ein Virusinfekt wie z. B. durch Masern-, Mumps- oder Grippeviren angenommen. Dieser Virusinfekt löst eine sogenannte **Autoimmunerkrankung** aus, bei der der Körper Antikörper (= Abwehrstoffe) gegen körpereigenes Gewebe – in diesem Fall u. a. gegen die Inselzellen – bildet. Diese Antikörper werden deshalb auch Inselzellantikörper (= ICA) genannt. Heute kennt man zahlreiche neue Antikörper, die bei der weiteren Zerstörung der Beta-Zelle eine Rolle spielen (z. B. GAD). Im Rahmen der fortschreitenden Erkrankung kommt es schließlich zu einer völligen Zerstörung der insulinbildenden Zellen. Erst wenn ca. 80% der Betazellen zerstört sind, tritt die Erkrankung zum ersten Mal mit ihren typischen Anzeichen, wie quälendem Durst, häufigem Wasserlassen, Ge-

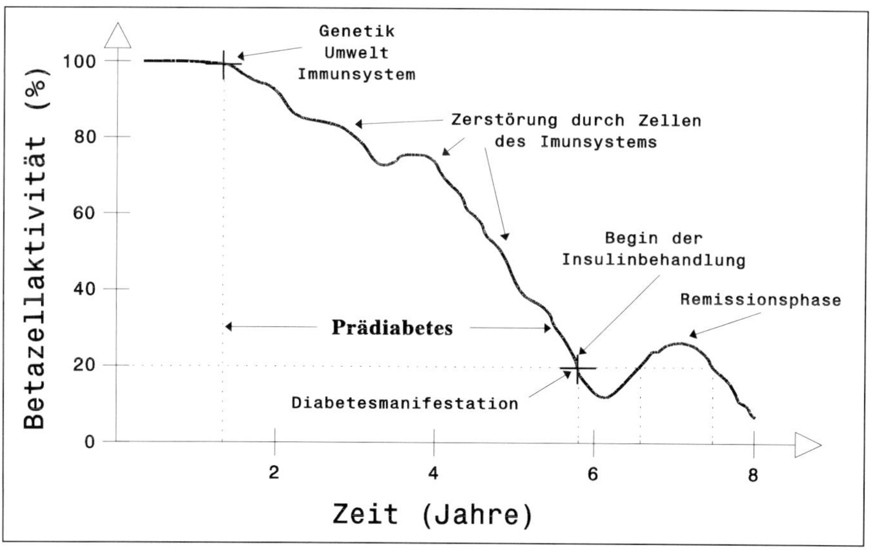

Abb. 1: Entstehung des Typ-I-Diabetes. In Anlehnung an S. Martin Diabetes Journal 11/91

wichtsabnahme und Müdigkeit in Erscheinung. Zwischen Beginn der Erkrankung und Auftreten von Symptomen des Diabetes können Wochen, Monate oder auch Jahre vergehen. Häufig kommt es nach Auftreten der Symptome vorübergehend zu einem vermeintlichen Verschwinden des Diabetes, der Patient befindet sich dann in der Remissionsphase. Tatsächlich schreitet aber der Krankheitsprozeß fort, bis schließlich alle Betazellen zerstört sind und kein Eigeninsulin mehr gebildet wird. Da beim Typ-I-Diabetiker also von Anfang an ein echter Insulinmangel bzw. später ein völliges Fehlen von Eigeninsulin vorliegt, muß sofort mit Insulin behandelt werden.
Der Typ-I-Diabetes mellitus wird mit einer Wahrscheinlichkeit von ca. 3%–5% von Mutter bzw. Vater auf die nachfolgende Generation vererbt. Sind beide Eltern Typ-I-Diabetiker, steigt das Risiko auf ca. 10%–25%. Geschwister von diabetischen Kindern haben ein Erkrankungsrisiko von mindestens 10%. Der Typ-I-Diabetes mellitus ist bis heute nicht heilbar. Versuche bei noch vorhandener Restinsulineigenproduktion durch eine immunsuppressive Therapie, die Gabe von Insulin oder Nicotinamid (siehe Kap. XXI: Zukunftsperspektiven) den Krankheitsbeginn deutlich hinauszuzögern bzw. ganz zu verhindern, befinden sich noch im experimentellen Stadium. Die Erfolge der Bauchspeicheldrüsentransplantation bzw. neuerdings auch der Inselzelltransplantation sind insgesamt recht ermutigend.

b) Typ-II-Diabetes

Die Ursache des Typ-II-Diabetes mellitus wird in einer angeborenen oder erworbenen Insulinunempfindlichkeit (= Insulinresistenz) gesehen. Diese Insulinunempfindlichkeit wird durch die in den Industrieländern allgemein vorkommende Überernährung mit nachfolgender Fettsucht verstärkt. Die Überernährung führt zu einem vermehrten Glucoseangebot. Wegen der Insulinunempfindlichkeit einerseits und dem Glucoseüberangebot andererseits muß der Körper mehr Insulin freisetzen, die Bauchspeicheldrüse muß verstärkt arbeiten. Diese Mehrarbeit führt auf lange Sicht zu einer Erschöpfung der Betazellen und bei entsprechender genetischer Veranlagung zum Auftreten eines Diabetes mellitus vom Typ II. Andererseits bedingt der hohe Insulinspiegel im Blut auf Dauer eine Verminderung der sogenannten Insulinrezeptoren an der Körperzelle.
Übertragen auf unser Modell (Insulin = Schlüssel, Insulinrezeptor = Schloß, Zelle = Haus) hieße das, die Zahl der Türschlösser zu den einzelnen Häusern nimmt ab und teilweise werden die vorhandenen Schlüssellöcher verbogen, so daß die an sich in ausreichender Zahl vorhandenen Schlüssel nicht mehr passen.

Eine gleiche Insulinverwertungsstörung findet man auch bei Nichtdiabetikern mit erhöhtem Blutdruck, so daß eine ähnliche genetische Veranlagung angenommen wird. Beim Typ-II-Diabetes unterscheiden wir den sogenannten Typ II a (= den schlanken Typ-II-Diabetiker mit tatsächlich vorhandenem relativen Insulinmangel) vom Typ II b mit ausreichender Insulineigenproduktion und in erster Linie vorhandener Insulinverwertungsstörung durch Übergewicht. Die Einteilung in die Untergruppen ist wichtig, weil aufgrund der jeweiligen vorhandenen Störungen voneinander abweichende Therapiegrundsätze verfolgt werden. Der Typ-II b-Diabetiker muß vor allem abnehmen, damit sein ausreichend vorhandenes Insulin wieder richtig zur Wirkung kommen kann. Unterstützend werden in der medikamentösen Therapie beim Typ II b vor allem die sogenannten Biguanide (Präparat: Glucophage S/mite®) und die Acarbose (Präparat: Glucobay®) eingesetzt. Der Typ II a zeigt durch die eingeschränkte Insulinabgabe der Betazellen einen relativen Insulinmangel. Hier werden Medikamente eingesetzt, die die Insulinabgabe fördern, die sogenannten Sulfonylharnstoffe (Präparat: Euglucon®, Amaryl®) bzw. eine Kombination von Sulfonylharnstoffen und Insulin.
Der Typ-II-Diabetes hat ein Vererbungsrisiko von ca. 40% und ist bis heute nicht heilbar. Vom Typ-II-Diabetes abzugrenzen ist der sogenannte MODY-Diabetes (Maturity onset of diabetes in youth), der mit 50–80% eine höhere Vererblichkeit aufweist. Bei dieser Diabetesform kommt es zum Auftreten eines Typ-II-Diabetes bereits im Jugendalter.

2. Pankreopriver Diabetes

Wenn die Bauchspeicheldrüse zu großen Teilen oder gar vollständig ausfällt, so sind alle Funktionen geschädigt. Durch Mangel oder völliges Fehlen von Insulin kommt es zur diabetischen Stoffwechsellage. Darüber hinaus fehlt auch die Mithilfe bei der Verdauung, denn es fehlt ja der Bauchspeichel, der die Enzyme für die Fett- und Kohlenhydratverdauung enthält. Die mit der Nahrung aufgenommene Energie kann dann nicht richtig verwertet werden. Die Nahrung wird z. T. unverdaut ausgeschieden. In der Therapie ist es daher wichtig, nicht nur das fehlende Insulin zu ersetzen, sondern auch Enzympräparate (Präparate: z. B. Kreon, Pankreon forte) zu geben.
Die Ursache für den Ausfall der Bauchspeicheldrüse können sein:

- Bauchspeicheldrüsenentzündungen, ausgelöst durch Alkoholmißbrauch, erhöhte Blutfette oder ein Gallensteinleiden.
- Operationen, bei denen wegen eines Unfalls oder Tumors die Bauchspeicheldrüse entfernt werden mußte.

C. Symptome der diabetischen Erkrankung

Auch bei den Krankheitssymptomen muß wieder zwischen Typ-I- und Typ-II-Diabetes unterschieden werden. Der Typ-II-Diabetes kann am Anfang völlig beschwerdefrei verlaufen, so daß er oftmals „zufällig“ diagnostiziert wird. Oft werden beim Augenarzt bereits Folgen einer Diabeteserkrankung am Augenhintergrund gesehen, die dann zur Diagnose „Diabetes mellitus“ führen.
Je nach Ausmaß des vorhandenen Insulinmangels können jedoch auch mehr oder weniger deutliche Symptome, wie:

- vermehrter Durst und vermehrtes Wasserlassen
- Gewichtsabnahme
- Wadenkrämpfe
- Sehstörungen
- schlecht heilende Wunden oder
- Juckreiz im Genitalbereich gefunden werden.

Aufgrund des absoluten Insulinmangels sind die Symptome beim Beginn des Typ-I-Diabetes sehr viel heftiger. Oft kommt es bereits bei der Erstmanifestation aufgrund des Insulinmangels zu einer unvollständigen Fettverbrennung mit nachfolgender Übersäuerung des Blutes und ketoazidotischer Stoffwechsellage bis hin zum Coma diabeticum.

D. Diagnose des Diabetes mellitus

1. Blutzucker- und Urinzuckerwert

Zur Diagnose der diabetischen Stoffwechsellage werden im wesentlichen zwei Laborwerte herangezogen:

- der Blutzuckerwert und
- der Urinzuckerwert

Der Blutzucker des Stoffwechselgesunden liegt nüchtern unter 120 mg/dl (= Milligramm pro Deziliter) und steigt nach dem Essen (postprandial) auf maximal 140 mg/dl an. Oberhalb eines Nüchternblutzuckers von 120 mg/dl spricht man von einer diabetischen Stoffwechsellage. Ab einem Blutzucker von ca. 160–180 mg/dl kann die Niere den Zucker nicht mehr vollständig

im Blut zurückhalten, so daß mit dem Urin mehr oder weniger größere Mengen Glucose ausgeschieden werden, die im Urin mittels Teststreifen nachgewiesen werden können. Der Blutzuckerwert, ab dem Glucose im Urin erscheint, wird daher oft als „Nierenschwelle“ bezeichnet. Gerade zur Früherkennung des Typ-II-Diabetes wird der Glucosenachweis im Urin im Rahmen sogenannter Vorsorgeprogramme der Krankenkassen durchgeführt.
Die Diagnose des Typ-I-Diabetes mellitus bereitet im allgemeinen weniger Schwierigkeiten, weil bereits die ausgeprägten Krankheitszeichen zur richtigen Verdachtsdiagnose führen. Der Nachweis erfolgt hier mittels Blutzukkerbestimmung bei bereits anfangs deutlich erhöhten Werten.
Eine einmalige Bestimmung des Blutzuckers ist nicht ausreichend, wenn nicht weitere eindeutige Zeichen eines entgleisten Diabetes, wie Blutzucker im Urin, Ketonkörper im Urin und typische Symptome vorliegen. Ein manifester Diabetes liegt nach den WHO-Empfehlungen (1981) vor, wenn der Nüchternblutzucker über 120 mg/dl und der postprandiale Blutzucker über 180 mg/dl liegt (venöses Blut). Da diese Werte von verschiedenen Organisationen und auch Autoren zum Teil unterschiedlich angegeben werden, muß in Zweifelsfällen zur Klärung der Situation ein sogenannter oraler Glucose-Toleranztest durchgeführt werden.

2. Oraler Glucose-Toleranztest

Der Patient erhält morgens nüchtern nach der ersten Blutentnahme (für Blutglucose) 100 g Glucose (= Traubenzucker), gelöst in 400 ml Wasser oder ein ähnliches Zuckergemisch. Die Lösung muß innerhalb von 10 Minuten langsam getrunken werden. Weitere Blutentnahmen erfolgen nach 60 und 120 Minuten nach Trinkbeginn. Auch hier müssen die Blutglucosebestimmungen mit einer qualitätsgesicherten Methode erfolgen. Ein Diabetes mellitus liegt vor, wenn im kapillären Vollblut der Nüchternblutzucker über 120 mg/dl, der 1-Stunden-Blutzuckerwert über 220 mg/dl und der 2-Stunden-Blutzuckerwert über 200 mg/dl liegt. Eine lediglich pathologische Glucosetoleranz liegt vor, wenn der Nüchternblutzucker unter 120 mg/dl und der 2-Stunden-Blutzucker zwischen 140 und <200 mg/dl liegen. Kein Nachweis für eine Glucoseverwertungsstörung besteht, wenn sowohl Nüchternblutzucker unter 120, als auch 2-Stunden-Blutzucker unter 140 mg/dl liegen.

Fragen:

1. **Wann wurde erstmalig Insulin in der Behandlung des Diabetes mellitus eingesetzt?**

2. **Warum kann ein Typ-I-Diabetiker nicht mit Tabletten behandelt werden?**

3. **Ist der Diabetes mellitus heilbar?**

4. **Worin unterscheiden sich Typ-IIa- und Typ-IIb-Diabetes?**

5. **Welche Krankheitszeichen deuten auf einen Diabetes hin?**

6. **Welche Beschwerden stellten Sie zu Beginn Ihrer Erkrankung fest?**

Lösungen siehe Anhang S. 273

II. Selbstkontrolle

A. Warum ist Selbstkontrolle sinnvoll?

Durch unsere Schulung möchten wir Sie befähigen und motivieren, Ihre Stoffwechsellage unter eigener Regie regelmäßig und systematisch zu kontrollieren und die Meßergebnisse übersichtlich in Ihr Diabetikertagebuch einzutragen.
Dadurch lassen sich akute Stoffwechselentgleisungen, sowohl nach oben (Hyperglykämie = Überzucker, Ketoazidose) als auch nach unten (Hypoglykämie = Unterzucker), frühzeitig erkennen und vermeiden.
Auf der Grundlage Ihrer übersichtlich dokumentierten Selbstkontrolle können Sie und Ihr Arzt entscheiden, ob und in welchem Ausmaß Ihre Therapie verändert werden muß (Therapieanpassung). Ihre über längere Zeiträume dokumentierten Werte erleichtern die Kooperation mit Ihrem Arzt und lassen Ihre bisherigen Erfahrungen mit Korrekturversuchen in „Krisenzeiten" nicht verlorengehen. Auch aus Mißerfolgen kann man lernen!
Wenn Sie Ihre Tabletten- oder Insulindosis ohne Selbstkontrolle beibehalten oder verändern, handeln Sie wie „ein Seefahrer ohne Kompaß, der seine Orientierung verloren hat".
Nur durch Selbstkontrolle und Therapieanpassung können Sie Folgeschäden durch den Diabetes verhindern oder zumindest hinauszögern.

Selbstkontrolle schafft:

Sicherheit
Freiheit
Selbstvertrauen

B. Was kann man selber kontrollieren?

Folgende Kontrollen können Sie selbst durchführen:

- Untersuchung des Harns auf Urinzucker
- Untersuchung des Harns auf Ketonkörper (Aceton)

- Messung des Blutzuckers
- Ermittlung des Gewichts
- Messung des Blutdrucks.

C. Blutzuckerselbstkontrolle

Durch eine Blutzuckermessung mit dem Teststreifen erhalten Sie eine ungefähre Aussage über Ihren aktuellen Blutzucker.

1. Wer sollte Blutzuckermessungen durchführen?

Für Patienten, die eine intensivierte konventionelle Insulintherapie durchführen, ist die Blutzuckermessung unerläßlich, da sie ihren Spritz-Eß-Abstand und die Insulindosis den aktuellen Blutzuckerwerten anpassen müssen. Darüber hinaus ist allen insulinspritzenden Diabetikern die Blutzuckerselbstkontrolle zu empfehlen.

Auch Typ-II-Diabetiker, deren Nierenschwelle (= der Blutzuckerwert, bei dem überschüssiger Zucker über die Niere ausgeschieden wird; liegt beim Erwachsenen bei etwa 180 mg/dl) sehr hoch ist, sollten den Blutzucker messen, weil sie auch bei sehr hohen Blutzuckerwerten noch keinen Harnzucker haben. Die Nierenschwelle liegt bei Kindern und Jugendlichen sehr niedrig, verschiebt sich mit zunehmendem Alter in höhere Blutzuckerbereiche, z. B. kann man bei einem älteren Patienten erst bei einem Blutzucker von 220 mg/dl auch Zucker im Urin nachweisen (siehe Harnzuckerselbstkontrolle).

2. Wann sind Blutzuckermessungen notwendig?

In folgenden Situationen ist eine Blutzuckermessung angebracht:

- vor allen Injektionen
- vor größeren körperlichen Anstrengungen
- vor dem Autofahren
- als Bed-time-Wert (vor dem Zubettgehen)
- in allen unklaren Situationen (Gefühl der Unterzuckerung, Unwohlsein beim Sport).

3. Blutzuckerselbstkontrolle visuell oder mit Gerät?

Die Stoffwechselselbstkontrolle ist ein fester Bestandteil der Diabetesbehandlung. Die Kosten für das benötigte Testmaterial werden von den Krankenkassen übernommen, sie gehören zur sogenannten Leistungspflicht.
In der Schulung erlernen Sie vor allem die visuelle Meßmethode, bei der der aktuelle Blutzucker durch Farbvergleich mit den Farbfeldern auf der Teststreifendose ermittelt wird. Dieses Verfahren führt – sorgfältige Durchführung vorausgesetzt – in den meisten Fällen zu ausreichend genauen Werten. Entgegen den Erwartungen, die in die Genauigkeit der Technik gesetzt werden, liefern die elektronischen Testgeräte durch die Meßmethode bedingt, keine genaueren Werte. So beträgt die Meßgenauigkeit der meisten Geräte höchstens ±20%, d. h. wenn die Skala z. B. 140 mg/dl anzeigt, kann der „wahre“ Wert zwischen 120 mg/dl und 160 mg/dl liegen. So genau aber können die meisten Patienten auch visuell ablesen.
Bei folgenden Patientengruppen ist die Messung mit einem elektronischen Blutzuckermeßgerät dennoch nötig:

- schwer farbsehgestörte Patienten
- Patienten, die oft bei ungünstigen Lichtverhältnissen testen müssen
- Patienten mit einer sogenannten intensivierten konventionellen Insulintherapie (ICT), d. h. mit mehr als 3 Insulinspritzen pro Tag, wobei die jeweilige Insulindosis erst aufgrund der Blutzuckermeßwerte festgelegt wird und
- Insulinpumpenträger.

In diesen Fällen erklären sich die jeweiligen Krankenkassen oft zur Kostenübernahme bereit, wenn der Arzt die Notwendigkeit eines Testgerätes zuvor bescheinigt hat.
Es gibt heute eine große Zahl verschiedener Meßgeräte, die jedoch alle eine der beiden folgenden Meßverfahren anwenden:

- Bei der ersten Methode erfolgt die Auswertung des Farbtestfeldes mittels Lichtabsorptionsmessung, also mit einem elektronischen „Auge“.
- Bei der zweiten Methode werden die während der Testreaktion freiwerdenden Elektronen, bzw. der fließende Strom mittels Elektroden bestimmt.

Die zuletzt genannten Testgeräte haben daher eine kürzere Meßzeit von 20 Sekunden bis maximal 40 Sekunden gegenüber der sonstigen Reaktionszeit von 2 Minuten. Sie erlauben jedoch keine visuelle Gegenkontrolle, da keine Farbreaktion stattfindet. Vor allem aufgrund der durch die kürzere Meßzeit „bequemeren“ Selbstkontrolle entscheiden sich viele Patienten für die Anschaffung eines Testgerätes, das nach der zweiten Methode arbeitet.

D. Blutzuckerumrechnungstabelle

Da der Blutzuckerwert international nicht einheitlich angegeben wird, anbei einige Beispiele für die Umrechnug von mg/dl in mmol und umgekehrt.

Tabelle 1: Blutzuckerumrechnungstabelle

Einheiten	mg/dl → mmol	mmol → mg/dl
Umrechnungsfaktor	etwa 0,05	etwa 18
Beispiele	100 mg/dl = 5 mmol 140 mg/dl = 7 mmol 200 mg/dl = 10 mmol	4 mmol = 72 mg/dl 6 mmol = 108 mg/dl 12 mmol = 216 mg/dl

E. Die Harnzuckerselbstkontrolle

Um das Testergebnis der Harnzuckerselbstkontrolle richtig zu deuten, muß man die Höhe seiner Nierenschwelle kennen. Diese Selbstkontrolle ist technisch einfach durchzuführen, kostengünstig und schmerzlos.
Während der Blutzucker eine Momentaufnahme des Stoffwechselgeschehens darstellt, kann der Harnzucker nur einen Überblick über die Zeit seit der letzten Blasenentleerung geben.
Für Typ-II-Diabetiker, die nur mit Diät oder mit Diät und Tabletten behandelt werden, ist nach Absprache mit dem Arzt die Harnzuckerkontrolle häufig ausreichend, eine normale Nierenschwelle vorausgesetzt.

F. Acetonselbstkontrolle

Aceton entsteht immer dann, wenn statt Kohlenhydraten Fettreserven zur Energiegewinnung verwendet werden müssen. Aceton kann im Harn mittels spezieller Teststreifen (z. B. Ketur-Test) nachgewiesen werden.
Ketonkörper (der wichtigste ist das Aceton) können nachgewiesen werden bei:

- Insulinmangel mit beginnender Entgleisung
- Gewichtsabnahme („Hungeraceton")
- Nach länger andauernden Hypoglykämien

Aceton = Warnsignal!

Acetonkontrolle ist wichtig bei fraglicher Entgleisung (siehe: Kapitel Stoffwechselentgleisung) und bei morgendlichen Kopfschmerzen, falls man eine unbemerkte nächtliche Unterzuckerung vermutet.

III. HbA1- bzw. HbA1c-Wert und Fructosamin-Wert

Zur Beurteilung der mittel- und langfristigen Blutzuckereinstellung stehen uns folgende Testverfahren zur Verfügung:

– HbA1- bzw. HbA1c-Wert und
– Fructosamin-Wert.

A. HbA1- bzw. HbA1c-Wert

Die Bestimmung des HbA1- bzw. HbA1c-Wertes (= Glycohämoglobin-Wert) dient heute zur ungefähren Beurteilung der Einstellungsqualität des Diabetes, insbesondere der Langzeitführung des Diabetikers. Dabei macht man sich eine chemische Reaktion des Blutzuckers mit dem roten Blutfarbstoff (= Hämoglobin) zunutze, wie sie auch im Blut eines Nichtdiabetikers abläuft.
Je mehr Zucker sich im Blut eines Menschen befindet, umso mehr Zucker bindet sich auch an den roten Blutfarbstoff. Normalerweise sind etwa 5–6% des menschlichen Blutfarbstoffes mit Zucker verbunden. Zunächst erfolgt dies als „lockere" Bindung – nach einigen Stunden hohen Blutzuckers ist diese Bindung „fest", d. h. sie hält solange, bis die roten Blutkörperchen mit dem darin befindlichen Blutfarbstoff in der Milz abgebaut werden. Da die „Lebenszeit" der roten Blutkörperchen etwa 12 Wochen beträgt (= 3 Monate), bleibt auch die Bindung zwischen Zucker (= Glucose) und rotem Blutfarbstoff solange bestehen.
Diese Zusammenhänge nutzt man als „Zucker-Langzeit-Gedächtnis". Die Höhe des HbA1- bzw. HbA1c-Wertes sagt somit etwas über die Blutzuckereinstellung der letzten 6–8 bzw. 12 Wochen aus. War die Zuckereinstellung schlecht, so findet man bei der Blutentnahme einen hohen HbA1-Wert – bei guter Blutzuckereinstellung einen niedrigen. Starke Schwankungen des HbA1-Wertes findet man bei einer labilen Blutzuckereinstellung, besonders bei Kindern und Jugendlichen. Ist der Blutzucker dagegen längere Zeit stabil, so besteht eine direkte Beziehung zwischen der guten oder schlechten Einstellung und einem guten oder schlechten HbA1-Wert.
Es ist heute unbestritten und sicher nachgewiesen, daß der zu hohe Blutzucker einer der Hauptgründe für die Entstehung von diabetischen Folgeschä-

den darstellt. Dabei muß man sich folgendes klarmachen: Genauso wie sich der überschüssige Zucker im Blut mit dem roten Blutfarbstoff verbindet und damit einen hohen HbA1-Wert bzw. HbA1c-Wert bedingt, verbindet sich dieser überschüssige Zucker im gesamten Körper mit anderen Eiweißen – das Hämoglobin ist ein Eiweiß – in den verschiedensten Organen (z. B. Linse, Niere, Herz, etc.) und verursacht dadurch seine Schäden. Deswegen ist ein hoher HbA1/HbA1c-Wert auch ein indirektes Maß für die mögliche Entstehung von diabetischen Folgeschäden.

Tabelle 2: HbA1- bzw. HbA1c-Wert

Einstellungskriterien	HbA1	HbA1c
Normalbereich (Nichtdiabetiker)	5,4–7,6%	4,0–6,4%
sehr gute Einstellung	bis ca. 8,5%	bis ca. 6,5%
gute bis befriedigende Einstellung	8,5–10,0%	6,5–8,0%
schlechte Einstellung	10,0–13,0%	8,0–12,0%
dekompensiert (miserabel)	13–15%	12–14%

Die obengenannten Werte sind als ungefähre Richtwerte anzusehen, denn die Höhe der Werte ist abhängig von der angewandten Bestimmungsmethode. Im obigen Fall wurde die sogenannte Mikrosäulenmethode verwendet. Ebenso sind die Bereiche, die als sehr gut, gut bis befriedigend, schlecht oder letztlich dekompensiert bezeichnet werden, nur als Richtwerte anzusehen. Es sollten immer nur Werte miteinander verglichen werden, die mit der gleichen Methode gewonnen wurden.

Für besonders Interessierte:

Als Hb-Ao bezeichnet man das Erwachsenenhämoglobin, von dem ein gesunder Mensch etwa 12–14 g% im Blut hat. Das HbA1 (= glycosyliertes Hämoglobin, mit Zucker verbundener roter Blutfarbstoff) macht normalerweise etwa 5–7% des Erwachsenenhämoglobins aus. Man kann das HbA1 noch in Untergruppen unterteilen, je nachdem welcher Zucker mit dem roten Blutfarbstoff verbunden ist.

Tabelle 3: Glycosilierte Hämoglobine

Untergruppe	Zucker
HbA1**a**	Fructose
HbA1**b**	Glucose-6-phosphat
HbA1**c**	Glucose

Da das HbA1c eine Untergruppe des HbA1-Wertes darstellt, muß der Prozentwert dafür auch niedriger liegen als der des Gesamt-HbA1-Wertes.

B. Fructosamin-Wert

Eine weitere Möglichkeit zur Verlaufsbeurteilung einer Blutzuckereinstellung stellt die Bestimmung des Fructosamins (= glycosiliertes Albumin) im Blut dar. Dabei handelt es sich um die Bestimmung von verschiedenen verzuckerten Eiweißen im Blut, u. a. auch dem Albumin (= Fructosamine), die eine Beurteilung der Stoffwechsellage der letzten 2–3 Wochen erlauben. Fructosamine (= verzuckerte Eiweiße) haben nichts mit dem Fruchtzucker (= Fructose) zu tun.
Da die Bestimmung des Fructosamins etwas über die Blutzuckereinstellung der letzten 2–3 Wochen aussagt, also einen „schnelleren" Test darstellt als das HbA1 (6–8 Wochen), kann damit gut die Neueinstellung eines Typ-I-Diabetikers beurteilt werden. Bei guter Blutzuckereinstellung kommt es zu einem raschen Abfall des anfangs hohen Fructosamins im Blut.

Tabelle 4: Fructosamin-Wert

Einstellungskriterien	Fructosamin-Wert
Normalwerte	205–285 µmol/l

Merke:

Der HbA1- bzw. HbA1c-Wert:

Einstellungskriterien	HbA1	HbA1c
Normalwerte (Nichtdiabetiker)	5,4%–7,6%	4,0%–6,4%

HbA1c [%]	HbA1 [%]
12,0–14,0	13,0–15,0
8,0–12,0	10,0–13,0
6,5–8,0	8,5–10,0
bis ca. 6,5	bis ca. 8,5

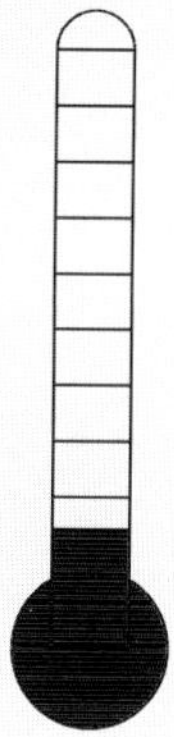

Qualität der Einstellung
miserabel
schlecht
gut–befriedigend
sehr gut

Der HbA1- bzw. HbA1c-Wert wird bestimmt, um folgendes zu beurteilen:

- **Blutzuckereinstellung über einen Zeitraum von etwa 6–12 Wochen (= Zucker-Langzeit-Gedächtnis).**
- **Wahrscheinlichkeit der Entstehung von Folgeschäden.**

Der Fructosamin-Wert:

Einstellungskriterien	Fructosamin-Wert
Normalwerte	205–285 µmol/l

Der Fructosamin-Wert wird bestimmt, um folgendes zu beurteilen:

- **Beurteilung der kurzfristigen Blutzuckereinstellung (letzten 2–3 Wochen).**

Fragen:

1. **Was sagt ein sehr hoher HbA1- bzw. HbA1c-Wert aus?**

2. **Warum sollte der HbA1- bzw. HbA1c-Wert nur etwa alle 3 Monate bestimmt werden?**

3. **Warum ist der Fructosamin-Wert bei der Neueinstellung eines Typ-I-Diabetes wertvoller?**

Lösungen siehe Anhang S. 273

IV. Grundzüge der Therapie

A. Ziele der Diabetesbehandlung

Eine gute Diabetesbehandlung muß mehrere Ziele erreichen:

- Selbstverständlich liegt Ihnen daran, langfristig Folgeerkrankungen (Schäden an Augen, Füßen und Nieren, Gefäßen und Nerven) zu verhindern.
- Ebenso möchten Sie aber auch die kurzfristigen Komplikationen wie Unterzuckerungen und Blutzuckerentgleisungen vermeiden.
- Darüber hinaus wollen Sie von Symptomen des schlecht eingestellten Diabetes verschont bleiben, wie beispielsweise Durst, Infektneigung und reduzierter Leistungsfähigkeit.

Diese Ziele können Sie nur durch eine weitgehend dauerhafte Blutzuckernormalisierung erreichen.

Mit anderen Worten:

- Der HbA1/HbA1c-Wert sollte normal sein,
- die Blutzuckerwerte überwiegend zwischen 60 und 140 mg/dl liegen.

Gelegentlich muß dieser Zielbereich allerdings etwas verschoben werden:

- Beispielsweise sollten in der Schwangerschaft die Blutzuckerwerte eher etwas niedriger,
- bei einer proliferativen Retinopathie (= Sonderform der diabetischen Folgeerkrankung an der Netzhaut des Auges) vorübergehend etwas höher liegen.

B. Therapiegrundlagen

Wichtige Therapiegrundlagen bei beiden Diabetestypen sind selbstverständlich die gute Schulung und die richtige Ernährung, die übrigens ebenso gesund und sinnvoll für Nichtdiabetiker ist.
Auch die Bewegung ist ein wichtiger Teil der Behandlung, da sie die Gewichtsabnahme fördert und blutzuckersenkend wirkt. Arbeitende Muskeln

verbrauchen mehr Glucose, ohne dafür viel Insulin zu benötigen – also hat Bewegung einen „Insulinspareffekt“.
Ansonsten jedoch unterscheidet sich die Therapie bei den verschiedenen Diabetestypen grundsätzlich.

1. Grundregeln zur richtigen Ernährung

a) Energiegehalt

Der Energiegehalt der Nahrung muß stimmen!

Man berechnet ihn in „Kalorien“ oder in „Joule“. Energie steckt sowohl in Kohlenhydraten als auch in Fett, Eiweiß und Alkohol. Eine zu kalorienreiche Ernährung führt zu gesundheitsschädlichem Übergewicht.

b) Kohlenhydratgehalt

Der Kohlenhydratgehalt der Nahrung muß stimmen!

Kohlenhydrate (= Zuckerstoffe) gelangen durch die Darmschleimhaut ins Blut in Form von Traubenzucker (= Glucose). Um aus dem Blut in die Körperzellen zu gelangen, wird Insulin benötigt. Werden zu viele Kohlenhydrate für die vorhandene Insulinmenge gegessen, bleibt ein Teil des Traubenzuckers im Blut, der Blutzucker steigt. Unter der Voraussetzung, daß Insulin gespritzt wurde oder die Insulinfreisetzung stimulierende Tabletten eingenommen wurden, würde ein Mangel an Kohlenhydraten den Blutzucker absinken lassen.
Daher muß auch die Menge der Kohlenhydrate in der Nahrung berechnet werden, um den Blutzucker stabil zu halten. Dies geschieht mit der Berechnungseinheit BE.

Wenn eine Portion eines bestimmten Nahrungsmittels 1 BE enthält, bedeutet dies, daß darin 12 g Kohlenhydrate enthalten sind.

Beispielsweise stecken in 80 g Kartoffeln ebenso 12 g Kohlenhydrate wie in 100 g Apfel oder in 30 g Mischbrot. Also ist jede dieser Portionen 1 BE.

1 BE hat einen blutzuckeranhebenden Effekt von ca. 30 mg/dl

c) Übrige Nährstoffe

Auch die Menge der übrigen Nährstoffe sollte begrenzt werden!

Ein zu hoher **Fett**anteil begünstigt die Arteriosklerose (= Gefäßverkalkung), ein zu hoher **Eiweiß**anteil belastet die Nieren unnötig.

2. Behandlung des Typ-I-Diabetes

Beim Typ-I-Diabetes liegt die Krankheitsursache in einem völligen Fehlen der körpereigenen Insulinproduktion. Lediglich in der Remissionsphase wird eine Zeitlang noch etwas Insulin hergestellt. Folglich besteht hier die Behandlung im **Insulinersatz**. Dies ist entweder durch die Injektion mit Hilfe einer Spritze oder eines Pens (in der Regel 2–4mal täglich) oder durch kontinuierliche Infusion mit einer sogenannten Insulinpumpe möglich.
Der Blutzucker wird – leider oft nur einigermaßen – konstant gehalten, indem man versucht, blutzuckersteigernde und blutzuckersenkende Faktoren in einem Gleichgewicht zu halten, ähnlich wie bei einer Waage.

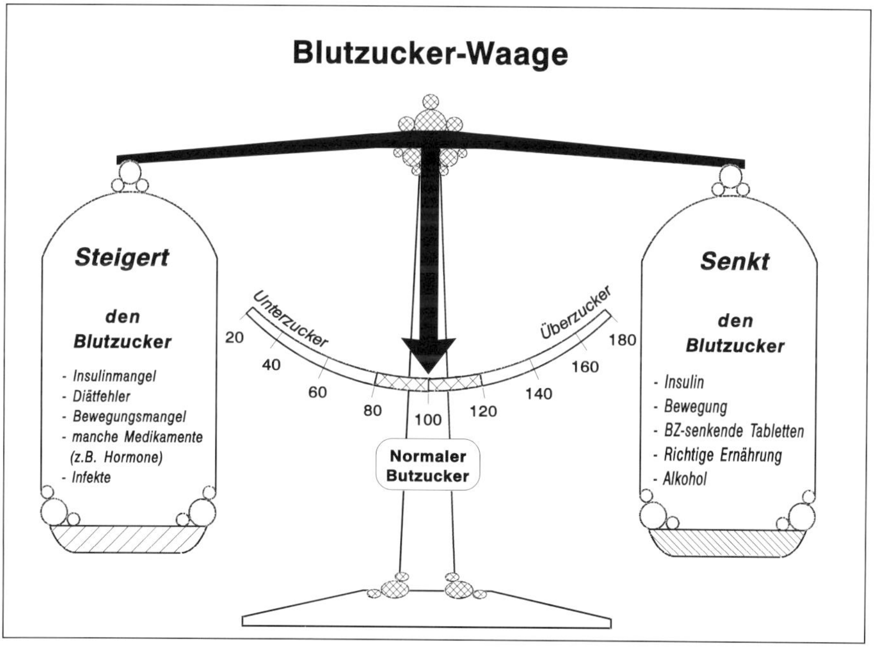

Abb. 2: Blutzucker-Waage

Man kann nun versuchen einen stabilen Blutzucker zu erreichen, indem man beide Seiten der Waage möglichst konstant hält.
Man behält die Insulinmenge jeden Tag gleich (dies wird meist mit zwei Spritzen eines Mischinsulins morgens und abends bewerkstelligt) und hält einen festen Tagesplan ein, bei dem Zeitpunkt und Kohlenhydratmenge der Mahlzeiten ebenfalls festgelegt sind. Idealerweise hebt sich dann die blutzuckersteigernde Wirkung des Essens und die blutzuckersenkende des Insulins auf, so daß letztlich ein normaler Blutzucker resultiert. Entsprechend muß jedoch zu den Zeiten der starken Insulinwirkung gegessen werden. Umgekehrt kann nicht gegessen werden in Zeiten, in denen die Insulinwirkung nur schwach ist.

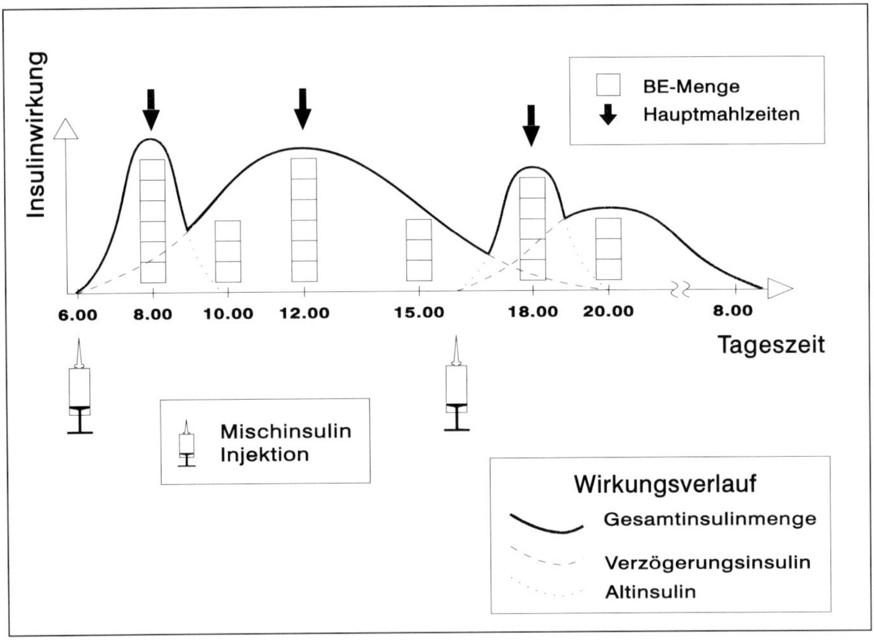

Abb. 3: Konventionelle Therapie

Das Essen wird also dem Wirkverlauf des Insulins angepaßt. Dieses recht einfache, aber starre Therapieverfahren wird als **konventionelle Therapie** bezeichnet.
Anders sind die Verhältnisse bei der **intensivierten konventionellen Therapie (= ICT)**. Änderungen auf der einen Seite der Waage begegnet man mit Änderungen auf der anderen Seite. Möchte man zum Beispiel aus Zeitman-

gel das Mittagessen ausfallen lassen, so läßt man das Kurzzeitinsulin mittags weg. Dieses Verfahren ermöglicht also mehr Flexibilität, läßt sich jedoch nur durchführen, wenn täglich mindestens 3mal, meistens jedoch 4mal Insulin gespritzt wird.
Letztlich können beide Wege zum Ziel – dem nahezu normalen Blutzukker – führen. Heute weiß man aber – vor allem nach Veröffentlichung einer großen Studie (DCCT, USA, 1993), daß eine intensivierte konventionelle Insulintherapie im Vergleich zu einer herkömmlichen Zwei-Spritzen-Therapie die Häufigkeit von Folgeschäden um bis zu 80% reduziert. Gleichzeitig wird die Lebensqualität des Patienten durch mehr Flexibilität erhöht.
Somit ist für uns heute die intensivierte konventionelle Insulintherapie die bestmögliche und anzustrebende Therapie für einen insulinspritzenden Diabetiker.

3. Behandlung des Typ-II-Diabetes

Typ-II-Diabetiker haben im Gegensatz zu Typ-I-Diabetikern eigenes Insulin, anfangs oft sogar mehr als genug (Typ-II b). Falsch wäre es also, einen solchen Patienten von Anfang an mit Insulin zu behandeln. Stattdessen sollte man auch hier das Übel an der Wurzel packen.
Da der zu hohe Blutzucker seinen Grund in der schlechten Insulinwirkung (= Insulinresistenz) hat, muß sich alle Anstrengung darauf richten, diese wieder zu normalisieren. Mehr noch als beim Typ-I-Diabetes spielt hier die richtige Ernährung eine wichtige Rolle. Durch Übergewicht vermindert sich die Wirkung des körpereigenen Insulins, und der Blutzucker steigt an. Gelingt es, das Normalgewicht zu erreichen, so kann das Insulin wieder besser wirken und die Blutzuckerwerte normalisieren sich.
Noch etwas ist in diesem Zusammenhang wichtig:
Aufgrund der Insulinresistenz dürfen nicht zu viele Kohlenhydrate auf einmal ins Blut gelangen, da sonst der Transport in die Zellen nicht funktioniert. Folglich ist es günstiger, die Tageskohlenhydratmenge auf sechs kleine Mahlzeiten anstatt auf drei große zu verteilen. Aus dem gleichen Grund müssen Kohlenhydrate, die sehr schnell ins Blut gelangen (wie z. B. Haushaltszucker, Saft, normale Limonaden und Cola etc.), gemieden werden. Der Blutzuckeranstieg wäre viel zu steil.

a) Medikamente

Sollte sich der Blutzucker trotz ausreichender Bewegung und gesunder Ernährung nicht normalisieren – dies ist oft nach langer Diabetesdauer der

Fall, so werden zusätzlich Medikamente eingesetzt. Drei Medikamentengruppen mit unterschiedlicher Wirkungsweise können dazu verwendet werden.

Sulfonylharnstoffe

Am häufigsten werden die Sulfonylharnstoffe verschrieben. Dessen Hauptvertreter, das Glibenclamid, ist eher unter seinen vielen verschiedenen Handelsnamen bekannt (s. Tabelle 5).
Sulfonylharnstoffe sorgen dafür, daß das in der Bauchspeicheldrüse vorhandene Insulin verstärkt an die Blutbahn abgegeben wird und wirken so der Sekretionsstarre entgegen. Die Bauchspeicheldrüse wird also quasi „ausgepreßt". Die Insulinproduktion selbst wird jedoch nicht gesteigert, im Gegenteil, die Inselzellen ermüden langfristig sogar schneller, so daß oft früher oder später mit der Insulintherapie begonnen werden muß. Unter dem neuen Sulfonylharnstoff – Glimepirid (Amaryl®) soll bei niedrigerem Insulinspiegel eine effektivere Blutzuckersenkung erreicht werden, bei gleichzeitig reduziertem Risiko für Unterzuckerungen.

Glibenclamid:

Tabelle 5: Sulfonylharnstoffe/Glibenclamid

Handelsnamen	Euglucon N®, Semi- Euglucon N® Glibenclamid-ratiopharm® Maninil®
Einnahmezeitpunkt	15–30 Minuten vor dem Essen
Maximaldosis	3 Tabletten à 3,5 mg täglich
Dosierung	sinnvollerweise morgens 2, abends 1 Tablette

Glimepirid:

Tabelle 6: Sulfonylharnstoffe/Glimepirid

Handelsname	Amaryl® (1 mg, 2 mg, 3 mg)
Einnahmezeitpunkt	unmittelbar vor dem Essen (z. B. Frühstück)
Maximaldosis	6 mg täglich
Dosierung	Einmalgabe vor dem Frühstück

Nebenwirkungen:

Die gefährlichste Nebenwirkung besteht in langdauernden, teilweise unbemerkten Unterzuckerungen. Leider wissen viele Diabetiker nichts von dieser Nebenwirkung, so daß sie nicht ausreichend darauf vorbereitet sind. Unter dem neuen Sulfonylharnstoff – Glimepirid (Amaryl®) sollen Unterzuckerungen deutlich weniger häufig auftreten, insbesondere unter körperlicher Aktivität. Ein weiterer Vorteil scheint die deutlich geringere Anhäufung im Körper bei eingeschränkter Nierenfunktion zu sein.

Metformin (Biguanide)

Metformin ist eines der weltweit am häufigsten eingesetzten oralen blutzukkersenkenden Medikamente. Besonders für den übergewichtigen Typ-II-Diabetiker weist diese Substanz einige vorteilhafte Eigenschaften auf.

Metformin:

- hemmt die Freisetzung von Zucker aus der Leber
- verbessert die Aufnahme von Zucker aus dem Blut in das Muskel-/Fettgewebe
- verbessert die Insulinwirkung
- verbessert den Fettstoffwechsel
- sorgt dafür, daß Nahrungszucker in den Darmzellen z. T. verstoffwechselt und damit nicht mehr ins Blut abgegeben wird.

Tabelle 7: Metformin

Handelsname	Glucophage S/mite®, Mescorit 850/500®, Siofor 850/500®
Einnahmezeitpunkt	nach dem Essen
Maximaldosis	6 Tabletten à 500 mg täglich, 3 Tabletten à 850 mg täglich
Dosierung	morgens, mittags, abends

Zusätzlich konnten in jüngster Zeit einige positive antiatherogene (= Arteriosklerose verhindernde) Eigenschaften (wie z. B. Stimulation der Fibrinolyse, Hemmung der Thrombozytenaggregation (= Zusammenkleben von Blutplättchen), Senkung der Triglyceride und des Cholesterins sowie Verbesserung der Mikrozirkulation (= Durchblutung der kleinsten Gefäße) nachgewiesen werden.

Nachteile einer Metformintherapie sind:

- zu Beginn der Behandlung treten bei etwa 20% der Patienten Magen-/ Darmbeschwerden auf, die jedoch meist nach kurzer Zeit bei Weiterbehandlung wieder verschwinden.
- für eine Reihe von Patienten ist Metformin ungeeignet, z. B. bei Patienten mit Nierenschäden (Kreatininclearance <60 ml/min), Leberschäden und schweren Herz-Kreislauf-Erkrankungen
- bei schweren Infekten oder bei bewußter Gewichtsreduktion mit einer Ernährung unter 1 000 Kalorien muß Metformin abgesetzt werden.

Hinweis:

Unter alleiniger Therapie mit Metformin treten nach bisherigen Kenntnissen keine Unterzuckerungen auf.

Acarbose

Acarbose bremst die Zerkleinerung von Stärke im Darm. So wird die Stärke langsamer in Glucose umgewandelt, der Blutzuckeranstieg nach dem Essen verläuft langsamer und gleichmäßiger.
Dieser Effekt ist im Grunde auch durch eine entsprechende Ernährung (nämlich langsam ins Blut gehende BEs, wie beispielsweise Müsli) zu erreichen, und das ohne die manchmal sehr lästigen, wenn auch ungefährlichen Nebenwirkungen der Acarbose.

Tabelle 8: Acarbose

Handelsname	Glucobay 50®, Glucobay 100®
Einnahmezeitpunkt	zum Essen
Maximaldosis	3 mal 100 mg pro Tag (selten: 3 mal 200 mg pro Tag)
Dosierung	morgens 1, mittags 1, abends 1 Tablette

Nebenwirkungen:

- Acarbose löst Blähungen aus, die manchmal zum Absetzen der Tabletten zwingen.

Unterzuckerungen werden nicht ausgelöst.

b) Kombinationstherapie

Der nächste Behandlungsschritt, falls mit Diät und Tabletten keine Blutzuckernormalisierung erreicht wird, besteht in der sogenannten Kombinationstherapie.
Zusätzlich zu Glibenclamid wird eine Injektion mit zunächst kleinen Insulinmengen entweder nur morgens oder auch abends spät (etwa 22 Uhr) vor dem Schlafengehen als sogenannte „Bett-Zeit-Dosis" vorgenommen. Auch eine Kombination von Insulin und Metformin ist beim Typ-II-Diabetiker sinnvoll und angeraten. Wenn 2mal täglich oder häufiger Insulin gespritzt wird, sind blutzuckersenkende Tabletten (Sulfonylharnstoffe) dann in der Regel nicht mehr sinnvoll. Falls mehrere Insulingaben am Tag zur Blutzuckereinstellung nötig sind, ist auch für jüngere Typ-II-Diabetiker in Anbetracht der großen Vorteile eine intensivierte konventionelle Insulintherapie angeraten.

Merke:

Behandlungsziele:

- **Folgekrankheiten verhindern**
- **Akutkomplikationen vermeiden**
- **Wohlbefinden verbessern**

Zu erreichen durch:

- **Blutzuckerwerte zwischen 60 und 140 mg/dl**
- **Normale HbA1/HbA1c-Werte**

Behandlung des Typ-I-Diabetes:

- **Fehlendes Insulin bedarfsgerecht ersetzen**

Grundsätzliche Möglichkeiten:

- **Intensivierte konventionelle Therapie**
- **Konventionelle Therapie**
- **Pumpentherapie**

Behandlung des Typ-IIb-Diabetes:

- **Insulinresistenz durch Gewichtsnormalisierung, richtige Ernährung und Bewegung durchbrechen.**

Wenn sich dies nicht als ausreichend erweist:

- **zusätzlich blutzuckersenkende Tabletten (bes. Metformin®)**
- **evtl. auch Insulin**

Fragen:

1. **Warum ist es sinnvoll, den Kohlenhydratgehalt der Nahrung zu berechnen?**

2. **Welche unterschiedlichen Behandlungsmöglichkeiten gibt es beim Typ-I-Diabetes, worin liegen die jeweiligen Vor- und Nachteile?**

3. **Warum ist es beim Typ-IIb-Diabetes besonders wichtig, ein normales Körpergewicht zu erreichen?**

Lösungen siehe Anhang

V. Unterzuckerung

Jeder Diabetiker, der mit Insulin behandelt wird und/oder blutzuckersenkende Tabletten erhält, kann eine Unterzuckerung (= Hypoglykämie) bekommen. Dies ist bei Typ-I-Diabetikern häufiger als bei Typ-II-Diabetikern, da erstere oft mit einer intensivierten konventionellen Insulintherapie „schärfer“ eingestellt werden. Bei insulinbehandelten Typ-II-Patienten kommt es öfter zu Unterzuckerungen als bei tablettenbehandelten. Dennoch sollte jeder Diabetiker, der aufgrund seiner Behandlung unterzuckern kann, die Ursachen und Anzeichen kennen, damit er gezielt reagieren und so schwerere Hypoglykämien verhindern kann.

Jeder Blutzucker **unter 50 mg/dl** (auch ohne Symptome) wird als Unterzuckerung (= Hypoglykämie) bezeichnet.

A. Ursachen für Unterzuckerungen

Unterzuckerungsursachen sind häufig:

- zuviel Insulin
- vermehrte Bewegung (Insulindosis vorher nicht ausreichend reduziert!)
- zu wenige Broteinheiten (besonders vor längerer körperlicher Bewegung)
- zu langer Spritz-Eß-Abstand
- zu starke Tablettenwirkung
- Alkohol (besonders gefährlich, weil diese Unterzuckerungen oft erst in der zweiten Nachthälfte oder am nächsten Vormittag auftreten).

B. Symptome

Man unterscheidet nach der Schwere der Unterzuckerung:

- die leichte Unterzuckerung
- die mittelschwere Unterzuckerung
- die schwere Unterzuckerung.

Wichtig ist es, Warnsymptome ernst zu nehmen und im Zweifelsfall eine Blutzuckerkontrolle durchzuführen. Ohne die geringste Vorwarnung sind schwere Hypoglykämien selten, viel häufiger kommt es vor, daß entsprechende Symptome verkannt werden (z. B. Schweißausbruch und Herzklopfen als Folge körperlicher Anstrengung, Kopfschmerzen und Müdigkeit als „Kater“). Hilfreich sind auch Konzentrationstests (z. B. Kopfrechnen, Gedicht aufsagen, Geburtsdaten aufzählen).
Die Unterzuckerungssymptome verändern sich im Laufe eines Lebens. Erkannte man z. B. kurz nach der Feststellung seines Diabetes die Unterzuckerung durch Schwitzen, kann es sein, daß dieses nach einigen Jahren völlig ausbleibt und sich niedrige Blutzuckerwerte mit Unkonzentriertheit ankündigen. Daher ist es wichtig, immer wieder in sich hineinzuhören und seine persönlichen, aktuellen „Hypo“-Symptome zu entdecken.

1. Die leichte Unterzuckerung

Mit den Symptomen:

- Schweißausbruch
- Heißhunger
- Herzklopfen
- Kribbeln an den Lippen
- leichte Konzentrationsschwäche.

Auch „weiche“ Knie, also eine Muskelschwäche, sowie Stimmungsschwankungen (aggressive oder depressive Grundstimmung ohne entsprechenden Anlaß) sind hier recht typisch.
Nicht alle Anzeichen müssen gleichzeitig auftreten, und beim Einzelnen stehen jeweils unterschiedliche Symptome im Vordergrund.

2. Die mittelschwere Unterzuckerung

Hier treten weitere Symptome hinzu:

- Zittern (u. U. am ganzen Körper)
- Sehstörungen (z. B. Augenflimmern).

Gezieltes Denken und Handeln fällt zunehmend schwerer, die Orientierung geht verloren.

3. Die schwere Unterzuckerung

Schwere Unterzuckerungen sind von Bewußtlosigkeit und eventuell auch Krampfanfällen gekennzeichnet oder können wie ein Schlaganfall erscheinen. Bei einer schweren Unterzuckerung bedarf der Patient fremder Hilfe, um sie zu bekämpfen.
Bewußtlosigkeit heißt jedoch nicht unbedingt, daß Gehirnzellen absterben. Zum Glück ist auch in der Unterzuckerung meistens noch genug Glucose im Gehirn vorhanden, um die Zellen überleben zu lassen. Der sogenannte „Erhaltungsstoffwechsel" ist also gewährleistet. Nur für den Funktionsstoffwechsel reicht die Glucosemenge nicht mehr aus, bewußte Denkvorgänge sind nicht möglich. Folglich fehlt dem Patienten für die Zeit der schweren Unterzuckerung oft die Erinnerung.

C. Schädigungen durch Unterzuckerungen

Leichte- und **mittlere** Hypoglykämien führen nicht zu Gehirnschäden.
Schwere Hypoglykämien können zu bleibenden Schäden (z. B. Lähmungen, Gedächtnisstörungen) führen, insbesondere dann, wenn sie gehäuft und in kürzeren Abständen auftreten. Bei seltenem Auftreten bleiben sie jedoch meistens folgenlos.
In der Regel wachen die Patienten aus einer schweren Unterzuckerung nach einer gewissen Zeitdauer von selbst wieder auf, da die Leber mit zeitlicher Verzögerung auf Unterzuckerungen mit der Freigabe ihrer Zuckervorräte ins Blut reagiert. Diesen Vorgang bezeichnet man als **Gegenregulation**.
Achtung: durch den Genuß von Alkohol ist die Gegenregulation blockiert, tritt dann eine Unterzuckerung ein, kann der Körper sich nicht mehr selber helfen!
Schwere Unterzuckerungen sollten jedoch soweit wie möglich vermieden werden, da bei gehäuftem Auftreten die Wahrscheinlichkeit von bleibenden Schäden steigt, außerdem können im Rahmen der Unterzuckerung Verletzungen bis hin zu Knochenbrüchen auftreten.

D. Behandlung der Unterzuckerung

Selbstverständlich ist es wünschenswert, niemals das unten angeführte Wissen über Maßnahmen bei Unterzuckerungen anwenden zu müssen. Daher ist hier die Vorbeugung entscheidend.

Grundsätzlich **ungeeignet** zur Behandlung des Unterzuckers sind:

- Diätgetränke
- Diätsüßigkeiten
- eiweiß- und fettreiche Speisen (z. B. Schokolade, Milch).

Geeignet zur raschen Anhebung des Blutzuckers sind:

- Traubenzucker
- normal gesüßte Fruchtsäfte, Colagetränke.

Traubenzucker sollten Sie **immer am Körper** bei sich tragen, denn er ist sozusagen Ihre „Lebensversicherung in allen Lebenslagen“.

Hier der BE-Gehalt der gebräuchlichsten „schnellen“ BE:

Tabelle 9: 1 schnelle BE

Dextroenergen	$2^1/_2$ Plättchen	= 1 BE
Dextroenergen (Aufbauenergie mit Calcium)	4 Plättchen	= 1 BE
Intact Traubenzuckertabletten	6 Stück	= 1 BE
Hypogluc	1 Tube	= 2,6 BE
Saft/Cola	100 ml	= 1 BE

1. Leichte Unterzuckerung

Bei leichten Hypoglykämien **1–2 BE** als Traubenzucker oder Saft zu sich nehmen.
Falls die nächste Mahlzeit unmittelbar bevorsteht, die Unterzuckerung vielleicht während eines zu langen Spritz-Eß-Abstandes aufgetreten ist, sollte man 1 schnelle BE zu sich nehmen und dann unverzüglich das Essen mit blutzuckeranhebenden schnelleren Broteinheiten wie Nudeln, Reis oder anderen Beilagen beginnen.
Auf jeden Fall sollte die Unterzuckerung bekämpft werden und nicht ohne zusätzliche, schnelle BE bis zum Beginn der Mahlzeit abgewartet werden, da der Blutzucker bis dorthin weiter absinken wird.

2. Mittelschwere Unterzuckerung

Bei mittelschweren Hypoglykämien **1–2 „schnelle" BE** (z. B. Traubenzucker, Saft, Cola, zuckerhaltige Limonade), **zusätzlich 1–2 BE Brot**, um ein erneutes Abrutschen in den Unterzucker zu vermeiden.

3. Schwere Unterzuckerung

Bei schweren Unterzuckerungen ist der Patient auf **fremde Hilfe** angewiesen:

- Wichtigste Maßnahme ist es jetzt, der Erstickung vorzubeugen. Daher sollte der Patient in die stabile Seitenlage gebracht werden.
- Niemals versuchen, Bewußtlosen Flüssigkeit einzuflößen!
- Falls vorhanden, Glucagon in das Unterhautfettgewebe oder die Muskulatur spritzen (z. B. Oberarm, Gesäß, Oberschenkel).
- Traubenzucker in die Backentasche legen.
- Kopf zur Seite festhalten.
- Arzt verständigen.

a) Glucagon

Glucagon ist ein Hormon, das die Abgabe der Zuckervorräte der Leber ins Blut bewirkt, im Grunde genommen also die natürliche Gegenregulation beschleunigt.
Es wird zur längeren Haltbarkeit als Pulver in Injektionsflaschen abgefüllt und muß vor dem Spritzen mit Wasser aus der mitgelieferten Ampulle aufgelöst werden. Eine Aufbewahrung im Kühlschrank ist nicht notwendig, allerdings ist es ungekühlt nur 18 Monate haltbar (gekühlt: siehe Verfallsdatum auf der Packung). Der Hausarzt sollte es verschreiben, es ist allerdings recht teuer (GlucaGen-Hypo-Kit Novo® ca. 63,– DM).
Jeder Angehörige eines zu häufigen und starken Unterzuckerungen neigenden Diabetikers sollte mit der Glucagon-Injektion vertraut sein und im Zweifelsfall wissen, wo dieses zu finden ist (z. B. Badezimmerschränkchen).
Wichtig ist es, nach dem Aufwachen aus der Unterzuckerung sofort mindestens 3–4 „schnelle" Broteinheiten zu essen bzw. zu trinken, da die Leber ihre Vorräte wieder auffüllt und der Blutzucker daher recht schnell wieder abzusinken droht (Achtung: Erneute Unterzuckerung möglich!).

b) Traubenzuckereinlauf

Bei Klein- und Vorschulkindern hilft ein Traubenzuckereinlauf. Auch hier verschreibt der Hausarzt die entsprechenden Utensilien.
Dazu wird Kochsalzlösung (oder ein Glas Leitungswasser mit einem halben Teelöffel Salz) und ein gehäufter Eßlöffel Traubenzucker mit einem Klistier in den Enddarm gepumpt.
Durch die Darmschleimhaut wird Traubenzucker ins Blut aufgenommen und führt zum Erwachen des Kindes aus der Bewußtlosigkeit.
Auch hier sollten dann sofort einige „schnelle" BE gegessen oder getrunken werden.

Merke:

Unterzuckerungszeichen:

- **Zittern**
- **Schwitzen**
- **Heißhunger**
- **Konzentrationsschwäche**

Bei schweren Unterzuckerungen:

- **Bewußtlosigkeit und**
- **Krampfanfälle**

Fragliche Hypo	Erst testen, dann essen
Sichere Hypo	Zuerst 1–2 „schnelle" BE, dann testen, eventuell weitere, langsamere BE
Schwerer Unterzucker	Stabile Seitenlage, Traubenzucker in die Backentasche, Glucagon bzw. Traubenzuckereinlauf, Arzt verständigen

Ist die Unterzuckerung erfolgreich bekämpft, muß die „Ursachenforschung" unter Zuhilfenahme des Blutzuckertagebuches erfolgen!

Fragen:

1. **Wie kann sich eine Unterzuckerung bemerkbar machen?**

2. **Ist es sinnvoll, aus der Angst vor Unterzuckerungen heraus erhöhte Blutzuckerwerte zu tolerieren?**

3. **Welche Ursachen für den Unterzucker kennen Sie?**

4. **Nennen Sie die Maßnahmen zur Behandlung.**

5. **Welche Fehler sollte man dabei vermeiden?**

Lösungen siehe Anhang

VI. Stoffwechselentgleisung

Zu den akuten Diabetesnotfällen gehört neben der Unterzuckerung auch die **hyper**glykämische Stoffwechselentgleisung. Darunter versteht man mehrfach über 250 mg% **erhöhte Blutzuckerwerte**, die je nach Diabetestyp mit bestimmten Symptomen einhergehen.
Im Gegensatz zur Unterzuckerung verläuft die Entwicklung dieser Stoffwechselentgleisung oft schleichend. Man muß nicht sofort Beschwerden haben, wenn der Blutzucker zu hoch ist.

A. Ursachen für eine hyperglykämische Stoffwechselentgleisung

Ursachen für eine hyperglykämische Stoffwechselentgleisung sind:

- fieberhafte Infekte (meist der oberen Luftwege oder Harnwegsinfekte)
- Weglassen des Insulins
- falsche Ernährung
- defekter Insulin-Pen
- Medikamente (z. B. Cortison oder Entwässerungsmedikamente).

B. Symptome der hyperglykämischen Stoffwechselentgleisung

Symptome der hyperglykämischen Stoffwechselentgleisung sind:

- Müdigkeit
- Schlappheit
- häufiges Wasserlassen und Durst
- Gewichtsabnahme durch Austrocknung bzw. Fettgewebeabbau
- Wadenkrämpfe und Muskelschwäche durch Mineralstoffverluste
- Juckreiz
- Übelkeit, Erbrechen und Bauchschmerzen
- Acetongeruch in der Ausatemluft (ähnlicher Geruch wie Nagellackentferner)
- Bewußtlosigkeit.

C. Wesen der hyperglykämischen Stoffwechselentgleisung

1. Hyperosmolares Austrocknungskoma

Ursache der Entgleisung ist ein Insulinmangel, wodurch der Blutzucker ansteigt. Wenn er die Nierenschwelle überschreitet, wird Zucker über den Urin ausgeschieden und zieht dabei Wasser aus dem Körper, so daß es zu Harnflut und Durst kommt. Mit dem Wasser werden auch Mineralstoffe ausgeschieden, und viele Patienten leiden unter Wadenkrämpfen und Muskel-

Bei
mehrfach erhöhten Blutzuckertwerten,
z. B. bei einer fieberhaften Erkältung

TESTEN TESTEN TESTEN

**Körperliche Anstrengung vermeiden – nichts essen,
dafür aber reichlich Wasser trinken**

wenn möglich: Blutzuckerkorrektur mit Normal- oder Lispro-Insulin
(siehe Text)

Blutzuckertabletten nicht eigenständig erhöhen

Häufig testen

Kohlenhydrate essen, sobald der Blutzucker unter 200 mg/dl liegt

Ursache für die Stoffwechselentgleisung (z. B. Infekt) behandeln

schwäche. Es kommt zur Austrocknung des Körpers, zu Müdigkeit und Abgeschlagenheit und schließlich zum Koma, dem sogenannten **hyperosmolaren Austrocknungskoma**. Diese Komaform tritt vor allem bei Typ-II-Diabetikern auf, z. B. im Rahmen von schweren Infekten.

Bei
ÜBELKEIT – ERBRECHEN – BAUCHSCHMERZEN
TESTEN TESTEN TESTEN

↓

Körperliche Anstrengung vermeiden – nichts essen, dafür aber reichlich Wasser trinken

↓ ↓

Blutzucker im Normbereich Aceton nicht nachweisbar	Blutzucker erhöht Aceton ++ oder +++
Es liegt wohl eine **Magen-Darm-Verstimmung** vor.	Es liegt wohl eine **Stoffwechselentgleisung** vor.
	Nicht einschlafen, Hilfe organisieren!
Niemals Basalinsulin weglassen! Kohlenhydrate zuführen: Tee mit Zucker Zwieback (1 BE = 2 Stück) Haferflocken (1 BE = 2 Eßlöffel) Salzstangen (1 BE = 15 Stück)	Sofort ausreichend Normal- oder Lispro-Insulin mit einer **Insulinspritze** in die Bauchdecke geben, alle **zwei Stunden** testen und Insulingabe wiederholen, bis der Blutzucker fällt und der Urin acetonfrei ist. (siehe: Text)
Häufig testen	Kohlenhydrate essen, sobald der Blutzucker unter 200 mg/dl liegt

2. Ketoazidotisches Koma

Neben dem Austrocknungskoma gibt es noch einen anderen Mechanismus, der vor allem Typ-I-Diabetiker, die insulinpflichtig sind, betreffen kann. Diese Art der Stoffwechselentgleisung kann sich innerhalb von wenigen Stunden entwickeln und geht oft mit weniger starken Blutzuckererhöhungen einher. Hierbei wird wegen des absoluten Insulinmangels zur Energiegewinnung Fettgewebe abgebaut. Da die Verbrennung von Fettgewebe auch Insulin benötigt und eben dieses fehlt, kann die Fettverbrennung nur unvollständig stattfinden, es bleiben sogenannte Ketonkörper, z. B. Aceton, übrig, die man im Urin und in der Ausatemluft nachweisen kann. Die Betroffenen leiden häufig unter Übelkeit, Erbrechen und Bauchschmerzen. Durch die entstehende Übersäuerung des Blutes atmen die Betroffenen tief und zwanghaft. Auch hier mündet die Stoffwechselentgleisung in ein Koma, das sogenannte **ketoazidotische Koma**.
Bei Erkrankungen oder Unpäßlichkeiten wie Übelkeit, Erbrechen und Bauchschmerzen ist es unbedingt notwendig, neben einer Magen-Darm-Verstimmung auch an eine Stoffwechselentgleisung zu denken. Diese beiden Fälle können durch Blutzuckertest und Untersuchung auf Aceton im Urin unterschieden werden.

D. Behandlung der Ketoazidose

Die hyperglykämische Stoffwechselentgleisung ist neben der Unterzuckerung ein diabetestypischer Notfall. Die Entwicklung einer hyperglykämischen Stoffwechselentgleisung ist nicht ungefährlich. Das diabetische Koma erfordert eine sofortige, intensivmedizinische Betreuung im Krankenhaus. Trotzdem kommen auch heute noch Todesfälle vor.

Folgende Maßnahmen sollten Sie selbst durchführen:

1. Testen

Testen des Blutzuckers und Kontrolle auf Aceton im Urin mittels spezieller Teststreifen (siehe: Kapitel Selbstkontrolle).

TESTEN, TESTEN, TESTEN
(Blutzucker und Aceton im Urin)

2. Korrektur der Stoffwechsellage

Zunächst gilt es bei erhöhten Blutzuckerwerten, vor allem wenn Aceton im Urin nachweisbar ist:

Ruhe bewahren !
Körperliche Anstrengung vermeiden!
Viel Mineralwasser trinken!

Falls Normal- oder Lispro-Insulin zur Verfügung steht, kann man zunächst selbst versuchen, die Stoffwechsellage zu korrigieren.
Hierzu sollte man auf jeden Fall das Insulin vor Gebrauch überprüfen (Farbe, Ausflockungen) und ebenso den Pen auf seine Funktionsfähigkeit testen.
Zur Sicherheit empfiehlt es sich, bei einer Stoffwechselentgleisung eine **Insulinspritze** zu benutzen!
Zur Korrektur gibt es zwei verschiedene Möglichkeiten:

a) 40er-Regel, 50er-Regel

Sofern Patienten mit individuellen Korrekturregeln (siehe Kap. IX: Intensivierte konventionelle Insulintherapie) vertraut sind (z. B. 40er-Regel, 50er-Regel etc.) können sie auch darauf zurückgreifen.
40er-Regel (50er-Regel) bedeutet, daß pro 40 mg/dl (50 mg/dl) Blutzuckererhöhung über den Zielblutzucker hinaus eine Einheit Normal- oder Lispro-Insulin injiziert werden soll (usw.).
Da Acetonausscheidung die Insulinempfindlichkeit des Körpers stark vermindert, ist bei einer Stoffwechselentgleisung mit Bauchschmerzen, Übelkeit und Erbrechen eine Verdoppelung des errechneten Korrekturinsulins notwendig (maximal 10–12 IE Kurzzeitinsulin auf einmal).
Neben der Acetonausscheidung erhöht auch **Fieber** den Insulinbedarf. Es kann das Doppelte oder gar Dreifache der üblichen Insulindosis benötigt werden.
Man wiederholt dieses Schema alle zwei Stunden, bis sich der Blutzucker normalisiert hat und keine Acetonausscheidung mehr meßbar ist. Bei bekannter hoher Insulinempfindlichkeit ist bei der ersten Korrektur jedoch etwas Vorsicht geboten.

b) Korrektur in Abhängigkeit von der Gesamt-Tages-Insulinmenge

Bei ausgeprägter Stoffwechselentgleisung mit Acetonnachweis im Urin wird bereits bei der ersten Korrektur etwa 20% des Gesamttagesbedarfs an Insu-

lin (= Normal/Lispro-Insulin und Verzögerungsinsulin) in Form von schnell wirkendem Insulin subcutan in die Bauchdecke injiziert und der Erfolg zweistündlich überprüft (Blutzucker- und Acetonkontrolle).
Kommt es zu keinem Blutzuckerabfall, wird erneut **20%** des Gesamttagesinsulinbedarfs subcutan injiziert. Die Injektionen werden solange wiederholt, bis sich bei den Kontrollen ein Erfolg einstellt. Zwischen den Korrekturen sollte ein Abstand von **zwei Stunden** eingehalten werden.
Wenn ein deutlicher Blutzuckerabfall zu verzeichnen ist (mehr als 50 mg/dl), werden nur noch **10%** der Gesamttagesmenge gespritzt – erneute Erfolgskontrolle (auch nachts!) nach weiteren 2 Stunden.
Liegt der gemessene Blutzucker unter 200 mg/dl, und ist weiterhin Aceton nachweisbar, sind wegen der anhaltenden Insulinunempfindlichkeit oft in den folgenden Stunden weitere Insulininjektionen notwendig, die dann nach dem gewohnten Insulinanpassungsplan vorgenommen werden sollten.
Für beide Korrekturmöglichkeiten gilt:

Entwarnung erst nach längerer Acetonfreiheit des Urins und Blutzuckernormalisierung!

Nach 2maliger erfolgloser Korrektur und/oder Verschlechterung des Allgemeinbefindens umgehend den Arzt verständigen!

3. Kohlenhydrate zuführen

Sobald der Blutzucker unter 200 mg/dl absinkt und kein Aceton mehr nachweisbar ist, müssen Kohlenhydrate zu sich genommen werden. Dies geschieht am besten in Form von z. B. Bananen oder gesüßtem Tee. Bananen sind wegen des darin enthaltenen Kaliums besonders geeignet. Gesüßter Tee ist insbesondere bei Übelkeit und Brechreiz zu empfehlen. Die über den Tag verteilte Kohlenhydratmenge sollte dabei zur Vermeidung von Hungeraceton (Aceton +) mindestens 6 BE entsprechen.

4. Nach Ausgleich der Stoffwechselentgleisung

Wenn die Blutzuckerwerte wieder im Normbereich liegen, kein Aceton im Urin mehr nachweisbar ist und das körperliche Wohlbefinden wiederhergestellt ist, muß unter Zuhilfenahme des Blutzuckertagebuches überlegt werden, wie es zu der Stoffwechselentgleisung gekommen ist.

Merke:

Tabelle 10: Die Komaentwicklung

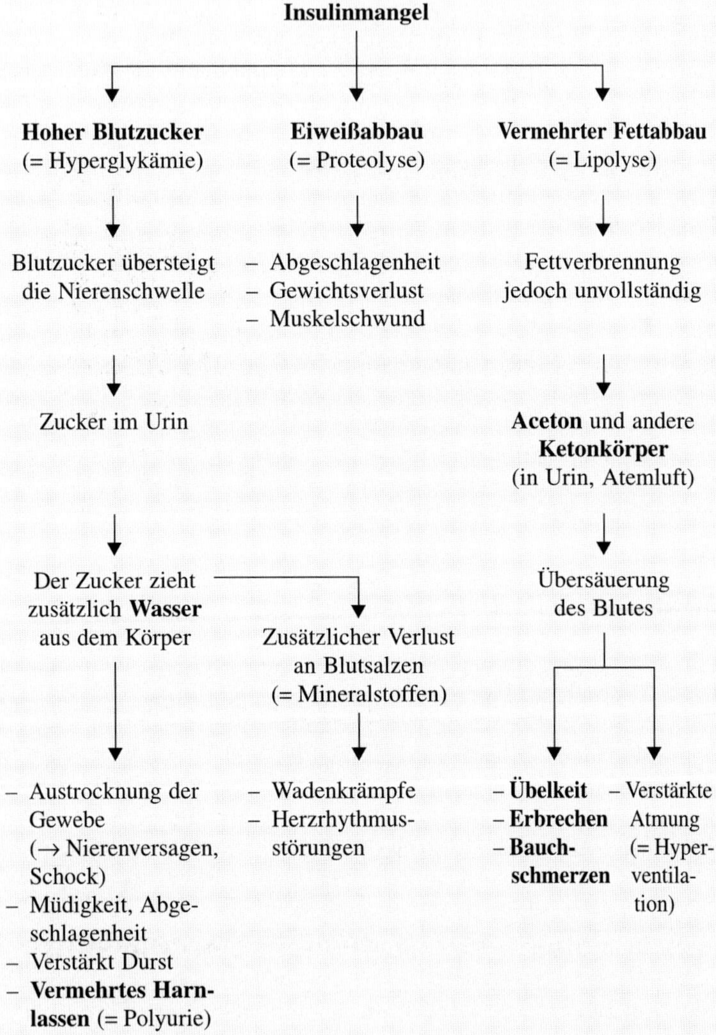

Fragen:

1. **Entwickelt sich eine hyperglykämische Stoffwechselentgleisung innerhalb weniger Minuten?**

2. **Warum kommt es zur Austrocknung des Körpers beim Überzucker?**

3. **Wie/Warum bildet sich bei der hyperglykämischen Stoffwechselentgleisung Aceton?**

4. **Ist es ratsam, bei Übelkeit und Erbrechen auf die Insulinspritze zu verzichten?**

5. **Was kann man unternehmen, wenn man in diesem Fall nichts bzw. nicht viel essen kann?**

6. **Welche Patienten sollten wann den Urin auf Aceton testen?**

Lösungen siehe Anhang

VII. Insuline

Es gibt viele verschiedene Insuline mit unterschiedlicher Wirkungsweise. Jeder insulinspritzende Diabetiker sollte den zeitlichen Wirkungsablauf seines Insulins genau kennen.

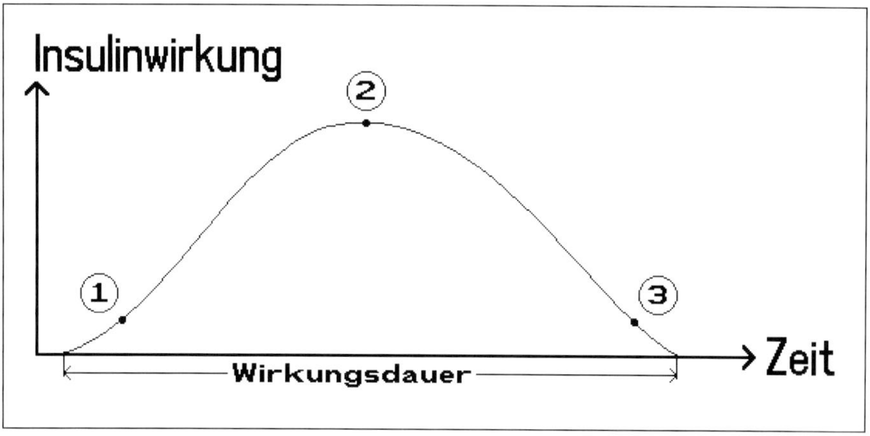

Abb. 4: Insulinwirkung

Tabelle 11: Wirkungsablauf des Insulins

Wirkungsbeginn	Das erste Insulin erscheint im Blut, die Wirkung wird immer stärker.
Wirkungsmaximum	Schließlich ist, nach unterschiedlich langer Zeit, alles Insulin im Blut, die Wirkung erreicht ihren Höhepunkt.
Wirkungsabschwächung und -ende	Die Wirkung wird schwächer, bis sie nicht mehr vorhanden ist.

Insulin kann nur wirken, wenn es sich in den Blutgefäßen befindet und an die Körperzellen (z. B. Muskelzellen, Fettzellen, Leberzellen) transportiert werden kann. Da man es ins Unterhautfettgewebe spritzt, muß es von dort erst ins Blut aufgenommen werden. Die blutzuckersenkende Wirkung beginnt erst langsam.

Wir gehen im folgenden immer von subcutan (= ins Unterhautfettgewebe, s.c.) gespritzten Insulinen aus.
Bei allen Insulinen hängt die Wirkungsweise von der Dosis ab. Je mehr ich spritze, desto stärker ist das Wirkungsmaximum ausgeprägt und desto länger wirkt das Insulin.

A. Normalinsulin

Normalinsulin wird auch Altinsulin genannt und heißt englisch „regular insulin“.
Die Wirkungsdauer von Normalinsulin ist abhängig von der Dosis: kleine Mengen Normalinsulin wirken kürzer als große Mengen.

Tabelle 12: Normalinsulin

Wirkungseintritt	ca. 15–30 Minuten
Wirkungshöhepunkt	nach ca. 2 Stunden
Wirkungsdauer	ca. 4–6 Stunden

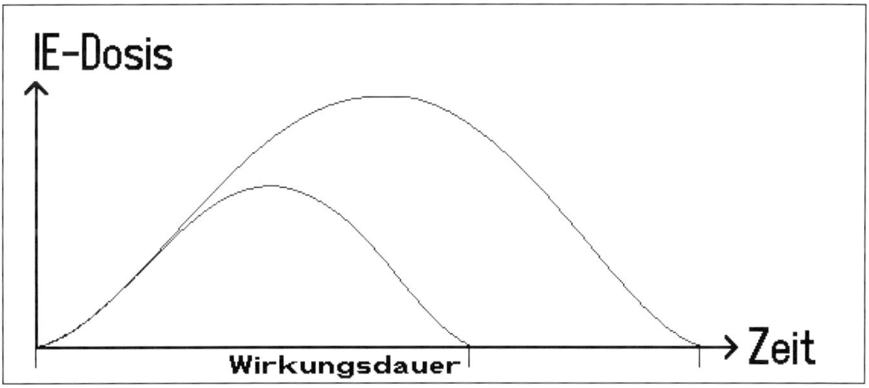

Abb. 5: IE-Dosis

Heute verfügbare Normalinsuline (Auswahl):

- Velasulin H Novo Nordisk
- Velasulin Novo Nordisk

- Actrapid HM Novo Nordisk
- Huminsulin Normal Lilly
- Berlinsulin H Normal Berlin-Chemie
- H-Insulin Hoechst.

Die heute verfügbaren Normalinsuline haben eine vergleichbare Wirkung. Man kann sie bei Bedarf austauschen. Dabei muß auf die Konzentration (U 40- oder U 100-Insulin) geachtet werden.

B. Analog-Insuline

Analog-Insuline sind blutzuckersenkende Wirkstoffe, die den in der Natur vorkommenden Insulinen nachgebaut wurden, jedoch nicht mit ihnen identisch sind (analog= *griechisch* gleichwertig, ähnlich). Durch die Entwicklung solcher neuer Wirkstoffe wird versucht, die Stoffwechselvorgänge eines Nicht-Diabetikers noch besser nachzuahmen, um eine optimale Blutzuckereinstellung und eine Erleichterung im Alltag zu erreichen.
Bislang ist nur ein Insulin-Analog im Handel, das kurzwirkende Lispro-Insulin (Humalog Lilly).

1. Aufbau des Analog-Insulins Lispro

Insulin ist ein Hormon, das aus verschiedenen Eiweißbausteinen aufgebaut ist. Diese Bausteine, die Aminosäuren, sind bei jedem Menschen in der gleichen Reihenfolge aneinandergefügt, wie Perlen auf einer zweireihigen Kette.
Beim Lispro-Insulin wurden zwei Aminsosäuren, das Prolin und das Lysin, an Position 28 und 29 der zweiten Kette, der B-Kette, miteinander vertauscht, so daß in dem neuen Insulin die Reihenfolge der Eiweiße Lysin und dann Prolin ist. Daher hat der Wirkstoff Lispro seinen Namen.

2. Wirkweise des Lispro-Insulins

Jedes Insulin, sei es für Spritze, Pen oder Pumpe, liegt in der Ampulle nicht als einzelnes Molekül, sondern als „Sechserpack“ vor. Bevor das Hormon nach dem Spritzen vom Unterhautfettgewebe ins Blut und an den Wirkort abtransportiert werden kann, muß sich dieser „Sechserpack“ in einzelne Insulin-Moleküle teilen. Das Humaninsulin und auch die in der Medizin ver-

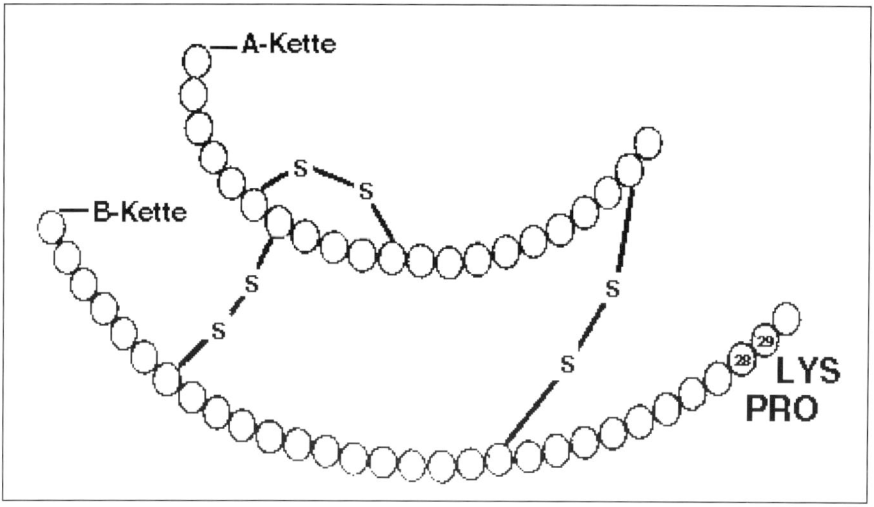

Abb. 6: Aufbau von Humaninsulin

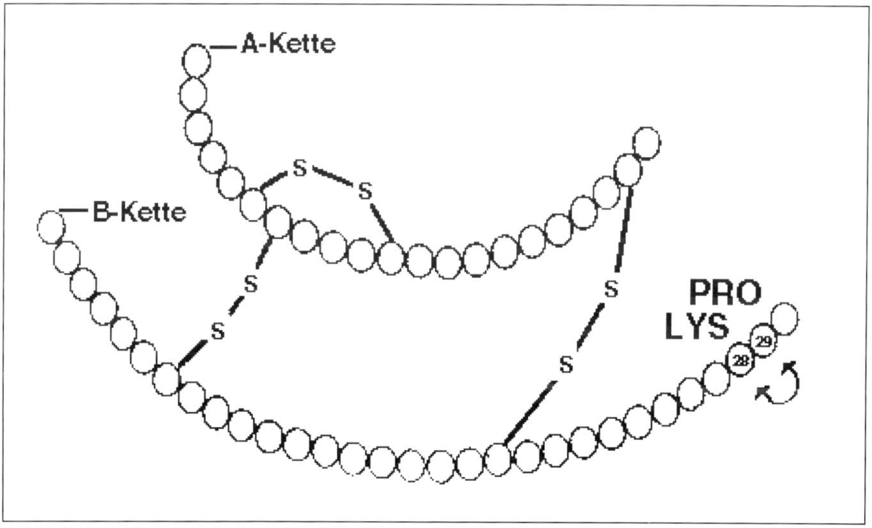

Abb. 7: Aufbau von Lispro-Insulin

wandten, tierischen Insuline brauchen hierzu wesentlich länger als das Analog-Insulin Lispro. Durch diese beschleunigte Auflösung der Insulin-Pakete wirkt das neue Insulin im Vergleich zu den bisher bekannten rascher, aber auch kürzer.

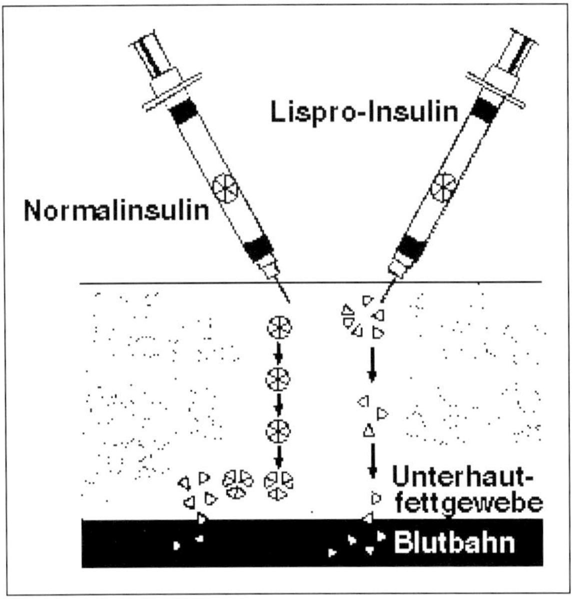

Abb. 8: Wirkungsweise von Lispro-Insulin

Tabelle 13: Lispro-Insulin

Wirkungseintritt	ca. 10–15 Minuten
Wirkungshöhepunkt	nach ca. 1 Stunde
Wirkungsdauer	ca. 2–3 Stunden

3. Besonderheiten in der Lispro-Therapie

Was bedeutet diese veränderte Insulin-Wirkung für die tägliche Anwendung?

Zum einen kann der Spritz-Eß-Abstand, d. h. der Zeitraum zwischen der Insulin-Injektion und dem ersten Bissen, verkürzt werden oder ganz ausfallen. Manchen Patienten ist es sogar möglich, erst nach der Mahlzeit ihr Lispro-Insulin zu spritzen, was gerade in der intensivierten konventionellen Insulintherapie ein großes Plus bedeutet.

Zum anderen sind Blutzuckerkorrekturen in kürzeren Abständen möglich und nötig, da das Lispro-Insulin nicht über so viele Stunden eine blutzuckersenkende Wirkung hat wie Normalinsulin. Die Dauer der Lispro-Wirkung ist unabhängig von der gegebenen Insulinmenge, auch dies unterscheidet das neue Insulin von den uns bisher bekannten. (s. auch Kap. IX Intensivierte konventionelle Insulintherapie)

Unterzuckerungen kommen unter Lispro-Insulin genauso vor wie unter Normalinsulin, jedoch muß man früher mit ihnen rechnen. Ein durch das Analog-Insulin verursachter zu niedriger Blutzucker wird 1–2 Stunden nach dem Spritzen seinen „Tiefpunkt" erreichen, nach 3–4 Stunden muß jedoch in der Regel keine Unterzuckerung mehr befürchtet werden; dies gilt vor allem im Zusammenhang mit körperlicher Bewegung und Sport.

Das Analog-Insulin ist mit allen NPH-Insulinen und mit zinkverzögerten Human-Insulinen mischbar, diese Mischung sollte jedoch unverzüglich verabreicht werden. „Feste" Kombinationen, wie wir sie aus Normal- und NPH-Insulin kennen, gibt es mit dem neuen Insulin noch nicht, sie werden jedoch von der Firma Lilly in Zukunft auf den Markt gebracht.

Lispro-Insulin liegt nur als U-100-Insulin vor, somit ist beim Mischen besonders darauf zu achten, daß es auch nur mit einem Insulin dieser Konzentration in einer Spritze aufgezogen wird.

Da es mit dem neuen, der „Natur nachgebauten Insulin" noch keine längerfristigen Erfahrungen gibt, empfehlen wir es gegenwärtig noch nicht zur Therapie jüngerer Frauen, die eine Schwangerschaft planen, bereits schwanger sind und auch Stillenden. Ebenso wird es nicht zur Behandlung von Kindern unter 12 Jahren eingesetzt.

Aufgrund des raschen Wirkungseintritts von Lispro-Insulin ist bei Patienten mit einer Magenentleerungsstörung, z. B. im Rahmen einer diabetischen Neuropathie, eine Einstellung auf den neuen Wirkstoff nicht ratsam.

4. Vergleichstabelle Normalinsulin/Lispro-Insulin

Tabelle 14: Vergleich Normalinsulin/Lispro-Insulin

	Normalinsulin	**Lispro-Insulin**
Wirkungseintritt	nach 15–30 Minuten	nach 10–15 Minuten
Wirkungs-höhepunkt	nach 2 Stunden	nach 1 Stunde

Tabelle 14: (Fortsetzung)

	Normalinsulin	Lispro-Insulin
Wirkungsdauer	4–6 Stunden größere Insulinmengen wirken länger, kleinere kürzer	2–3 Stunden unabhängig von der Insulinmenge
Spritz-Eß-Abstand bei BZ-Werten im Zielbereich	10 bis 30 Minuten	minus 5 bis 15 Minuten
BZ-Korrektur nach	4 Stunden	2 Stunden
Zwischenmahlzeit	kann zur Hauptmahlzeit mitgespritzt werden	muß extra berechnet und gespritzt werden
Mischbarkeit	mit NPH-Insulinen mischbar NICHT mit zinkverzögerten Insulinen mischbar	nur mit Human-Insulinen mischbar sowohl mit NPH-Insulinen wie mit zinkverzögerten Insulinen mischbar muß **sofort** gespritzt werden
Konzentration	U-40-Insulin für die Spritze U-100-Insulin für Spritze und Pen	U-100-Insulin für Spritze und Pen

C. Verzögerungsinsuline

Verzögerungsinsuline sind längerwirkende Insuline, denen eine Verzögerungssubstanz zugemischt worden ist.

1. NPH-Insuline

NPH-Insuline (NPH = Neutrales Protamin Hagedorn) sind mittellang wirkende Insuline mit **Protamin** als Verzögerungssubstanz.

Tabelle 15: NPH-Insuline

Wirkungseintritt	ca. 45–60 Minuten
Wirkungsmaximum	ca. 4–6 Stunden
Wirkungsdauer	ca. 10–12 Stunden

Heute verfügbare NPH-Insuline (Auswahl):

- Protaphan HM Novo Nordisk
- Huminsulin Basal Lilly
- Insulatard (H) Novo Nordisk
- Berlinsulin Basal Berlin-Chemie
- Basal-H Hoechst.

2. Insuline mit Zink als Verzögerungssubstanz

In zinkverzögerten Insulinen ist die verzögernde Substanz im Überschuß enthalten, d. h. es befinden sich mehr Moleküle oder Partikel Zink als Insulin in der Flüssigkeit. Wenn man Normalinsulin mit zinkverzögertem Insulin mischt, verbinden sich immer mehr Normalinsulinmoleküle mit den Zinkionen und werden im Laufe der Zeit zu längerwirkendem Insulin umgewandelt. Daher sollten Normal- und Zinkinsulin nicht in einer Spritze gemischt werden.

a) Zinkverzögerte Insuline mit mittlerer Wirkungsdauer

Tabelle 16: Zinkverzögerte Insuline mittlerer Wirkungsdauer

Wirkungseintritt	ca. 30–150 Minuten
Wirkungsmaximum	ca. 6–8 Stunden
Wirkungsdauer	ca. 8–20 Stunden

Heute verfügbare Präparate (Auswahl):

- Insulin Monotard HM Novo Nordisk
- Insulin Rapitard Novo Nordisk (tierisches Insulin Rind/Schwein)

- Insulin Semilente Novo Nordisk (tierisches Insulin/Schwein)
- Huminsulin Long Lilly
- L-Insulin S.N.C. Berlin-Chemie (tierisches Insulin/Schwein).

Der Einsatz von Insulin Semilente zur Nacht hat sich zur Behandlung des „Dämmerungs-Phänomens" bewährt.

b) Zinkverzögerte Insuline mit langer Wirkungsdauer

Zinkverzögerte Insuline mit langer Wirkungsdauer haben:

- einen sehr langsamen Wirkungsbeginn
- eine sehr langsame und geringe Blutzuckersenkung
- kaum Wirkungsgipfel.

Heute verfügbare Präparate (Auswahl):

- Insulin Ultratard HM Novo Nordisk
- Insulin Ultralente Novo Nordisk
- Insulin Lente Novo Nordisk
- Huminsulin Ultralong Lilly.

Das Insulin Ultratard HM Novo Nordisk wird fast ausschließlich zur Deckung des Basalinsulinbedarfs bei jugendlichen Patienten mit intensivierter konventioneller Insulintherapie angewandt.
Die Ergebnisse sind unserer Erfahrung nach in vielen Fällen unbefriedigend, da das Insulin nur unregelmäßig aus dem Unterhautfettgewebe aufgenommen wird.

3. Depotinsulin

Depotinsuline sind mittellang wirkende Insuline mit **Surfen** als Verzögerungssubstanz.

Tabelle 17: Depotinsuline (= Surfeninsuline)

Wirkungseintritt	ca. 30–45 Minuten
Wirkungsmaximum	ca. 2–4 bzw. 6 Stunden
Wirkungsdauer	ca. 14–18 Stunden

Heute verfügbare Depotinsuline (Auswahl):

- Depot-Insulin Hoechst (tierisches Insulin/Rind)
- Depot-Insulin S Hoechst (tierisches Insulin/Schwein)
- Komb Insulin Hoechst (tierisches Insulin/Rind)
- Komb Insulin S Hoechst (tierisches Insulin/Schwein).

Komb Insulin Hoechst ist ein mittellang wirkendes Mischinsulin mit 33% Normalinsulin und hat einen stärkeren Wirkungseintritt als Depot-Insulin Hoechst, welches ein reines Verzögerungsinsulin ist. Diese Verzögerungsinsuline werden heute jedoch kaum noch verwendet.

Achtung: die Insuline Depot-**H**-Insulin und Komb-**H**-Insulin von Hoechst sind Mischinsuline mit NPH als Verzögerungsstoff (s. u.).

D. NPH-Kombinationsinsuline

NPH-Kombinationsinsuline sind Mischinsuline aus Normalinsulin und NPH-Insulinen.
Im Gegensatz zu zinkverzögerten Insulinen kann NPH-Insulinen Normalinsulin nach Bedarf frei und stabil zugemischt werden. Man kann das NPH-

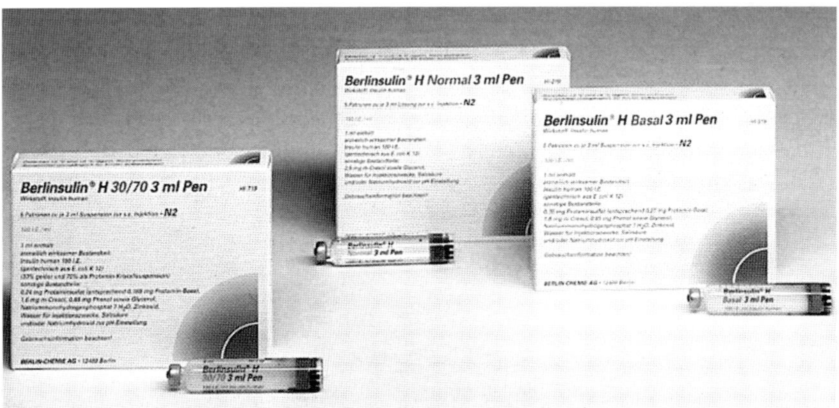

Abb. 9: NPH-Kombinationsinsulin (Bestandteile)

Kombinationsinsulin selbst mischen oder in vorgegebenen Mischungsverhältnissen fertig beziehen.

Beispiele für Insulin-Mischungen (Humaninsulin):

Tabelle 18: Insulin-Mischungen

Normalinsulin	+ NPH-Insulin	= Präparat
10% Huminsulin Normal	90% Huminsulin Basal	Huminsulin Profil I Lilly
10% Actrapid HM	90% Protaphan HM	Actraphane HM 10/90 Novo Nordisk
10% Berlinsulin H Normal	90% Berlinsulin H Basal	Berlinsulin H 10/90 Berlin-Chemie
20% Huminsulin Normal	80% Huminsulin Basal	Huminsulin Profil II Lilly
20% Actrapid HM	80% Protaphan HM	Actraphane HM 20/80 Novo Nordisk
20% Berlinsulin H Normal	80% Berlinsulin H Basal	Berlinsulin H 20/80 Berlin-Chemie
25% H-Insulin	75% Basal-H	Depot-H Hoechst
30% Velasulin (H)	70% Insulatard (H)	Mixtard (H) 30/70 Novo Nordisk
30% Huminsulin Normal	70% Huminsulin Basal	Huminsulin Profil III Lilly
30% Actrapid HM	70% Protaphan HM	Actraphane HM 30/70 Novo Nordisk
30% Berlinsulin H Normal	70% Berlinsulin H Basal	Berlinsulin H 30/70 Berlin-Chemie
40% Huminsulin Normal	60% Huminsulin Basal	Huminsulin Profil IV Lilly
40% Actrapid HM	60% Protaphan HM	Actraphane HM 40/60 Novo Nordisk

Tabelle 18: (Fortsetzung)

Normalinsulin	+ NPH-Insulin	= Präparat
40% Berlinsulin H Normal	60% Berlinsulin H Basal	Berlinsulin H 40/60 Berlin-Chemie
50% H-Insulin	50% Basal-H	Komb-H Hoechst
50% Insulin Velasulin (H)	50% Insulatard (H)	Mixtard 50/50 (H) Novo Nordisk
50% Actrapid HM	50% Protaphan HM	Actraphane HM 50/50 Novo Nordisk
50% Berlinsulin H Normal	50% Berlinsulin H Basal	Berlinsulin H 50/50 Berlin-Chemie

E. Inhaltsstoffe

Außer der Verzögerungssubstanz enthält das Insulin noch weitere Hilfsstoffe, wie z. B. Puffersubstanzen und Desinfektionsmittel. Als Desinfektionsmittel wird am häufigsten ein Phenol-Cresolgemisch verwendet. In ganz seltenen Fällen können diese Substanzen Unverträglichkeitsreaktionen auslösen.

F. Humaninsulin und tierisches Insulin

Zur Neueinstellung auf Insulin sollte heute bevorzugt Humaninsulin verwendet werden. Untersuchungen darüber, ob es durch das Humaninsulin zu einer Veränderung oder Abschwächung der Unterzuckerungssymptome kommt, haben bisher keine eindeutigen Ergebnisse erbracht.

Merke:

- **Subcutan gespritztes Insulin muß in die Blutbahn aufgenommen werden.**
- **Wir unterscheiden kurzwirkendes Insulin und längerwirkendes Insulin mit Verzögerungsstoff.**
- **Je länger ein Insulin wirkt, um so größer ist die Störanfälligkeit.**
- **Die heutzutage am häufigsten verwendeten längerwirkenden Insuline sind die NPH-Insuline.**
- **Alle Kurzzeitinsuline sind klar, aber nicht alle klaren Insuline sind kurzwirkend. Alle trüben Insuline sind längerwirkend.**
- **Alle zinkverzögerten Insuline können nicht frei mit Normalinsulinen gemischt werden.**
- **Selber mischen schafft Freiheit und bessere Blutzuckerwerte!**
- **Für ältere Patienten stehen Mischinsuline mit konstantem Altanteil zur Verfügung.**

Fragen:

1. **Welche kurzwirkenden Insuline kennen Sie?**

2. **Nach welcher Zeit haben kurzwirkende Insuline ihr Wirkungsmaximum?**

3. **In welcher Insulin-Konzentration gibt es Lispro-Insulin?**

4. **Wie lange wirkt NPH-Insulin ?**

5. **Welche längerwirkenden Insuline können mit Normalinsulin nicht frei gemischt werden?**

6. **Wieviel Prozent Normalinsulin enthält Huminsulin Basal Lilly?**

Lösungen siehe Anhang

VIII. Insulinhandhabung

Ungenauigkeiten und Fehler im Umgang mit dem Insulin und seiner Injektion sind die häufigsten Ursachen unerwarteter Stoffwechselschwankungen. Durch die Beachtung der folgenden Hinweise können Sie solche Probleme leicht vermeiden.

A. Aufbewahrung

Die gerade benutzte Ampulle kann bei Raumtemperatur bis zu sechs Wochen lang aufbewahrt werden, jedoch ohne direkte Sonnen-, Kälte- oder Heizungseinwirkung. Der Insulin-Vorrat ist am besten im Gemüsefach des Kühlschrankes oder in kühlen Kellerräumen aufgehoben. Keinesfalls darf Insulin im Eisfach deponiert werden! Einmal gefrorenes Insulin darf nicht mehr verwendet werden.

B. Transport bei Reisen

Tragen Sie das Insulin beim Skilaufen am Körper (z. B. in einer Tasche des Skianzuges oder in einem Beutel am Körper).
Im Flugzeug darf das Insulin nicht im Frachtraum transportiert werden, da dort:

- niedrige Temperaturen entstehen können und
- die Gefahr des Verlustes von Gepäckstücken besteht.

Es gehört daher ins Handgepäck.
Im überhitzten Auto darf Insulin nicht im Handschuhfach und nicht unter der Kofferraumhaube gelagert werden.

C. Vorbereitung nach der Lagerung

Bei den „trüben" Verzögerungsinsulinen setzen sich die Depotstoffe schnell am Flaschenboden ab. Das Insulin, egal ob Aufziehampulle oder Pen, sollte durch vorsichtiges Rollen und Schwenken in der Hand gründlich durchmischt werden, ohne daß Schaum und Blasen entstehen.

Schlierenbildung im Normal- oder Lispro-Insulin (sein Aussehen ist normalerweise klar) deuten auf eine Zerstörung des Insulins hin. In diesem Fall dürfen Sie es nicht mehr verwenden!

D. Insulinspritzen

Besonders empfehlen können wir Ihnen Einmalspritzen aus Plastik mit eingeschweißter Kanüle und einer Einteilung nach internationalen Einheiten (U = Units). Dabei muß beachtet werden, daß das verwendete Insulin (U 40 oder U 100) auch zur Spritze paßt. **Beachten Sie unbedingt die Aufschrift!**

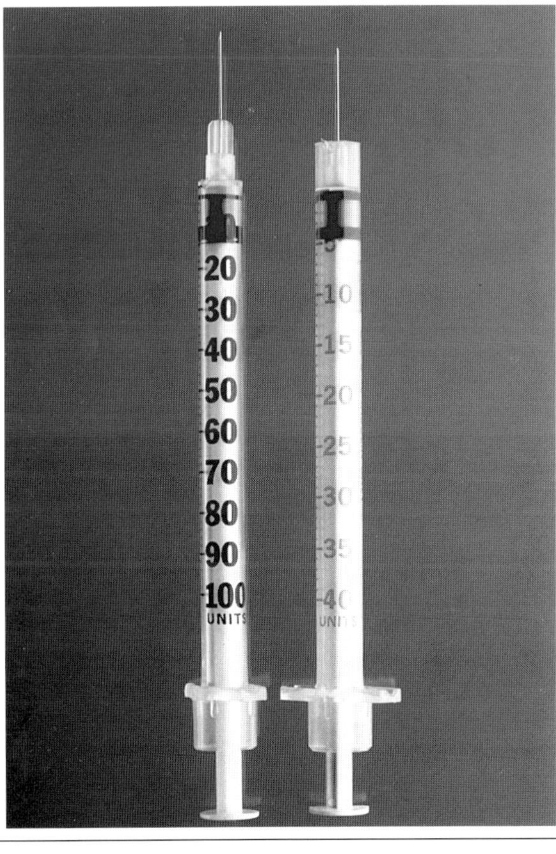

Abb. 10: Insulinspritzen

Das Insulin sollte sofort nach dem Aufziehen gespritzt werden. Einmalspritzen können unter sauberen Bedingungen mehrfach benutzt werden, bis die Nadel stumpf ist. Spritzen mit aufgesetzten Nadeln sollten heute aus der Diabetestherapie völlig verschwinden.

E. Richtiges Aufziehen von Insulin

1. Aufziehen aus einer Ampulle

Für alle, die Insulin aus einer Ampulle aufziehen, gilt:

- Rollen Sie die Ampulle mit dem trüben Insulin zuerst zwischen Ihren Händen, um den Verzögerungswirkstoff und das Insulin gut miteinander zu vermischen. Klares Insulin braucht nicht gerollt zu werden.
- Ziehen Sie die gewünschten Einheiten zunächst als Luft auf.
- Stechen Sie nun die Nadel senkrecht durch den Stopfen der auf dem Tisch stehenden Flasche und drücken Sie die Luft hinein.
- Jetzt sind Flasche und Spritze umzudrehen; das Insulin kann langsam aus der nach oben gehaltenen Ampulle bis ca. 5 Einheiten über die gewünschte Menge hinaus in die Injektionsspritze aufgezogen werden.
- Drücken Sie am Schluß die „überzogene“ Insulinmenge mit einer eventuell entstandenen Luftblase aus der Injektionsspritze zurück in die Flasche.

2. Vorgehen beim Selbstmischen

Für alle, die zwei Insulinarten mischen, gilt:
Mit der Injektionsspritze wird zuerst das klare Normal- oder Lispro-Insulin aufgezogen und danach erst das vorbereitete trübe Insulin. Geht man umgekehrt vor und zieht zuerst das trübe Verzögerungsinsulin auf, und kommt beim anschließenden Aufziehen des klaren kurzwirkenden Insulins Verzögerungsinsulin in die Insulinampulle, so kann das Normal-oder Lispro-Insulin darin verunreinigt werden.

a. Bereiten Sie die Ampulle mit dem **trüben Insulin** zunächst vor, indem Sie:
  - die Flasche zuerst zwischen Ihren Händen rollen und somit Verzögerungswirkstoff und Insulin vermischen und dann
  - die gewünschte Menge mit einer Injektionsspritze als Luft aufziehen und diese in die Flasche hineindrücken.

b. So ziehen Sie die Injektionsspritze mit der benötigten Menge **Kurzzeitinsulin** auf:

- Ziehen Sie die benötigte Einheitenmenge des Normal- oder Lispro-Insulins mit der Injektionsspritze als Luft auf.
- Stechen Sie nun die Nadel senkrecht durch den Stopfen der auf dem Tisch stehenden Insulin-Flasche und drücken Sie die Luft hinein.
- Jetzt sind Flasche und Spritze umzudrehen, das Insulin kann langsam aus der nach oben gehaltenen Ampulle bis ca. 5 Einheiten über die gewünschte Menge hinaus in die Injektionsspritze aufgezogen werden.
- Drücken Sie am Schluß die „überzogene" Insulinmenge mit einer eventuell entstandenen Luftblase aus der Injektionsspritze zurück in die Flasche.

c. So ziehen Sie die Injektionsspritze mit der benötigten Menge des **trüben Insulins** auf:

- Stechen Sie nun die Injektionsnadel in die bereits vorbereitete Flasche mit dem trüben Insulin und ziehen Sie das trübe Insulin in die Injektionsspritze genau bis zum Eichstrich der Gesamtmenge. Achten Sie darauf, daß kein Insulin aus der Spritze zurück in die Flasche gerät.

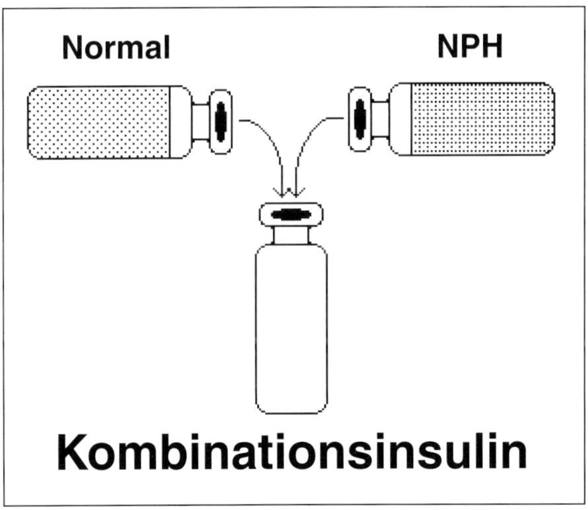

Abb. 11: Mischen von Insulin

Wichtig: Kurzzeitinsulin zuerst aufziehen!

F. Injektionshilfen

Zur Erleichterung der Insulininjektionen gibt es heute verschiedene Injektionshilfen in Form und Größe eines Füllfederhalters, sogenannte „Pens“. Sie sind besonders geeignet für Sehbehinderte, ältere Patienten oder bei ICT-Therapie. Heutzutage können fast alle Insuline mit einem Pen injiziert werden.

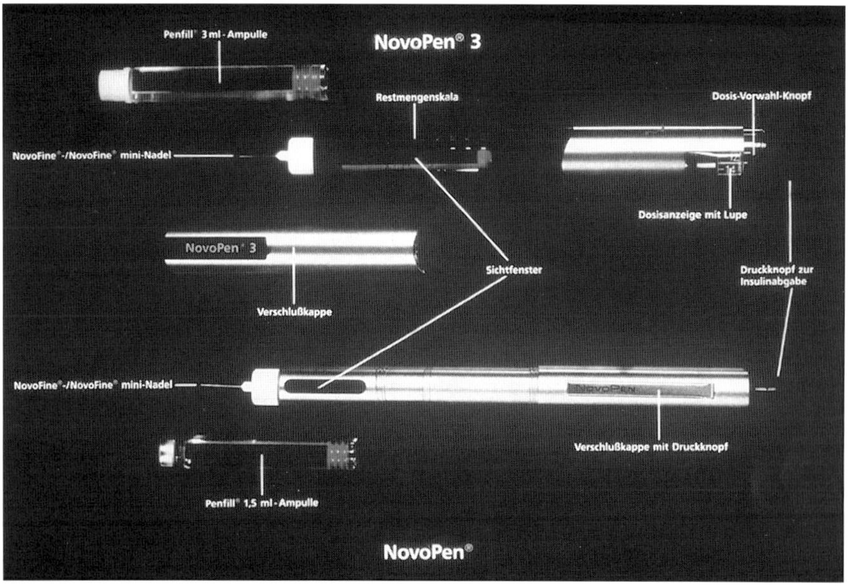

Abb. 12: Aufbau eines Pen

Die Pen-Nadel muß nicht nach jedem Spritzen gewechselt werden, es reicht, wenn man sie austauscht, falls der Einstich schmerzhafter wird. Spätestens beim Wechsel der Ampulle sollte die Nadel erneuert werden.

Zusätzlich zu den Injektionshilfen mit austauschbarer Insulinampulle, den Pens, gibt es heute noch Fertigspritzen, die Komfort und leichtere Handhabung im Bezug auf die Injektionen bieten. Nachdem die Einmal-Pens leer sind, müssen sie zur Wiederverwertung an die jeweiligen Firmen zurückgesandt werden. Diese Einmal-Pens gibt es heute von den Firmen Novo Nordisk (Novolet®) und Lilly (Humaject®) mit den gebräuchlichsten Insulinen. Sie empfehlen sich insbesondere für ältere, mit den Händen nicht mehr so geschickten Patienten.

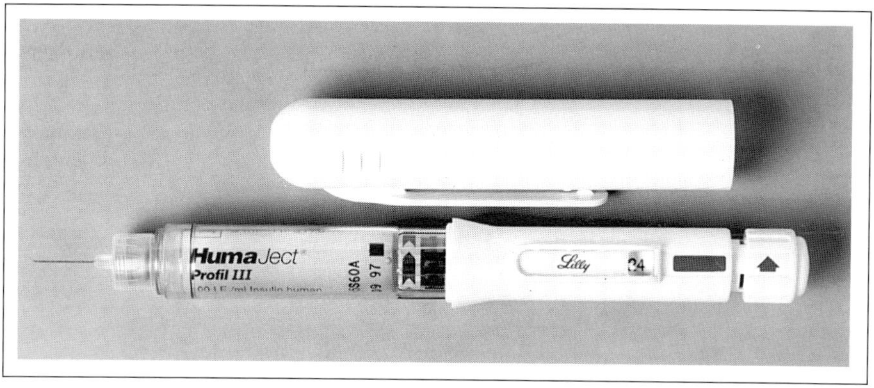

Abb. 13: Einmal-Pen

Eine herkömmliche Flasche Insulin ist mit U 40-Insulin gefüllt. Das heißt: In 1 ml Insulin sind 40 IE (= Insulin-Einheiten). Eine Pen-Patrone oder eine Lispro-Ampulle enthalten U 100-Insulin. In 1 ml dieses Insulins sind 100 IE, damit ist das U 100-Insulin **2,5mal konzentrierter** als das U 40-Insulin. Beachten Sie deshalb auf jeden Fall, daß Sie den Inhalt einer Pen-Patrone nur mit der entsprechenden U 100-Injektionsspritze spritzen und nur Insuline gleicher Konzentration miteinander mischen.

G. Alkohol zur Desinfektion

Alkohol ist zur Desinfektion in sauberer Umgebung und bei ausreichender Hygiene unnötig. Sollte eine alkoholische Desinfektion nötig sein (z. B. im Krankenhaus), ist dabei zu beachten, daß sich die keimtötende Wirkung erst nach 2 Minuten entfaltet. Deshalb ist mit der Injektion zu warten, bis der Alkohol verdunstet ist.

H. Injektion

1. Das Vorgehen bei der Injektion

Das Insulin wird ins Unterhautfettgewebe injiziert. Halten Sie die Nadel senkrecht oder im Winkel bis zu 45 Grad je nach Länge der Nadel und Dikke der Hautfalte. Bilden Sie vor dem Spritzen eine Hautfalte, da an Spritzstellen mit wenig Unterhautfettgewebe das Insulin sonst zu tief – in die Muskelschicht – geraten könnte, was zu Unterzuckerungen und schwankenden Blutzuckerwerten führen würde. Die Hautfalte **muß** während des Spritzens gehalten werden. Die Injektionsstellen sollten regelmäßig gewechselt werden.

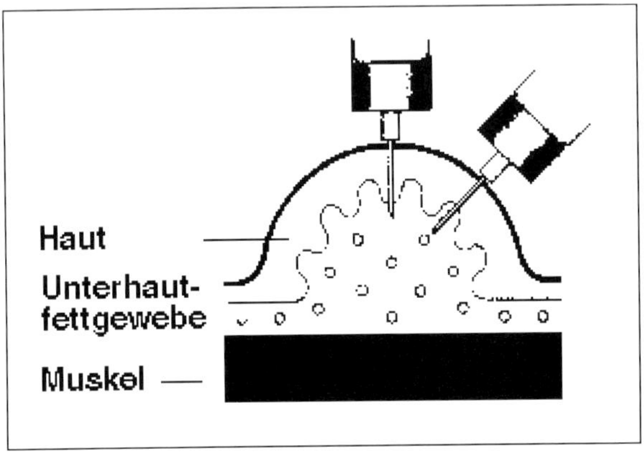

Abb. 14: Injektion mit gehaltener Hautfalte

Ein Anziehen (Aspirieren) des Spritzenstempels vor der Insulininjektion ist heute unnötig, bei Injektionen mit dem Pen ist es nicht durchführbar.
Nach erfolgter Injektion sollte bei festgehaltener Hautfalte noch 10 Sekunden gewartet, danach erst die Hautfalte losgelassen und anschließend die Nadel aus der Spritzstelle entfernt werden, damit kein Insulin zurückfließt.

2. Injektionsstellen

Welche Körperstellen sind für die Insulininjektionen besonders geeignet?

Warum sollen die Injektionsstellen regelmäßig gewechselt werden?

Durch häufiges Spritzen an dieselbe Stelle kommt es zu Gewebeschäden (z. B. Verhärtungen, Fettgewebsanhäufungen), die eine sichere, rasche und gleichmäßige Insulinwirkung behindern könnten.
Wenn also z. B. in die Oberschenkel gespritzt wird, dann sollte nicht nur das Bein regelmäßig gewechselt werden, sondern auch auf dem jeweiligen Oberschenkel nach oben und unten, nach rechts und links „gewandert“ werden.

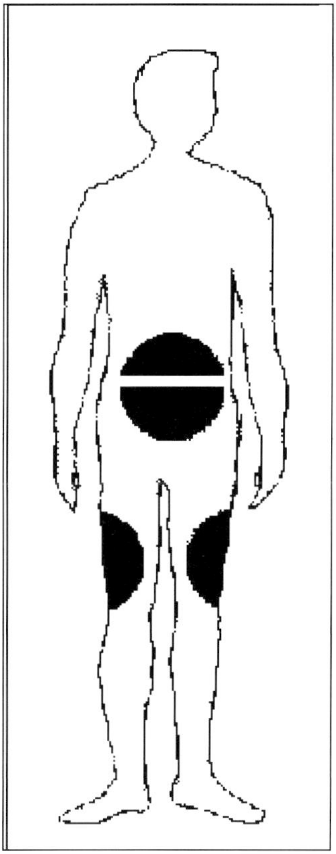

Abb. 15: Injektionsstellen

Ungünstige Spritzstellen sind die Oberarme, da hier kaum mit einer Hand eine Falte des dünnen Unterhautfettbewebes gebildet und das Insulin gespritzt werden kann. So ist die Gefahr, daß das Insulin in den Muskel gespritzt wird, sehr groß. Außerdem bilden sich an den Oberarmen sehr rasch Veränderungen des Gewebes.

3. Beinflussung des Wirkungseintritts

Durch die Auswahl verschiedener Spritzstellen kann die Insulinverteilung im Körper beschleunigt oder verlangsamt werden.

Injektionsstellen mit beschleunigtem Wirkungseintritt:

- Bauchdecke, auch oberhalb des Nabels und an den Bauchseiten

Injektionsstellen mit verlangsamtem Wirkungseintritt:

- Oberschenkel

Daher empfehlen sich als Spritzstelle:

Tabelle 19: Spritzstellen

Konventionelle Insulintherapie	*morgens:* Bauchdecke	*abends:* Oberschenkel
ICT	*Mahlzeiten/Korrekturinsulin:* Bauchdecke	*Basalinsulin:* Oberschenkel

Weitere Möglichkeiten, eine schnellere Insulinwirkung (Achtung vor Unterzuckerungen!) zu erzielen, sind:

- Bewegung, besonders der Muskelgruppe in Nähe der Injektionsstellen
- heiß baden, duschen oder Rheumasalben
- Sauna
- Wärmflasche
- Reiben der Spritzstellen.

Merke:

- **Über längere Zeit sollte Insulin im Gemüsefach des Kühlschrankes aufbewahrt werden.**
- **Die Flasche, aus der gerade Insulin entnommen wird, kann bei Zimmertemperatur belassen werden.**
- **Im Flugzeug darf das Insulin nicht in den Frachtraum.**
- **Trübe Insuline müssen vor dem Aufziehen immer in den Händen „gerollt“ werden.**
- **Beim Mischen von zwei Insulinen wird das klare Kurzzeitinsulin zuerst aufgezogen, dann das trübe Verzögerungsinsulin.**
- **Unter normalen hygienischen Bedingungen ist Desinfektion vor der Injektion unnötig.**
- **Im Bereich der Bauchhaut gespritztes Insulin wirkt am schnellsten.**
- **Fast alle Pens benutzen U 100-Insulin, das mit herkömmlichen U 40-Spritzen nicht gespritzt werden darf. Es gibt spezielle U 100-Spritzen im Handel.**

Die Aufnahme gespritzten Insulins kann beschleunigt werden durch:

- **Wärme (Sauna, Wärmflasche)**
- **Reiben der Spritzstelle**

Fragen:

1. **Wo sollte ein größerer Insulinvorrat aufbewahrt werden?**

2. **Wie oft können Einmalspritzen verwendet werden?**

3. **Was sollte vor dem Aufziehen eines trüben Insulins beachtet werden?**

4. **Sie wollen zwei Insuline (ein kurzwirkendes und ein langwirkendes) in einer Spritze mischen. Welches Insulin sollte zuerst aufgezogen werden und warum?**

5. **An welcher Körperstelle sollte Kurzzeitinsulin gespritzt werden und warum?**

6. **Ihr Pen ist defekt. Sie wollen Insulin mit einer herkömmlichen Spritze aus der Pen-Patrone aufziehen. Was ist zu beachten?**

Lösungen siehe Anhang

IX. Intensivierte konventionelle Insulintherapie

A. Einleitung

Die intensivierte konventionelle Insulintherapie (= ICT) entstand aus der medizinischen Notwendigkeit einer optimalen, d. h. möglichst norm-nahen Stoffwechseleinstellung und dem Wunsch des Patienten nach mehr Freiheit in der Gestaltung des Tagesablaufs.

Viele Therapieformen werden ICT genannt, sind es jedoch nicht. Grundprinzip der ICT ist die konsequente Trennung von mahlzeitenabhängigem und mahlzeitenunabhängigem Insulin. Nur dann ißt und lebt der Patient nicht mehr seinem Insulin hinterher wie bei der konventionellen Therapie, sondern kann z. B. Zeitpunkt und BE-Gehalt seiner Mahlzeit frei wählen bzw. gezielt seinen Blutzucker normalisieren. Dazu sind meist 4–5 Injektionen pro Tag oder die Insulinpumpe erforderlich.

Der Name „Intensivierte konventionelle Insulintherapie“ wird nicht von allen diabetologischen Zentren gebraucht: „Therapie nach dem Basis-Bolus-Prinzip“ oder „NIS“, d. h. nahezu-normoglykämische Insulinsubstitution nach der österreichischen Diabetologin Kinga Howorka sind andere Bezeichnungen. Alle diese Formen der Insulintherapie basieren jedoch auf der Trennung von mahlzeitenabhängigem und mahlzeitenunabhängigem Insulin.

Große Studien haben gezeigt, daß sich durch eine Mehrspritzentherapie im Sinne einer ICT Folgeschäden vermeiden oder bei bereits bestehenden Folgeschäden ihr Fortschreiten verzögern lassen. Darüber hinaus bietet diese Therapie für den Patienten mehr Lebensqualität, da sich der Tagesablauf nicht so unmittelbar nach dem Diabetes und den Spritzen richtet, sondern sich die Therapie in großem Maße den Bedürfnissen und Wünschen des Patienten anpassen läßt.

Daher ist die ICT heute Therapiestandard bei allen Typ-I-Diabetikern ab Beginn der Pubertät, empfiehlt sich jedoch auch für insulinspritzende Typ-II-Diabetiker, die ihren Tagesablauf bei der bestmöglichen Blutzuckereinstellung flexibler gestalten möchten.

Voraussetzung für diese Behandlungsform sind eine gute Schulung, die Wissen über die Wirkungsweise der Insuline, Zusammensetzung und Blutzuckerwirkung der Nahrung, Erkennen und Beherrschen der Unter- und Überzukkerung vermittelt, sowie eine gewisse Selbstdisziplin mit regelmäßigem Blutzuckertesten, Insulinspritzen und Tagebuchführen.

Eine Umstellung auf diese intensivierte konventionelle Insulintherapie ist für den Diabetiker kein „Ausprobieren", sondern ein Erarbeiten und ständiges Sich-Selbst-Überprüfen. Der Kontakt und das Vertrauen zu einem Arzt, der die ICT kennt und dem Patienten in jeder Lebenslage beratend zur Seite stehen kann, sind mehr als wünschenswert.

B. Die Bauchspeicheldrüsenfunktion des Gesunden

Die Bauchspeicheldrüsenfunktion des Stoffwechselgesunden ist das Vorbild, an dem sich die ICT orientiert. Beim Gesunden produziert die Bauchspeicheldrüse ständig Insulin, auch nachts, wenn nicht gegessen wird. Die Bauchspeicheldrüse schüttet bei körperlicher Anstrengung weniger Insulin aus als in Ruhe. In den frühen Morgenstunden, in denen andere Hormone, wie z. B. das Wachstumshormon oder das Cortison den Blutzuckerspiegel erhöhen, wird mehr Insulin freigesetzt als zur Mittagszeit.

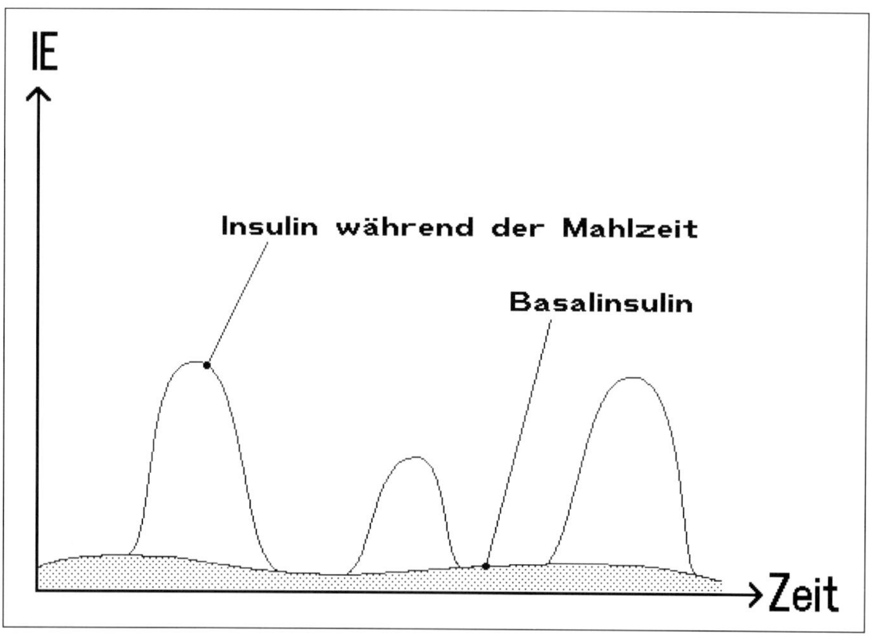

Abb. 16: Die Bauchspeicheldrüsenfunktion des Gesunden

Diese ständige Insulinproduktion wird gebraucht, um die Traubenzuckerneubildung (= Glykoneogenese) in der Leber aus Eiweiß und Glykogen und den Fettabbau (= Lipolyse) mit nachfolgender Ketonkörperbildung zu drosseln. Zusätzlich zur andauernden Insulinproduktion als Basis für Tag und Nacht wird beim Gesunden schon beim Anblick einer Mahlzeit zusätzlich Insulin ausgeschüttet und gelangt bedarfsgerecht direkt über die Pfortader in die Leber.
Wie die Abbildung zeigt, kann man die Vorgänge der Insulinfreisetzung beim Gesunden in zwei Anteile trennen: Die basale, mahlzeitenunabhängige Dauer-Insulinabgabe und die mahlzeitenabhängige Insulingabe „im Schuß“. Erstere bezeichnet man daher auch als „Basalrate“ – in Anlehnung an die Insulinpumpentherapie – letztere als sogenannten „Bolus“.
Beim Diabetiker muß in der Regel das Insulin nach dem Spritzen erst aus dem Unterhautfettgewebe aufgenommen werden und dann von dort in den Blutkreislauf gelangen. Damit die blutzuckererhöhende Kohlenhydrataufnahme und blutzuckerausgleichende Insulinwirkung dennoch parallel ablaufende Vorgänge werden, gilt es daher, den für die Tageszeit richtigen Spritz-Eß-Abstand und den jeweiligen Injektionsort zu berücksichtigen.

C. Die Basalrate

1. Allgemeines

Das Basalinsulin dient dazu, den Blutzucker unter Alltagsbedingungen (z. B. Tagesrhythmus und normale körperliche Belastung) mahlzeitenunabhängig im Normbereich zu halten. Es wird nicht verwendet, um schlechte Blutzuckerwerte kurzfristig zu korrigieren – dafür wird schnell wirkendes Insulin benötigt.
Eine Basalrate kann mit verschiedenen Methoden „aufgebaut“ werden:

- mittels kontinuierlicher Zufuhr von schnellwirkendem Insulin durch eine Pumpe ins Unterhautfettgewebe.
- mittels Injektion von langwirkendem Insulin vom NPH-Typ oder zinkverzögertem Insulin in eine „langsame“ Spritzstelle (Oberschenkel).

Die Natur, d. h. der Stoffwechsel eines Nichtdiabetikers, läßt sich am ehesten noch mit der Insulinpumpe nachahmen. Doch diese Therapieform ist nicht nur die Aufwendigste, mancher Betroffene scheut davor zurück, an „so einen Kasten gefesselt zu sein“, so daß die ICT eine gute, für nahezu jeden durchführbare Alternative bedeutet.

2. Die Basalrate mit Verzögerungsinsulin vom NPH-Typ

Als Standard zur Abdeckung mit Langzeitinsulin wird heute in der ICT auf NPH-Insuline zurückgegriffen.
NPH-Insuline wirken, je nach Insulindosis, zwischen 8 und 12 Stunden lang. 45–60 Minuten nach der Injektion beginnt ihre Wirkung, die maximale Wirkung wird nach ca. 4 bis 6 Stunden erreicht. Üblicherweise läßt sich mit einer morgendlichen und einer spätabendlichen Injektion vor dem Zubettgehen mit NPH-Insulin eine Basalrate aufbauen. Bei allzu kräftiger Maximalwirkung mit Unterzuckerungen um die Mittagszeit oder Nachlassen der Insulinwirkung mit Blutzuckeranstiegen in den späten Nachmittagsstunden kann jedoch eine Aufteilung der morgendlichen NPH-Insulingabe in jeweils eine Injektion morgens und mittags notwendig werden.
Es empfiehlt sich, die spätabendliche Injektion des NPH-Insulins nicht vor 21 Uhr vorzunehmen, da bei früherer Insulingabe die maximale blutzuckersenkende Wirkung genau zu dem Zeitpunkt eintritt, zu dem der Körper sehr insulinempfindlich ist, nämlich zwischen Mitternacht und 3 Uhr. Oft lassen sich nächtliche Unterzuckerungen durch ein Verschieben der Spätspritze vermeiden.

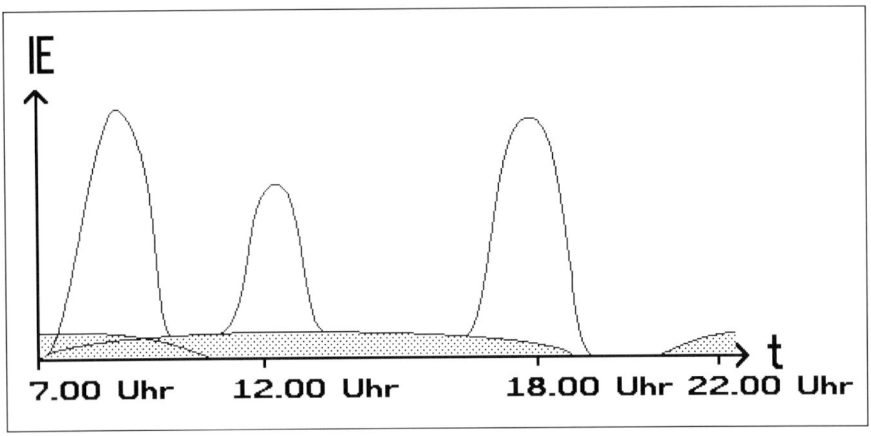

Abb. 17: Beispiel einer Basalrate mit NPH-Verzögerungsinsulin

3. Die Basalrate mit Insulin vom zinkverzögerten Typ

Die zinkverzögerten Insuline zeichnen sich, verglichen mit den NPH-Insulinen, durch eine längere Wirkdauer, durch verzögerten Wirkungseintritt und durch eine abgeschwächte Maximalwirkung aus. Sie werden bei uns nicht

als „Mittel der ersten Wahl“ zur Erstellung der Basalrate eingesetzt, es gibt jedoch durchaus Patienten, die aus bestimmten Gründen besser mit einem zinkverzögerten Langzeitinsulin zurechtkommen.
Zwischen den einzelnen bekannten, zinkverzögerten Insulinen bestehen jedoch in der Wirkweise große Unterschiede. Bewährt hat sich z. B. beim Vorliegen des sogenannten „Dawn“-Phänomens, d. h. bei Blutzuckeranstiegen in den frühen Morgenstunden, der Einsatz von Semilente, einem Verzögerungsinsulin, das seine beste Wirkung gerade in diesen Stunden hat.
Da sich die großen Zinkkristalle schnell in der Insulinflasche absetzen, ist eine einwandfreie Insulinhandhabung beim Aufziehen notwendig. Bei alleiniger Verwendung von zinkverzögerten Insulinen zum Aufbau der Basalrate sollten die Abstände der Injektionen voneinander möglichst genau 12 Stunden betragen, um eine gleichmäßige Abdeckung mit dem lange wirksamen Insulin zu erzielen.
Zinkverzögerte Insuline sind nicht mit Normalinsulin in einer Spritze mischbar!

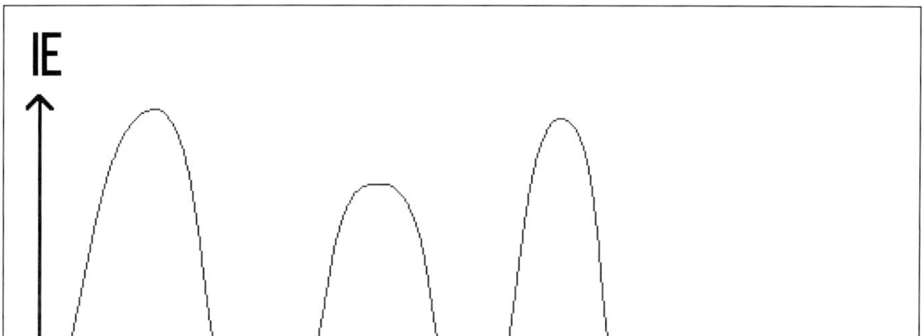

Abb. 18: Basalrate mit zinkverzögertem Insulin

4. Die Überprüfung der Basalrate durch den Fastentest

In der Regel sollte der Basalinsulinanteil an der Gesamttagesinsulindosis nicht mehr als 50% betragen. Sonst kann ein Überhang an Verzögerungsinsulin Unterzuckerungen mitbedingen, die aufgrund der andauernden blutzuckersenkenden Wirkung der Langzeitinsuline schwer beherrschbar sind.

Ob die Dosis des Basalinsulins stimmt oder nicht, kann durch den „Fastentest" ermittelt werden.

Zum Beispiel Überprüfung der morgendlichen Basalrate:

Bei einem Nüchtern-Blutzucker zwischen 80 und 140 mg/dl wird die übliche Dosis des Verzögerungsinsulins gespritzt. Nun muß auf Frühstück, Mittagessen und Zwischenmahlzeiten verzichtet werden (= der Fastentest). Alle zwei Stunden wird der Blutzucker gemessen. Die Blutzuckerwerte sollten gegenüber dem Ausgangswert nicht mehr als 30 mg/dl ansteigen oder abfallen.
Erlaubt sind anrechnungsfreie Nahrungsmittel in kleinen Mengen, z. B. Gurke oder Tomate. Außerdem sollte reichlich Mineralwasser, Kräuter- oder Früchtetee getrunken werden. Sportliche Betätigungen, das Gartenumgraben oder Großeinkäufe müssen auf den nächsten Tag verschoben werden.
Der Fastentest wird zumindest bis zum Zeitpunkt der Maximalwirkung des Verzögerungsinsulins, d. h. 6 Stunden nach Injektion durchgeführt. Möchte man wissen, wie lange das gespritze Langzeitinsulin wirkt, kann man nach dem Frühstück ohne weitere Zwischenmahlzeiten bis zum Abendessen fasten. Eine „Hungerkur" rund um die Uhr ist jedoch nicht erforderlich, im Gegenteil, sie kann durch Auftreten von Hungeraceton sogar eher schädlich sein.
Wenn der Blutzucker während des Fastentests stark ansteigt, erst recht wenn Aceton im Urin nachweisbar ist, muß der Basalratentag abgebrochen und am nächsten Tag die Dosis des Basalinsulins erhöht werden. Umgekehrt sollte man bei niedrigen Blutzuckerwerten und Unterzuckerungen die Menge des Verzögerungsinsulins reduzieren.
Basalraten-Tests zur Stoffwechselüberprüfung sollten halbjährlich wiederholt werden; außerdem immer dann, wenn Stoffwechselschwankungen Zweifel an der Richtigkeit der Basalrate aufkommen lassen.
Erkrankungen, insbesondere fieberhafte Infekte, aber auch der Menstruationszyklus können den basalen Insulinbedarf beeinflussen, so daß kurzfristig eine Anpassung der benötigten Verzögerungsinsulinmenge nötig sein kann.

D. Die Bolusgaben

1. Allgemeines

Das schnellwirkende Insulin dient in der ICT zum einen zur Abdeckung von Kohlenhydraten als **Mahlzeiteninsulin**, zum anderen zur Korrektur erhöhter Blutzuckerwerte als **Korrekturinsulin**.
Als Bolusinsulin kann Normalinsulin oder Lispro-Insulin verwendet werden.

2. Mahlzeiteninsulin

Das mahlzeitenabhängige Insulin wird bei der ICT in Form von kurzwirksamem Normal-oder Lispro-Insulin mittels Spritze oder Pen, je nach aktuellem Blutzucker mit einem gewissen Spritz-Eß-Abstand vor den Mahlzeiten, in eine „schnelle" Spritzstelle (Bauchdecke) gegeben, bei der Insulinpumpe durch die sogenannten Bolusgaben.
In der ICT errechnet man die Menge des Mahlzeiteninsulins unter Zuhilfenahme sogenannter „BE-Faktoren". Der BE-Faktor ist die Menge an schnellwirkendem Insulin, die benötigt wird, um eine Broteinheit abzudecken. Der jeweils pro BE benötigte Einheitenbedarf ist individuell und von mehreren Faktoren abhängig. Aufgrund der im Tagesverlauf schwankenden Insulinempfindlichkeit werden in aller Regel morgens und abends mehr Einheiten pro BE benötigt als mittags und spätabends.
In der Regel wird zu den Hauptmahlzeiten pro BE folgende Insulinmenge benötigt:

Tabelle 20: Bolusgaben

Mahlzeiten	Bolusgaben Einheiten pro BE
morgens	1,5–3
mittags	0,5–1,5
abends	1–2,5

BE-Faktoren von mehr als 3,0 IE schnellwirkendem Insulin pro BE sind selten nötig (z. B. Pubertät) und sollten immer Anlaß zur Überprüfung der Therapie geben.

Die Gesamtmenge des Mahlzeiteninsulins errechnet sich wie folgt:

gewählte BE-Menge × persönlicher tageszeitenabhängiger BE-Faktor

Durch engmaschige Blutzuckerkontrollen vor dem Essen sowie 2 und 4 Stunden nach der Mahlzeit läßt sich der Bolusinsulinbedarf ermitteln. Hierbei sollten im Idealfall die Blutzuckerwerte 2 Std. nach der Mahlzeit unter 160 mg/dl und nach 4–5 Std. wieder im Zielbereich, also unter 120 mg/dl liegen.

Sind die Blutzuckerwerte 2 Std. und 4 Std. nach der Mahlzeit zu hoch oder auch zu tief, kann der BE-Faktor in kleinen Schritten zu 0,25 bis 0,5 IE Insulin/BE verändert werden.
Zwischen Normalinsulininjektion und dem ersten Bissen sollte eine gewisse Zeit abgewartet werden, der sogenannte **Spritz-Eß-Abstand** (SEA). Dieser ist individuell verschieden und abhängig vom Blutzuckerausgangswert und eventuell auch von der Tageszeit. Zu Uhrzeiten, in denen der Körper insulinunempfindlicher ist, z. B. am Morgen vor dem Frühstück, wird oft ein längerer SEA benötigt als zum Mittagsessen. Wartezeiten über 60 Minuten sollte es nicht geben!
Die unten angeführten Zeiten können erste Richtzeiten sein, die jedoch von jedem persönlich und wiederholt überprüft werden sollten.

Tabelle 21: Spritz-Eß-Abstand bei Normalinsulin

Blutzucker vor dem Essen	Spritz-Eß-Abstand
unter 60 mg/dl	zusätzlich 1 schnelle BE essen, kurz vor, während oder nach dem Essen spritzen
zwischen 60–80 mg/dl	spritzen und gleich essen
zwischen 80–120 mg/dl	15–30 Minuten
über 120 mg/dl	30–45 Minuten
über 200	45–60 Minuten

Die Blutzuckerwerte 2 Std. nach der Mahlzeit können durch eine Verkürzung oder Verlängerung des Spritz-Eß-Abstandes verbessert werden, wobei durch die Injektion in die Bauchdecke die schnellste blutzuckersenkende Wirkung erreicht wird.
Bei der Verwendung von Lispro-Insulin als Mahlzeiteninsulin ist oft bei normalen Blutzuckerwerten vor dem Mittagessen und dem Abendbrot kein Spritz-Eß-Abstand erforderlich. Es zeigte sich jedoch bei uns, daß die Blutzuckerwerte am Morgen deutlich besser liegen, wenn vor dem Frühstück ein Spritz-Eß-Abstand von bis zu 10 Minuten eingehalten wird. Bei erhöhten Blutzuckerwerten vor einer Mahlzeit sollte auch mit Lispro-Insulin zwischen dem Spritzen und Essen gewartet werden.
Ein hoher Eiweißanteil in der Nahrung verzögert die Insulinwirkung. Blutzuckeranstiege vor der nächsten Mahlzeit können die Folge sein.
Ein Vorteil der ICT mit Normalinsulin ist, daß **Zwischenmahlzeiten** in den Tagesplan mit eingeplant werden können, aber nicht müssen. Wir empfeh-

len, das zweite Frühstück, den Nachmittagskaffee oder die Spätmahlzeit spontan zu genießen. Dies bedeutet jedoch, daß für diese zusätzliche Mahlzeit auch zusätzlich Insulin zur BE-Abdeckung gegeben werden muß.
Der BE-Faktor einer Zwischenmahlzeit errechnet sich als der Mittelwert der BE-Faktoren der „benachbarten" Hauptmahlzeiten. Bei einem BE-Faktor von 1 IE/BE für das Mittagessen und einem BE-Faktor von 2 IE/BE für das Abendessen müssen z. B. für ein Stück Kuchen am Nachmittag pro BE 1,5 IE Insulin gespritzt werden.
Wird Normal-Insulin als Mahlzeiteninsulin verwendet, so können die Zwischenmahlzeit-BE auch bereits zur Hauptmahlzeit miteingerechnet und gespritzt werden. Dies bedeutet jedoch, daß die BE auch im Bereich der Maximalwirkung des Normalinsulins gegessen werden müssen, damit es nicht zu Unterzuckerungen kommt. Praktisch heißt das, daß in unserem Nachmittagskaffee-Beispiel das Stück Kuchen zwei Stunden nach dem Mittagessen verzehrt werden sollte.
Diese Möglichkeit des Vorababdeckens der Zwischenmahlzeit besteht jedoch nicht bei dem schneller wirkenden Lispro-Insulin. Hier muß jede BE extra berechnet und mit Insulin abgedeckt werden.
Manchen Patienten ist es möglich, eine Zwischenmahlzeit von 1 BE auf Kosten der Basalrate zu genießen, dies sollte jedoch jeweils im Rahmen der ICT-Einstellung individuell erarbeitet werden.

Eine Zwischenmahlzeit kann man sich natürlich nur dann „leisten", wenn der Blutzucker stimmt, d. h. bei Werten über 200 mg/dl muß darauf verzichtet werden!

Zu beachten ist bei der Normalinsulingabe auch, daß große Mengen dieses Kurzeitinsulins länger wirken als kleinere Mengen, d. h. je mehr Normalinsulin auf einmal gegeben wird, desto länger ist auch die Wirkdauer des gespritzten Insulins. Hier kann es nötig sein, bei großen BE-Mengen eventuell 1 oder 2 BE ohne Anrechnung zu essen oder erst kurz vor, während oder nach der Mahlzeit zu spritzen, damit es nicht zu einer Unterzuckerung kommt.
Eine **dosisabhängige Wirkdauer des Insulins** ist bei der Verwendung von Lispro-Insulin nicht gegeben.

3. Korrekturinsulin

Das vor der Mahlzeit gegebene schnell wirkende Insulin erfüllt neben dem „Abdecken der BEs" noch eine andere Aufgabe. Es dient zur Korrektur erhöhter Blutzuckerwerte in den Zielbereich hinein. Dieser Zielblutzucker wird individuell festgelegt, sollte jedoch zwischen 80 und 120 mg/dl nüchtern bzw. vor den Mahlzeiten und 140 bis 160 mg/dl 2 Std. nach den Mahlzeiten liegen. Nur dann ist die Stoffwechselführung wirklich nahe-normoglykämisch, d. h. der Blutzuckerlangzeitwert, der HbA1c, liegt im Normbereich. Diese nahe-normoglykämische Stoffwechselführung ist nötig, um das Risiko des Auftretens diabetesspezifischer Folgeerkrankungen so niedrig wie möglich zu halten. In vielen Studien belegt ist außerdem der positive Einfluß einer guten Stoffwechseleinstellung auf den weiteren Verlauf bereits bestehender diabetischer Folgeerkrankungen an Augen, Nieren und Nerven!

Es ist nie zu spät, eine Normalisierung der Stoffwechsellage anzustreben!

Gelegentlich erhöhte Blutzuckerwerte werden sich auch bei bestem Bemühen nie vermeiden lassen, weil sich viel mehr auf Körper und Seele und damit auch auf den Blutzucker auswirkt als nur die Aufnahme von Kohlenhydraten. Jeder ausreichend geschulte Diabetiker sollte jedoch gezielt auf diese Blutzuckererhöhungen einwirken können!

Für die ICT bedeutet dies, zu wissen, um wieviel mg/dl der Blutzucker durch eine Einheit Normal- oder Lispro-Insulin gesenkt wird und zwar tageszeitenabhängig morgens, mittags, abends und spätabends.

So besagt die 40er Regel ab einem Blutzucker von 120 mg/dl z. B., daß oberhalb von 120 mg/dl für jeweils 40 mg/dl Blutzuckererhöhung 1 Einheit Kurzeitinsulin zur Blutzuckerkorrektur gegeben wird, also bis 160 mg/dl + 1 Einheit, bis 200 mg/dl + 2 Einheiten usw. Wichtig zu wissen ist, daß die Gegenwart von Aceton ein Mehr an Korrekturinsulin erfordert, bei einer Stoffwechselentgleisung mit Übelkeit, Erbrechen und Bauchschmerzen kann eine Verdoppelung der so errechneten Korrekturgaben nötig sein. Ist Aceton im Urin ++ oder +++, sind freie Fettsäuren im Blut mit nachfolgender relativer Insulinunempfindlichkeit (s. Kap. VI. Stoffwechselentgleisung).

Blutzuckerkorrekturen mit Normalinsulin sollten jeweils nur zu den Hauptmahlzeiten und vorsichtig vor dem Zubettgehen erfolgen, denn die blutzukkersenkende Wirkung hält mehrere Stunden an. Es empfiehlt sich daher, zwischen zwei Blutzuckerkorrekturen mit Normalinsulin einen Abstand von 4–5 Std. einzuhalten, um nicht über das Ziel hinaus in eine Unterzuckerung hineinzukorrigieren.

Besteht jedoch eine Stoffwechselentgleisung mit Acetonnachweis im Urin, sind evtl. raschere Korrekturen notwendig!

Verwendet man Lispro-Insulin als kurzwirkendes Insulin, kann und muß sogar häufig zwischen den Mahlzeiten korrigiert werden, da dieses Insulin ja bereits nach zwei bis drei Stunden keine blutzuckersenkende Wirkung mehr hat.

Abstand zwischen zwei Blutzuckerkorrekturen bei *Acetonfreiheit:*
mit Normal-Insulin 4–5 Std.
mit Lispro-Insulin 2–3 Std.

Wie fast überall im Leben ist auch bei der Blutzuckerkorrektur ein zu viel und zu schnell von Übel. Manch stark schwankende Blutzuckerkurve wurde auf diese Weise selbst produziert. Unsinnig und gefährlich ist eine Gabe von schnellwirkendem Insulin ohne vorherige Blutzuckermessung. Dieses Manöver ist einem Flug ohne Kompaß vergleichbar – die Gefahr der „Bruchlandung" wird sehr groß!

E. Unterschiede in der ICT im Vergleich Normalinsulin/Lisproinsulin

Seitdem es neben dem herkömmlichen Normalinsulin auch das schneller wirkende Lispro-Insulin als Mahlzeiten- und Korrekturinsulin gibt, hat der Patient die Wahl, mit welchem dieser Insuline er seine ICT durchführen möchte. Lispro-Insulin ist in seiner Wirkung dem aus der Bauchspeicheldrüse des Stoffwechselgesunden ausgeschütteten Hormon ähnlicher als das Normalinsulin. Wie bereits im Kapitel „Insuline" erwähnt, gibt es jedoch im Vergleich der beiden Insuline einiges zu beachten.
Wie bereits angeführt, ist die Einhaltung eines Spritz-Eß-Abstandes vor dem Frühstück häufig auch unter einer Therapie mit Lispro-Insulin erforderlich. Im Tagesverlauf ist es den meisten Patienten jedoch möglich, erst unmittelbar vor oder sogar kurz nach der Mahlzeit zu spritzen.
Lispro-Insulin wirkt rascher und kürzer, die Wirkdauer ist unabhängig von der gegebenen Insulindosis. Dies kann dazu führen, daß „Insulinlöcher" auffallen, die unter der herkömmlichen ICT durch die länger anhaltende Wirkung des Normalinsulins verdeckt waren. Eine zweimalige Gabe von Verzögerungsinsulin morgens und spätabends ist unter Umständen dann zur Abdeckung einer gleichmäßigen Basalrate nicht mehr ausreichend, so daß eine dritte mittägliche Basalinsulingabe und in seltenen Fällen sogar eine vierte Basalinsulingabe zum Abendessen nötig werden. Patienten, die regelmäßig auch zwischen den Hauptmahlzeiten den Blutzucker kontrollieren, erhöhte Werte korrigieren und Zwischen-BE konsequent mit Insulin abdecken, kommen oft mit einer geringeren Anzahl von Verzögerungs-Insulingaben aus.

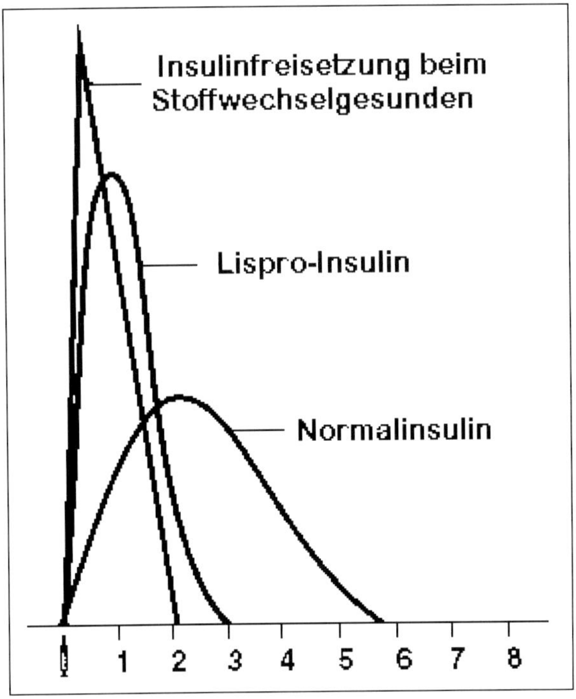

Abb. 19: Vergleich der Insulinspiegel

Tabelle 22: Normal/Lispro-Insulin

	Normal-Insulin	Lispro-Insulin
Unterzuckerungsgefahr (z. B. bei Sport) am größten	2 Stunden nach Injektion	1 Stunde nach Injektion
Spritz-Eß-Abstand (SEA) bei BZ-Nüchternwerten im Zielbereich	je nach Tageszeit 10–30 Min.	oft morgens 10 Min. SEA, im Tagesverlauf kein SEA
Zwischenmahlzeiten	können in die Insulindosis der Hauptmahlzeit mit eingerechnet werden	müssen extra berechnet und mit Insulin abedeckt werden

Tabelle 22: (Fortsetzung)

	Normal-Insulin	Lispro-Insulin
Blutzuckerkorrekturen bei Acetonfreiheit möglich im Abstand von	4–5 Stunden	2–3 Stunden
Mischbarkeit mit Verzögerungsinsulin	mit NPH-Insulinen	mit NPH-Insulinen und humanen Zink-Insulinen – sofort spritzen!

Eine Einstellung auf Lispro-Insulin zeigt dessen Besonderheiten in der Insulinwirkung nicht immer vom ersten Behandlungstag an, so daß es bis zu zwei Wochen dauern kann, um den Spritz-Eß-Abstand richtig einschätzen zu können und die ausreichende Basalinsulindosis zu finden. Dies bedeutet Geduld zu haben in den ersten Tagen. Von einem kurzen Ausprobieren des Analog-Insulins ist daher abzuraten.

F. Beispiele aus dem Protokollheft eines ICT-Patienten

Wichtig und unabdingbar für die notwendigen Anpassungen der ICT ist das sorgfältige Protokollieren aller Blutzuckermeßwerte, Insulingaben sowie BE-Mengen und auch der körperlichen Bewegung. Keine noch so gute (ärztliche) Theorie kann den Wert der gut dokumentierten Eigenerfahrung mit dem Diabetes ersetzen.

Zeitpunkt	7.00	7.20	9.00	11.30
BZ [mg/dl]	115	–	160	100
BE	–	4	–	–
BE-Faktor	1,5 IE/BE			
SEA	20 Minuten			
Insulin	6 IE Normal 12 IE Basal			

Hier nun einige Blutzucker-Beispiele aus einem ICT-Tagebuch.

Wie beurteilen Sie die Stoffwechsellage?

Der Patient ist gut eingestellt. Der Blutzuckeranstieg nach dem Frühstück hält sich im Rahmen. Auch um 11.30 Uhr keine Unterzuckerung oder hohe Werte.

Zeitpunkt	7.00	7.10	9.00	11.30
BZ [mg/dl]	115	–	225	119
BE	–	4	–	–
BE-Faktor	1,5 IE/BE			
SEA	10 Minuten			
Insulin	6 IE Normal 12 IE Basal			

Der Blutzuckeranstieg nach dem Frühstück ist zu hoch. Die Kohlenhydrate sind schneller im Blut, das Insulin wirkt zu langsam. Die Normalinsulin-Dosis aber reicht aus bei gutem BZ um 11.30 Uhr. Eine solcher Blutzuckeranstieg nach dem Essen läßt sich durch einen längeren Spritz-Eß-Abstand (SEA) ausgleichen.

Zeitpunkt	7.00	7.20	9.00	11.30
BZ [mg/dl]	115	–	200	210
BE	–	4	–	–
BE-Faktor	1,0 IE/BE			
SEA	20 Minuten			
Insulin	4 IE Normal 12 IE Basal			

Die Blutzuckerwerte um 9.00 Uhr und 11.30 Uhr sind hoch. Die Insulinmenge an schnell wirkendem Insulin muß erhöht werden.

Zeitpunkt	7.00	7.20	9.00	11.30
BZ [mg/dl]	115	–	150	50
BE	–	4	1	–
BE-Faktor	1,5 IE/BE			
SEA	20 Minuten			
Insulin	6 IE Normal 12 IE Basal			

Die Menge des Basal-Insulins ist zu hoch, so daß es trotz Zwischenmahlzeit zu einer Unterzuckerung kommt.

Zeitpunkt	18.00	20.00	24.00	2.00
BZ [mg/dl]	80	140	100	50
BE	3	–	1	–
BE-Faktor	1,0 IE/BE			
SEA	20 Minuten			
Insulin	3 IE Normal 12 IE Basal			

Die Basalinsulingabe erfolgte zu früh am Abend.

Zeitpunkt	13.00	15.00	17.30
BZ [mg/dl]	80	140	180
BE	3	1	–
BE-Faktor	1,0 IE/BE		
SEA	keiner		
Insulin	3 IE Lispro		

Die Zwischenmahlzeit wurde nicht mit Insulin abgedeckt, zusätzlich ist keine Basalinsulinwirkung vorhanden, eine typisches „Insulinloch“ am frühen Abend.

Zeitpunkt	7.00	7.45	9.00	11.30
BZ [mg/dl]	190	–	210	185
BE	–	3	–	–
BE-Faktor	2,0 IE/BE			
Korrektur	40er Regel ab 120 mg/dl			
SEA	45 Minuten			
Insulin	7 IE Normal 12 IE Basal			

Der Patient hat sich bei der Berechnung der Insulindosis verrechnet und 1 IE Korrekturinsulin zu wenig gespritzt.

Merke:

Obgleich die intensivierte Insulintherapie neben der Insulin-Pumpen-Therapie heute die beste Form der Insulingabe darstellt, ist sie immer noch als „unphysiologisch“ anzusehen.

Wie kann man erreichen, daß das Insulin schneller wirkt, d. h. schneller in die Blutbahn gelangt?

- **„Schnelle“ Spritzstellen bevorzugen.**
  (Siehe Kapitel: Der Umgang mit Insulin)

- **Vergrößerung des Spritz-Eß-Abstandes**

- **Wärmeeinwirkung auf die Spritzstellen.**
  (Sauna, Wärmflasche, Bad oder Dusche; durchblutungsfördernde Salben und Reiben fördert die Hautdurchblutung)

Fragen:

1. **Nennen Sie die beiden Funktionen des Kurzzeitinsulins in der ICT!**

2. **In welchen Abständen kann mit schnellwirkendem Insulin der Blutzucker korrigiert werden?**

3. **Wie kann die Basalrate überprüft werden?**

4. **Mit wieviel Einheiten Verzögerungsinsulin senke ich einen Blutzucker von 200 mg/dl?**

Lösungen siehe Anhang

X. Insulin-Pumpentherapie

Derzeit werden ca. 10 000 Typ-I-Diabetiker in Deutschland mit einer Insulinpumpe behandelt (Stand 1996). Die Zahl der Pumpenträger hat sich seit 1991 mehr als verdoppelt, der Anteil der Pumpenpatienten bei Typ-I-Diabetikern beträgt ca. 5%.

Prinzip der Insulinpumpe:

In einer am Körper tragbaren Pumpe befindet sich in einer Ampulle Kurzzeitinsulin, das über einen Katheter in das Unterhautfettgewebe abgegeben wird. Der Katheter sollte alle **1 bis 2 Tage** gewechselt werden.

Gründe für die Insulinpumpentherapie (Auswahl):

1. Ausgeprägtes Dawnphänomen (Morgendämmerungsphänomen).
2. Geplante Schwangerschaft.
3. Starke Blutzuckerschwankungen oder häufige Unterzuckerungen unter intensivierter konventioneller Insulintherapie (ICT).
4. Wunsch des Patienten nach größerer Flexibilität (z. B. Schichtdienst, unregelmäßige Mahlzeiten).

Bei einer Patientenbefragung (ca. 2 000 Patienten) im Jahr 1996 berichteten **89%** der Pumpenträger über eine deutliche Verbesserung ihrer Lebensqualität seit Beginn der Pumpentherapie. Die wenigsten würden ihre Pumpe wieder zurückgeben.

Voraussetzung für eine Insulinpumpentherapie:

1. Ausreichende Motivation der Patienten.
2. Eine sichere Beherrschung der ICT.

Fazit:

Die Therapie mit der Pumpe ist kein Buch mit sieben Siegeln. Das Erlernen der Technik bereitet in der Regel keine Probleme. Unerläßlich dagegen ist eine **intensive tägliche Schulung in Kleingruppen**, wie sie z. B. in unserer Klinik angeboten wird. Das spezielle Schulungsprogramm umfaßt u. a. die Themen: Pumpe und Technik, Pumpe und Entgleisung, Pumpe und Sport sowie Pumpe und Urlaub. Durch gezielte Mahlzeitenauslaßversuche (ABCD-

Fastentests) wird die individuelle Insulinbasalrate „maßgeschneidert". Durch gute Schulung lassen sich mögliche Probleme der Insulinpumpentherapie weitgehend vermeiden (raschere Entwicklung einer Ketoazidose im Vergleich zur ICT, mögliche Hautabszesse). Unterzuckerungen treten unter der Pumpentherapie nachgewiesenermaßen seltener auf als unter einer ICT.

XI. ICT-Probleme, Ursachen und Lösungsmöglichkeiten

A. Der zu hohe Morgenblutzucker

Viele ICT-Patienten klagen über das **scheinbar gleiche Problem** – der morgendliche Blutzucker ist hoch, die Ursachen jedoch können sehr verschieden sein. Daher muß der erste Schritt sein:

Informationen sammeln!

Benötigt wird nicht nur der Blutzucker vor dem Schlafengehen und am nächsten Morgen, sondern zumindest noch ein Nachtwert. Am besten geeignet ist der Blutzuckerwert zur Zeit des Wirkungsmaximums vom Basalinsulin, d. h. ca. 4 Stunden nach der Injektion von NPH-Insulin. Besser ist es noch, wenn diese Werte an mehreren Tagen hintereinander gemessen werden.
Voraussetzung ist jeweils, daß der Ausgangsblutzucker vor dem Schlafengehen im Zielbereich liegt. Die Ergebnisse können unterschiedlich ausfallen und entsprechend unterscheiden sich auch die Reaktionen.
Achtung: Für Ultratard-Patienten gelten diese Regeln nur mit Einschränkung! Mit dem Arzt besprechen!

1. Hoher Nachtwert

Fall: Auch der Nachtwert ist hoch

Ursachen:
- zuwenig Basalinsulin bei der Spätinjektion
- evtl. ist vor dem Zubettgehen eine Korrektur mit Kurzzeitinsulin schon bei niedrigeren Ausgangswerten nötig, d. h. es bedarf einer strafferen Korrekturregel
- Spätmahlzeit.

Konsequenz: Dosis erhöhen oder Korrekturregel anpassen, Spätmahlzeit bei Hunger mit Kurzzeitinsulin abdecken, Erfolgskontrolle in der nächsten Nacht.

2. Unbemerkte nächtliche Unterzuckerung

Fall: Unbemerkte Unterzuckerungen in der Nacht: Ein wichtiger Hinweis darauf können morgendliches Erwachen mit Kopfschmerzen sowie ein durchgeschwitzes Bett sein. Auch kann es morgens einen positiven Acetonnachweis bei eher niedrigem Zucker im Morgenurin geben.

Ursache: Zuviel oder zu früh gespritztes Basalinsulin als Spätinjektion. Zeigen sich die Symptome der Stoffwechselentgleisung, so liegt möglicherweise eine Gegenregulation vor: der Körper „wehrt sich“ gegen den niedrigen Blutzucker und gibt seine Zuckervorräte aus der Leber ab. Achtung vor zu drastischen Blutzuckerkorrekturen!

Konsequenz: Die Spätinsulindosis verringern oder den Zeitpunkt der Injektion in den späteren Abend verschieben (nicht vor 21 Uhr spritzen!), ebenfalls Erfolgskontrolle.

3. Normaler nächtlicher Blutzucker

Fall: Die nächtlichen Blutzuckerwerte liegen im Zielbereich, oft bis in die frühen Morgenstunden. Anschließend beginnt der Blutzucker zu steigen (z. T. um mehr als 100 mg/dl).

Ursache: In diesem Fall greifen meist mehrere Ursachen ineinander:

- Die Wirkung von Insulin auf den Stoffwechsel ist in den frühen Morgenstunden schlechter, da die Insulingegenspieler Cortison, Adrenalin und Wachstumshormon um diese Zeit vermehrt freigesetzt werden. In ausgeprägten Fällen nennt man das ein Dawnphänomen oder Morgenrötephänomen.
- Die Basalinsulinwirkung vom Abend klingt in den Morgenstunden aus, so daß es zu einem „Insulinloch“ am frühen Morgen kommt (zur Erinnerung: NPH-Insulinwirkdauer 8 bis max. 12 Stunden).

Konsequenz: Auf die Insulingegenspieler hat man zwar wenig Einfluß, aber die relativ kurze Wirkdauer des Basalinsulins kann dennoch ausreichend sein, wenn man:

- das Basalinsulin so spät wie möglich spritzt und eventuelle Blutzuckeranstiege vor dem Schlafengehen lieber durch

eine zusätzliche kleine Menge Verzögerungsinsulin zum Abendessen verhindert.
- konsequent eine „langsame“ Spritzstelle verwendet (Oberschenkel) und „Lieblingsstellen“ mit Verhärtungen meidet.
- ein anderes Basalinsulin zur Nacht injiziert, hier hat sich das zinkverzögerte Insulin Semilente bewährt.

4. Weitere Lösungsmöglichkeiten

Eine weitere Möglichkeit, den Blutzuckeranstieg zu vermeiden, stellt der sogenannte „Morgengupf“ dar. Dabei wird eine kleine Menge Normal- oder Lispro-Insulin beim Aufwachen zur Überbrückung des „Insulinlochs“ (also mahlzeitenunabhängig) gespritzt.
Ein ausgeprägtes Dawnphänomen ist zudem eine der Hauptindikationen zur Insulinpumpenbehandlung. Dabei kann durch eine höhere Basalrate in den Nachtstunden die relativ schlechte Insulinwirkung am Morgen ausgeglichen werden.
Zuletzt ein Blick auf den Speisezettel. BE mit sehr langsamer Blutzuckerwirkung (z. B. Fruchtzucker) und Eiweiß zur Spätmahlzeit erhöhen den morgendlichen Nüchternblutzucker. Eiweiß wird im Laufe der Nachtstunden in der Leber zu Zucker umgebaut und ans Blut abgegeben. Der beliebte Joghurt vor dem Schlafengehen sollte also lieber durch Obst oder Brot ersetzt werden.

B. Blutzuckerschwankungen

Einen Typ-I-Diabetes ohne Blutzuckerschwankungen gibt es nur sehr selten. Die Ausnahme stellt hier die Remissionsphase dar, die Zeit kurz nach der Entdeckung des Typ-I-Diabetes, während der das Resteigeninsulin blutzuckerstabilisierend wirkt.
Einmal ganz abgesehen von Pseudoschwankungen, die uns die Ungenauigkeit der Testgeräte beschert, gibt es viele, oft nicht beeinflußbare Faktoren, die zu Schwankungen führen, wie:

- Witterungseinflüsse, z. B. starke Sonneneinstrahlung und Hitze
- Hormonschwankungen während der Pubertät oder des Monatszyklus bei Frauen
- unterschiedliche Resorptionsgeschwindigkeit und damit Blutzuckerwirkung der Broteinheiten

(1 BE Apfel als Teil einer Mahlzeit mit Fett und Eiweiß ist schließlich etwas anderes als ein purer Apfel auf nüchternen Magen.)
- wechselnde körperliche Aktivität
- Streß.

Trotzdem sollte man nicht alle Turbulenzen hinnehmen, ohne sich regelmäßig zu fragen, ob nicht eine beeinflußbare Ursache besteht.

1. Unterlagen prüfen

Nehmen Sie sich Ihr **Blutzuckertagebuch** vor:

- Ist eine Regelmäßigkeit der zu hohen oder zu niedrigen Werte erkennbar? Zu welchen Uhrzeiten treten sie auf?
- Fahnden Sie gezielt nach Sporteffekten, Alkoholeinfluß, Streß etc.
- Wie groß war der Spritz-Eß-Abstand, wurde er eingehalten ?
- Suchen Sie Zeiten, in denen der Stoffwechsel stabiler war! Was hat sich seitdem geändert?

Dieses Nachforschen zeigt noch einmal, wie wichtig eine genaue „Buchführung“ ist!

2. Insulingesamtmenge prüfen

Führt das Nachvollziehen des Tagesablaufs nicht zum Ziel, klären Sie als nächstes die Frage: Stimmt meine Insulingesamtmenge?
Zur Erinnerung: der Anteil des Basalinsulins an der Gesamt-Insulin-Tagesdosis sollte nicht mehr als 50% betragen!

- Bei **zu niedriger Gesamtdosis**, vor allem des Basalinsulins, kommt es ständig zu Blutzuckeranstiegen, die mühsam mit hohen Mengen an schnellwirkendem Insulin „heruntergeholt“ werden müssen.
- Ein Überhang von Normalinsulin mit seiner dosisabhängigen Wirksamkeit über längere Zeit führt zu schlechterer Abschätzbarkeit des Wirkungsverlaufs, so daß die richtige Anpassung schwieriger wird. Die Folge sind Blutzuckerschwankungen.
- Eine zu geringe Anzahl an Basalinsulingaben im Tagesverlauf in einer ICT mit Lispro-Insulin kann immer wieder Blutzuckeranstiege zwischen den Insulingaben mit sich bringen.
- Umgekehrt führt eine **zu hohe Gesamt-Insulindosis** zu Unterzuckerungen mit Gegenregulation, die dann wieder mit drastischen Mengen an

Kurzzeitinsulin korrigiert werden. Auch so wird ein Teufelskreis daraus: zuviel Insulin führt zur Unterzuckerung, diese möglicherweise zur Gegenregulation und die Gegenregulation zur Injektion von noch mehr Korrekturinsulin.

3. Spritzstellen prüfen

Eine weitere Ursache der schwankenden Blutzuckerwerte können die „Lieblingsstellen" beim Spritzen sein.
Auch bei Injektion in kleine, zum Teil noch gar nicht durch die Haut spürbaren Verhärtungen wird das Insulin wesentlich schlechter und langsamer resorbiert.

4. Weitere Ursachen

Wenn dies alles nicht weiterhilft, gilt oft eine einfache Regel: Versuchen Sie **Ruhe** in Ihr Leben zu bringen!
Wer gleichzeitig an zu vielen blutzuckerwirksamen Faktoren etwas ändert, verliert den Überblick. Daher sollten Sie einen Basalratentag durchführen, die BE-Faktoren und die Korrekturregeln ohne Einfluß z. B. von Sport, Alkoholgenuß und großen Mahlzeiten testen. Stellen Sie dann fest, das ihre Therapie einer Umstellung bedarf, verändern Sie alles nacheinander und in kleinen Schritten.
Entwickeln Sie ein gesundes Mißtrauen gegenüber der **Technik**. Überprüfen Sie regelmäßig Ihren Pen und Ihr Blutzuckermeßgerät auf Funktionsfähigkeit.
Eine Störung der **Schilddrüse** kann eine Ursache für die Blutzuckerschwankungen sein, an die viel zu selten gedacht wird. Auch eine nicht vergrößerte, d. h. vom Tastbefund völlig normale Schilddrüse kann zu viel (= Hyperthyreose oder Überfunktion) oder zu wenig (= Hypothyreose oder Unterfunktion) Hormone produzieren und so Unruhe im Stoffwechsel stiften. Zur Klärung wird eine Laboruntersuchung, eine Ultraschalluntersuchung und eventuell anschließend ein Schilddrüsenszintigramm durchgeführt.
Lassen Sie sich durch Blutzuckerschwankungen nicht entmutigen. Nach dem heutigen **Stand der Forschung** kann man davon ausgehen, daß kurzfristige Blutzuckererhöhungen, die konsequent durch Gaben von Kurzzeitinsulin normalisiert werden, keine Veränderungen am HbA1c bewirken und auch keine Folgeschäden hinterlassen.

Merke:

Grundsätzliches Vorgehen bei Blutzuckerproblemen:

- **Zuerst genau festlegen, worin die Schwierigkeit besteht.**
- **Ursachenforschung (entscheidend hilft die sorgfältige Buchführung).**

Fragen:

1. **Was sollte zur Abklärung hoher Blutzuckerwerte am Morgen gemacht werden?**

2. **Erklären Sie den Begriff „Dawnphänomen" bzw. „Morgenrötephänomen".**

3. **Welchen Zusammenhang gibt es zwischen eiweißreichen Mahlzeiten am Abend und dem Blutzucker am Morgen?**

4. **Was ist ein wichtiges Hilfsmittel zur Überprüfung schwankender Blutzuckerwerte?**

Lösungen siehe Anhang

XII. Ernährung

A. Diabetes und Ernährung

1. Allgemeines

Essen zählt zu den angenehmsten Dingen in unserem Leben. Es sollte Spaß machen. Jedoch geht auch hier Qualität vor Quantität. Von einer vollwertigen Ernährung, wie sie Ihnen empfohlen wird, kann die ganze Familie profitieren. In Ihrer täglichen Ernährung gibt es kaum Verbote, sondern nur ein Mehr oder Weniger.

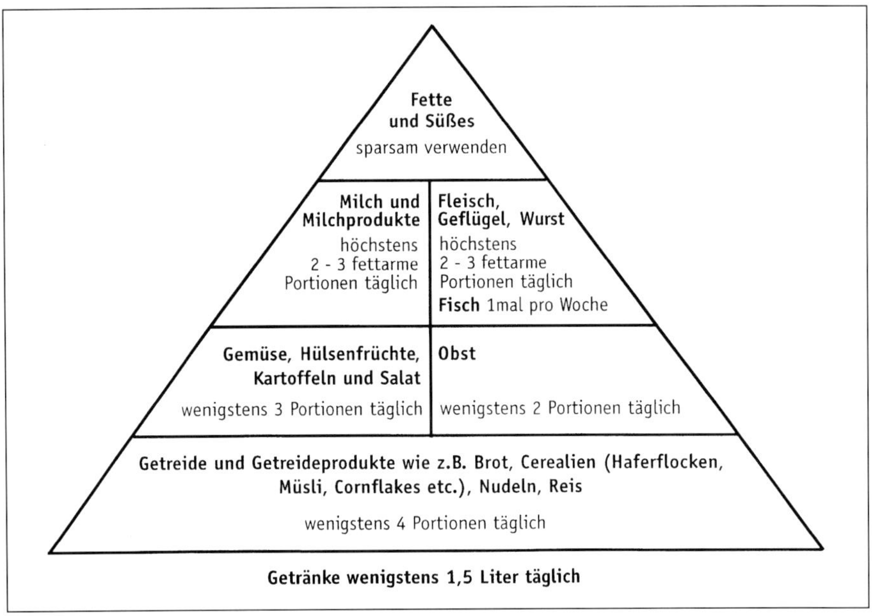

Abb. 20: Ernährungsdreieck VFED

Versuchen Sie folgende Empfehlungen zu beachten:

- Stellen Sie die Kohlenhydrate in den Mittelpunkt der täglichen Kost.
- Essen Sie öfters Getreide (z. B. Vollkornprodukte, ungeschälten Reis, Frischkornbrei, Vollkornbrot), Kartoffeln, Gemüse. So führen Sie gleich-

zeitig mehr an Ballaststoffen, Mineralstoffen, Spurenelementen und Vitaminen zu.
- Essen Sie täglich Frischkost (z. B. Obst, Salate, Rohkost).
- Verringern Sie den Verzehr von tierischen Produkten (Butter, Sahne, Ei, Fleisch, Fisch, Wurst, Käse).
- Achten Sie auf den Fettgehalt.
- Bevorzugen Sie hochwertige pflanzliche Fette.
- Trinken Sie täglich mindestens 1,5 l Flüssigkeit (z. B. Tee, Kaffee oder Mineralwasser).

Allgemein gilt:

> Eine Ernährungsumstellung sollte nicht nur eine vorübergehende Maßnahme sein, sondern das ganze Leben beibehalten werden!

a) Zusammensetzung unserer Nahrung

Tabelle 23: Zusammensetzung unserer Nahrung

Energieliefernde Bestandteile	Energiefreie Bestandteile
Hauptnährstoffe: – Kohlenhydrate – Fett – Eiweiß	– Vitamine – Mineralstoffe – Spurenelemente – Wasser – Ballaststoffe

Eine gesunde Ernährung ist **die** Basis der Therapie beim Typ-IIb-Diabetes und auch wichtig für Menschen mit Typ-I- und Typ-IIa-Diabetes.
Die Ziele einer diabetesgerechten Ernährung sind:

- Den Blutzucker im Normalbereich halten.
- Übergewicht abbauen bzw. vermeiden.
- Fettstoffwechselstörungen vorbeugen.

Die Grundsätze sind:

- Die Kohlenhydratzufuhr sollte dem Bedarf entsprechen.
- Die Kohlenhydratmenge, die Insulindosis und -wirkung sollten aufeinander abgestimmt werden.
- Das Nährstoffverhältnis sollte sich wie folgt zusammensetzen.

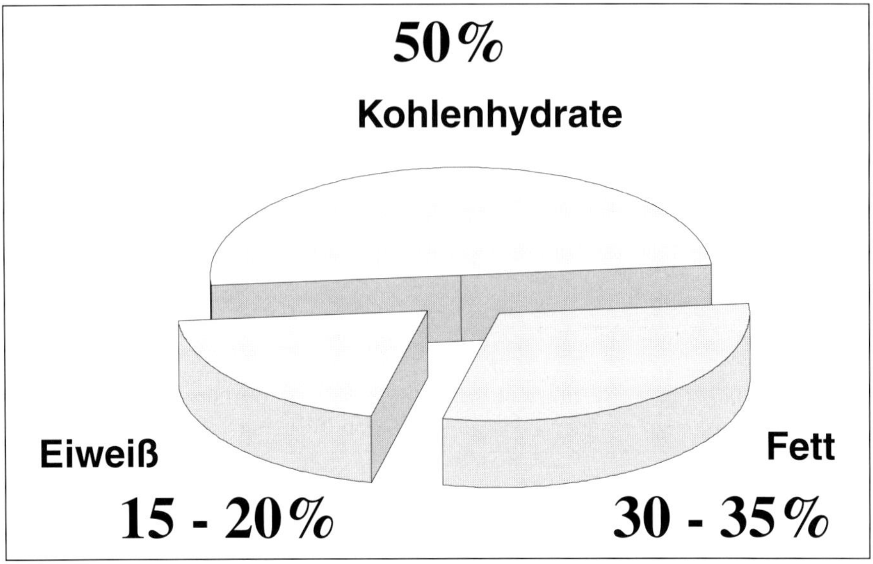

Abb. 21: Nährstoffverhältnis

Trotz der Empfehlung 50% Kohlenhydrate, 30–35% Fett, 15–20% Eiweiß essen viele Diabetiker aber noch zu eiweißreich und fettreich. Die durchschnittliche Eiweißzufuhr liegt bei erwachsenen Diabetikern derzeit bei 1,4 g/kg Körpergewicht und damit weit über der Empfehlung von 0,8 g/kg Körpergewicht. Die Kohlenhydratzufuhr liegt weit unter der empfohlenen Kohlenhydratmenge von 50%.
Häufig ungünstiges Ernährungsverhalten in der Bevölkerung:

> zu viel Energie (= Kalorien)
> zu viel Fett (Wurst, Käse, Fleisch)
> zu viel Zucker
> zu viel Salz
> zu viel Alkohol

< zu wenig Kohlenhydrate (Brot, Getreideprodukte, Kartoffeln, Reis, Nudeln)
< zu wenig Ballaststoffe
< zu wenig Vitamine
< zu wenig Mineralstoffe und Spurenelemente

Bei Diabetikern noch zusätzlich möglich:

> zu viel Eiweiß (Quark, Joghurt, Milch, Wurst, Käse, Fleisch)
> zu viel Süßstoff

> zu viele diätetische Lebensmittel
< zu wenig pflanzliche Fette.

b) Kaloriengehalt der Hauptnährstoffe

Tabelle 24: Kaloriengehalt der Hauptnährstoffe

Hauptnährstoffe	Kaloriengehalt	Energiegehalt
1 g Kohlenhydrate	4 kcal	17 kJ
1 g Fett	9 kcal	38 kJ
1 g Eiweiß	4 kcal	17 kJ

B. Kohlenhydrate

1. Bedeutung der Kohlenhydrate

a) Bedeutung der Kohlenhydrate für den Stoffwechsel

Unser Körper benötigt zu jeder Zeit **Energie**, selbst im Schlaf. Der Körper braucht Kohlenhydrate, damit seine Körperfunktionen wie Verdauung, Aufrechterhaltung der Körpertemperatur, Herztätigkeit, Atmung, Bewegung erfüllt werden können.

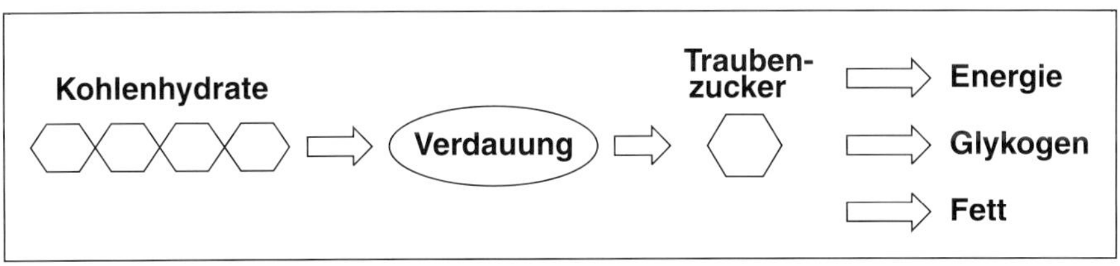

Abb. 22: Bedeutung der Kohlenhydrate

Erhält der Körper mehr Kohlenhydrate als er für seinen augenblicklichen Energiebedarf benötigt, speichert er diese in Leber und Muskulatur. Man nennt diese im Körper gespeicherten Kohlenhydrate **Glykogen**. Wenn diese „Energiespeicher“ gefüllt sind, können die Kohlenhydrate in **Fett** umgewandelt und im Fettgewebe gespeichert werden.

b) Bedeutung der Kohlenhydrate für den diabetischen Stoffwechsel

Die Kohlenhydrate steigern unmittelbar den Blutzucker. Kohlenhydrate können nur als Traubenzucker mit Hilfe des Insulins in die Zelle eingeschleust und somit dem Körper als Energie zur Verfügung gestellt werden.

2. Aufbau der Kohlenhydrate

a) Einfachzucker

*Tabelle 25: Einfachzucker (= **Monosaccharide**)*

Struktur	Name
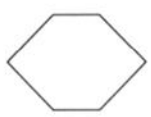	Traubenzucker = **Glucose**
	Fruchtzucker = **Fructose**
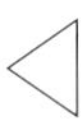	**Galaktose**

b) Zweifachzucker

*Tabelle 26: Zweifachzucker (= **Disaccharide**)*

Struktur	Zusammensetzung	Name	Beispiele
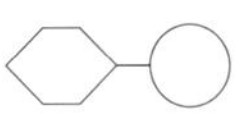	Glucose + Fructose =	**Haushaltszucker**	Obst, Honig, Säfte
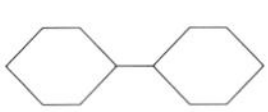	Glucose + Glucose =	**Malzzucker**	Bier
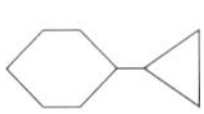	Glucose + Galaktose =	**Milchzucker**	Milch, Joghurt

c) Vielfachzucker

*Tabelle 27: Vielfachzucker (= **Oligo-, Polysaccharide**)*

Struktur	Name	Beispiele
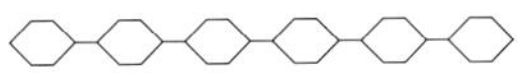	Stärke	Brot, Kartoffeln
	Glykogen	Leber
	Inulin	Topinamburknolle
	Cellulose	Stützsubstanz im pflanzlichen Gewebe = Ballaststoff

3. Vorkommen der Kohlenhydrate

a) Pflanzliche Nahrungsmittel

Tabelle 28: Kohlenhydrate in pflanzlichen Nahrungsmitteln

Brot- und Backwaren	Vollkornbrot, Knäckebrot, Weißbrot Blätterteig, Zwieback Paniermehl
Getreide	Körner Grieß, Grütze Mehl Stärke Teigwaren
Gemüse	Hülsenfrüchte (kohlenhydratreich) Erbsen, Mais (kohlenhydratreich) Blattsalat, Tomate, Bohnen, Rotkraut (kohlenhydratarm) Kartoffeln, Kartoffelprodukte
Obst	Frischobst Kompott Säfte Trockenobst
Nüsse, Samen	Haselnüsse Sonnenblumenkerne Leinsamen

b) Tierische Nahrungsmittel

Tabelle 29: Kohlenhydrate in tierischen Nahrungsmitteln

Milch und Milchprodukte	Trinkmilch Joghurt Buttermilch Kefir Dickmilch

4. Berechnung der Kohlenhydrate

Das große Angebot an kohlenhydrathaltigen Nahrungsmitteln ermöglicht es Ihnen, eine gesunde und abwechslungsreiche Kost zusammenzustellen. Als Grundlage der Berechnung verwendet man die Rechengröße **BE** (= Berechnungseinheit oder Broteinheit).

1 BE = 10–12 g Kohlenhydrate

Wieviel Gramm eines kohlenhydrathaltigen Nahrungsmittels 1 BE enthält, steht in der **Kohlenhydrat-Austauschtabelle** (S. 123 ff.). Die Austauschtabelle gibt aber nur den Kohlenhydratgehalt an und berücksichtigt nicht die Blutzuckerwirksamkeit!
Eine Diätwaage oder Briefwaage erleichtert anfangs die Bestimmung der Nahrungskohlenhydratmenge. Üben Sie aber dann das Abschätzen der BE-Mengen nach Augenmaß!

5. Aufnahmegeschwindigkeit der Kohlenhydrate

Die Aufnahmegeschwindigkeit der Kohlenhydrate aus dem Darm drückt aus, wie schnell die Kohlenhydrate ins Blut gelangen und den Blutzucker erhöhen, also die Blutzuckerwirksamkeit der Kohlenhydrate.

a) Glykämischer Index (in der Praxis kaum verwendet!)

Beim glykämischen Index (= GI) werden die Nahrungsmittel nicht wie bisher nach ihrem Kohlenhydratgehalt ausgetauscht (vgl. Kohlenhydrat-Austauschtabelle), sondern anhand ihrer blutzuckersteigernden Wirkung.

Der glykämische Index ist ein Maß für die Blutzuckerwirksamkeit von kohlenhydrathaltigen Nahrungsmitteln und wird in Prozent ausgedrückt.
Die übliche Bezugsgröße ist:

1 BE Traubenzucker = 100%

Tabelle 30: Glykämischer Index

GI	Beispiele	„Anhaltspunkte“ für IE/BE
90–110%	Malzzucker, Instant-Kartoffelpüree, Honig, gekochter Reis, Cornflakes, Cola	ca. 1–2 IE pro BE
90–70%	Weißbrot, Graubrot, Knäckebrot, Kräcker, Weizenmehl, Biskuit, Plätzchen, Sandkuchen, Bier	
50–70%	Haferflocken, Bananen, Salzkartoffeln, Haushaltszucker, Pumpernickel, Vollkornbrot, ungesüßte Obstsäfte	
30–50%	Milch, Joghurt, Obst, Spaghetti, Hülsenfrüchte, Eiscreme	ca. 0,5–1 IE pro BE
< 30%	Fructose, Linsen, Bohnen, Sojabohnen, Falls zu berechnen: Gemüse, Nüsse, Frischkornmüsli, Schwarzwurzeln	

Wie wende ich den glykämischen Index im Alltag an?

Zunächst erfolgt wie immer das Austesten!

Man stellt sich kleine Testmahlzeiten (z. B. 2 BE Kartoffelbrei, 2 BE Linsen) zusammen und mißt seinen Blutzucker nach 60, 120 und 180 Minuten. Wichtig ist noch die Information, wieviel Kurzzeitinsulin pro BE benötigt wird, um den Blutzucker im Normbereich zu halten.
Somit kann sich jeder Diabetiker für verschiedene Nahrungsmittel (auch nicht diätetische) seinen individuellen glykämischen Index aufstellen, was eine größere Vielfalt in der Nahrungsmittelauswahl mit sich bringt.

Ein kleiner Tip zu Tabelle 30:

Bei der Bemessung der Insulindosis kann davon ausgegangen werden, daß:

* für die im oberen und mittleren Drittel der Tabelle 30 aufgeführten Nahrungsmittel ca. 1–2 Insulineinheiten pro BE benötigt werden.

* für die im unteren Drittel der Tabelle 30 aufgeführten Nahrungsmittel nur ca. 0,5–1 Insulineinheit pro BE benötigt werden (d. h. die Hälfte der üblichen Insulindosis!).

Bei Anwendung des glykämischen Index müssen jedoch auch verschiedene Faktoren beachtet werden, die die Blutzuckerwirksamkeit beeinflussen:

- Aufbau der Nahrungskohlenhydrate (z. B. Stärke oder Milchzucker)
- Ballaststoffgehalt (z. B. Weißbrot oder Vollkornbrot)
- Verarbeitungsgrad (z. B. Saft oder rohes Obst)
- Eßgeschwindigkeit, Zerkleinerungsgrad durch Kauen
- Geschwindigkeit der Magenentleerung (z. B. flüssige Kohlenhydrate)
- Kombination mit anderen Nährstoffen, wie Fett und Eiweiß (z. B. Brot mit Wurst und Margarine)
- Reifegrad (z. B. bei Obst)
- **Zeitpunkt des Essens** (Bei gleicher Kohlenhydratmenge tritt morgens ein höherer Anstieg des Blutzuckers als mittags und abends auf.)

Diskutieren Sie mit Ihrem Arzt oder Ihrer Diabetesberaterin, inwieweit Sie diese Besonderheiten bei der Insulintherapie berücksichtigen sollten!

6. Zucker in der diabetesgerechten Ernährung

– Ist Zucker beim Zucker erlaubt ? –

Natürlich wird bei Diabetes nicht empfohlen, freizügig Zucker (= Haushaltszucker) zu essen. Nichts spricht jedoch dagegen, daß Sie Haushaltszucker in „verpackter" Form (d. h. in den Mahlzeiten enthalten) zu sich nehmen.
In der Größenordnung von 30–50 Gramm pro Tag wird sich der Haushaltszucker **nicht** ungünstig auf den Blutzucker auswirken, vorausgesetzt, daß der Haushaltszucker

* in der Mahlzeit enthalten ist und
* innerhalb des Ernährungsplans vorgesehen ist (d. h. nicht zusätzlich verzehrt wird).

Liest man sich das Kapitel „Aufbau und Vorkommen der Kohlenhydrate" nochmals genauer durch, so erkennt man sehr leicht, daß z. B. auch Obst recht viel Zucker enthält und zwar Traubenzucker, Fruchtzucker und Haushaltszucker.
Beispiel: 100 g Apfel enthalten: 3 g Haushaltszucker, 6 g Fruchtzucker, etwas Traubenzucker.

Dies war jedoch noch nie ein Grund, Obst für Diabetiker zu verbieten. Es wird im Rahmen des Ernährungsplans stets mit einbezogen und berechnet.

Berücksichtigt man nun den Haushaltszucker genauso, z. B.

- in einem kleinen Eis
- in einem Schokoriegel
- in einem kleinen Stück Kuchen

so wird es hierbei ebenfalls zu keinem drastischen Blutzuckeranstieg kommen. Weiterhin ungeeignet sind dagegen alle zuckerhaltigen Getränke, da diese zu sehr schnellen Blutzuckeranstiegen führen und daher nur bei Unterzuckerungen geeignet sind.
Durch die Blutzuckerselbstkontrolle vor und nach den Mahlzeiten zeigt sich für Sie am besten, was und wieviel von den entsprechenden Lebensmitteln in Ihren täglichen Ernährungsplan mitaufgenommen werden kann.

Denn weiterhin wichtig bleibt das Ziel der Diabetestherapie:

Normale Blutzuckerwerte !

TIP für übergewichtige Diabetiker:

Sicherlich gibt es für Sie Situationen, in denen Sie doch lieber 1 Stück Torte essen möchten, anstatt nur immer zu verzichten. Daher ein kleiner, aber hilfreicher Tip:

- genießen Sie das Stück „normale" Torte!
- gleichen Sie dieses aus durch Weglassen von anderen kalorienreichen Lebensmitteln oder werden Sie körperlich aktiver!

7. Kohlenhydrat-Austauschtabelle

1 BE = 10–12 g Kohlenhydrate !

a) Brot- und Backwarengruppe

1 BE enthält durchschnittlich 60 Kalorien

Tabelle 31: Brot- und Backwarengruppe

Blätterteig (roh, Tiefkühlware)	35 g	Roggenbrot, Roggenbrötchen	30 g
Brötchen, Semmeln	25 g	Roggenmischbrot	30 g
Grahambrot	30 g	Roggenvollkornbrot	35 g
Hefeteig, Pizzateig (roh)	30 g	Weißbrot	25 g
Knäckebrot	20 g	Weizenmischbrot	30 g
Kräcker, Salzbrezeln	15 g	Weizentoastbrot	25 g
Leinsamenbrot	35 g	Weizenvollkornbrot	35 g
Paniermehl	15 g	Zwieback	15 g
Pumpernickel	30 g		

b) Getreide

Körner

1 BE enthält durchschnittlich 60 Kalorien

Tabelle 32: Getreide–Körner, 60 kcal

Gerstengraupen (Gargewicht 70 g)	20 g	Reis (Gargewicht 45 g)	15 g
Grünkern (Gargewicht 70 g)	20 g	Roggen	20 g
Hirse (Gargewicht 70 g)	20 g	Vollkornreis (Gargewicht 50 g)	15 g
Mais	20 g	Weizen	20 g

1 BE enthält durchschnittlich 140 Kalorien

Tabelle 33: Getreide–Körner, 140 kcal

Roggenkeime	45 g	Weizenkeime	45 g

Grieß, Grütze, Flocken

1 BE enthält durchschnittlich 60 Kalorien

Tabelle 34: Getreide–Grieß, Grütze, Flocken

Buchweizengrütze	15 g	Roggenkeime	35 g
Cornflakes	15 g	Weizengrieß	20 g
Gerstengrütze	15 g	Weizengrütze	20 g
Haferflocken	20 g	Weizenkeime	50 g
Hafergrütze	20 g		

Mehl

1 BE enthält durchschnittlich 60 Kalorien

Tabelle 35: Getreide–Mehl

Buchweizenvollmehl	20 g	Reismehl	15 g
Grünkernmehl	15 g	Roggenmehl, Roggenvollkornmehl	20 g
Hafermehl	20 g	Weizenmehl Typ 405	15 g
Maismehl	20 g	Weizenvollkornmehl Type 1 700	20 g

Stärke

1 BE enthält durchschnittlich 60 Kalorien

Tabelle 36: Getreide–Stärke

Rote-Grütze-Puddingpulver	15 g	Vanille-Puddingpulver	15 g
Schokoladen-Puddingpulver	15 g	Weizenstärke	15 g

Teigwaren

1 BE enthält durchschnittlich 70 Kalorien

Tabelle 37: Getreide–Teigwaren

Nudeln (Gargewicht 60 g)	20 g

c) Gemüse

Kohlenhydratarme Sorten

Frisches Gemüse

Übliche Portionen bis ca. 200 g sind **ohne** BE-Anrechnung 200 g enthalten durchschnittlich 40 Kalorien

- Artischocke, Aubergine, Avocado (hoher Fettgehalt = 460 kcal)
- Bambussprossen, Bleichsellerie (= Staudensellerie), Blumenkohl, grüne Bohnen, Bohnenkeimlinge, Broccoli
- Champignons, Chicoree, Chinakohl
- Eisbergsalat, Endiviensalat
- Feldsalat, Fenchel
- Gurken, Grünkohl
- Knollensellerie, Kohlrabi, Kopfsalat, Kürbis
- Lauch (= Porree)
- Mangold, Möhren (= Karotten)
- Paprikaschote, Pfifferling
- Radicchio, Radieschen, Rettich, Rhabarber, Rosenkohl, Rotkohl
- Sauerkraut, Schwarzwurzeln, Sojabohnen (hoher Eiweiß- und Fettgehalt: 200 g = 710 Kalorien), Sojabohnenkeimlinge, Spargel, Spinat, Steinpilze
- Tomate
- Weißkohl, Wirsing
- Zucchini, Zwiebeln

Eingelegtes Gemüse

Übliche Portionen bis ca. 200 g sind **ohne** BE-Anrechnung 200 g enthalten durchschnittlich 40 Kalorien

- Gewürzgurken, Mixed-Pickles, Tomatenpaprika, Zwiebeln
- Oliven (hoher Fettgehalt: 200 g = 260 Kalorien)

Kohlenhydratreiche Sorten

1 BE enthält durchschnittlich 75 Kalorien

Hülsenfrüchte (Bohnen, Erbsen, Linsen) enthalten Kohlenhydrate mit hohem Ballaststoffanteil. Die Blutzuckerwirksamkeit ist unterschiedlich und muß daher individuell ausgetestet werden!

Tabelle 38: Hülsenfrüchte – getrocknet

Bohnen (alle Sorten) (50 g gekocht)	25 g	Kichererbsen (55 g gekocht)	25 g
Erbsen (gelb, grün) (40 g gekocht)	20 g	Linsen (75 g gekocht)	25 g

Tabelle 39: Gemüse – kohlenhydratreiche Sorten

Dicke Bohnen	170 g	Maiskolben	190 g
Erbsen	110 g	Rote Beete	140 g
Mais	70 g		

d) Kartoffeln, Kartoffelprodukte

1 BE je nach Zubereitung enthält 50 bis 110 Kalorien

Tabelle 40: Kartoffeln, Kartoffelprodukte nach Anweisung zubereitet

Kartoffelflocken	15 g	Kartoffelpufferpulver	15 g
Kartoffelknödel	50 g	Kartoffelpüree	100 g
Kartoffelknödelpulver	15 g	Kroketten	40 g
Kartoffeln	80 g	Krokettenpulver	15 g
Kartoffelpuffer	50 g	Pommes frites (verzehrfertig)	40 g

e) Obst

Frischobst

1 BE enthält durchschnittlich 60 Kalorien

Tabelle 41: Obst–Frischobst

Ananas	90 g
Apfel	100 g
Apfel mit Schale	110 g
Apfelsine	130 g
Apfelsine mit Schale	180 g
Aprikosen	120 g
Aprikosen mit Stein	130 g
Banane	60 g
Banane mit Schale	90 g
Baumtomaten/Tamarillo	130 g
Birne	120 g
Birne mit Schale	130 g
Blaubeeren	60 g
Brombeeren	140 g
Cherimoya, Ananonen	90 g
Erdbeeren	190 g
Feigen	90 g
Granatapfel	70 g
Granatapfel mit Schale und Kernen	200 g
Guave	180 g

Hagebutten	60 g
Himbeeren	210 g
Holunderbeeren	160 g
Honigmelone	100 g
Johannisbeeren rot	150 g
Johannisbeeren schwarz	120 g
Johannisbeeren weiß	130 g
Kakipflaume	80 g
Karambole, Sternfrucht	150 g
Kirsche sauer	110 g
Kirsche sauer mit Stein	120 g
Kirsche süß	90 g
Kirsche süß mit Stein	100 g
Kiwi	120 g
Kumquat	70 g
Litschi	70 g
Mandarinen	120 g
Mandarinen mit Schale	180 g
Mango	90 g
Mirabellen	80 g

Tabelle 41: (Fortsetzung)

Mirabellen mit Stein	90 g
Mispeln	100 g
Moosbeeren	150 g
Nektarinen	100 g
Nektarinen mit Stein	110 g
Opuntie, Kaktusfrucht	170 g
Pampelmuse	130 g
Pampelmuse mit Schale	200 g
Passionsfrucht	90 g
Pfirsich	140 g
Pfirsich mit Stein	150 g
Pflaumen	100 g

Pflaumen mit Stein	110 g
Preiselbeeren	220 g
Quitten	140 g
Reineclauden	90 g
Reineclauden mit Stein	100 g
Sanddornbeeren	230 g
Stachelbeeren	120 g
Wassermelone	160 g
Wassermelone mit Schale	260 g
Weintrauben	70 g
Zitrone	150 g

Obstsaft, naturrein

1 BE enthält durchschnittlich 60 Kalorien

Tabelle 42: Obst – Obstsaft, naturrein

Apfelsaft	100 g
Birnensaft	100 g
Brombeersaft	120 g
Erdbeersaft	160 g
Grapefruitsaft	140 g
Himbeersaft	170 g
Holundersaft	160 g

Johannisbeersaft rot	80 g
Mandarinensaft	130 g
Orangensaft	110 g
Pflaumensaft	80 g
Sauerkirschsaft	90 g
Stachelbeersaft	100 g
Traubensaft	70 g

- Rhabarbersaft bis 200 g **ohne** Anrechnung
- Diätfruchtsäfte, Diätfruchtnektare bei BE-Angaben des Herstellers mitberücksichtigen.

Trockenobst

1 BE enthält durchschnittlich 60 Kalorien

Tabelle 43: Obst–Trockenobst

Apfel	20 g	Feigen	20 g
Aprikosen	20 g	Pfirsich	20 g
Banane	15 g	Pflaumen	20 g
Datteln	20 g	Pflaumen mit Stein	25 g
Datteln mit Stein	25 g	Rosinen	20 g

f) Nüsse, Samen

Bis 50 g **ohne** BE-Anrechnung

Tabelle 44: Nüsse, Samen – ohne BE-Anrechnung (Kalorien pro 50 g)

Erdnüsse	300 kcal	Mandeln	310 kcal
Erdnüsse geröstet	310 kcal	Mohn	240 kcal
Haselnüsse	340 kcal	Paranüsse	350 kcal
Kokosnüsse	190 kcal	Pistazien	310 kcal
Kokosflocken	330 kcal	Sesamsamen	290 kcal
Kürbiskerne	295 kcal	Sonnenblumenkerne	300 kcal
Leinsamen	220 kcal	Walnüsse	350 kcal

1 BE enthalten Kalorien wie angegeben

Tabelle 45: Nüsse, Samen – 1 BE

Cashewnüsse	40 g	235 kcal	Pinienkerne	60 g	400 kcal
Maronen (= Edelkastanien)	30 g	60 kcal			

g) Milch, Milchprodukte

1 BE enthält je nach Fettgehalt 90 bis 170 Kalorien

Tabelle 46: Milch, Milchprodukte

Milchprodukte	Menge	Fett	Kalorien
Milch, Dickmilch, Joghurt, Kefir, Buttermilch	250 g	0,3%	90
Milch, Sauermilcherzeugnis, Joghurt	250 g	1,5%	120
Milch, Dickmilch, Joghurt, Kefir	250 g	3,5%	170
Molke	250 g	0,2%	60
Kondensmilch	105 g	4%	134
Kondensmilch	125 g	7,5%	166
Kondensmilch	95 g	10%	167
Vollmilch aus Trockenmilchpulver	30 g	27%	148
Magermilch aus Trockenmilchpulver	25 g	1%	87

h) Zuckeraustauschstoffe

1 BE enthält 50 Kalorien

Tabelle 47: Zuckeraustauschstoffe

Fruchtzucker	12 g	Sorbit	12 g
Isomalt	20 g		

i) Diabetikerkonfitüre

1 BE enthält 50 Kalorien

Tabelle 48: Diabetikerkonfitüre

Diabetiker-Konfitüre mit Zuckeraustauschstoff	25 g	Diabetiker-Konfitüre mit Zuckeraustauschstoff und Süßstoff	40 g

j) Verschiedenes

Portion bis je 20 g **ohne** BE-Anrechnung

- Kakaopulver
- Leinsamen
- Sojamehl
- Weizenkleie

Merke:

1. Unsere Nahrung setzt sich zusammen aus:

a) **energieliefernden** Bestandteilen:
- Kohlenhydrate
- Eiweiß
- Fett

Bestandteile	Energiegehalt
Kohlenhydrate	4 kcal/g
Eiweiß	4 kcal/g
Fett	9 kcal/g

b) und **energiefreien** Bestandteilen:
- Vitamine
- Mineralstoffe
- Wasser
- Spurenelemente

2. Unser Körper erhält seine Energie in erster Linie aus der Umwandlung der Kohlenhydrate zu Traubenzucker.
3. Kohlenhydrate können in der Leber als Glykogen gespeichert werden. Diesen „Notvorrat“ nutzt der Körper bei Unterzuckerungen.
4. Kohlenhydrate setzen sich aus einer unterschiedlichen Anzahl und Art von Bausteinen zusammen.
   - Einfachzucker
   - Zweifachzucker
   - Vielfachzucker
5. Kohlenhydrate erhöhen unmittelbar den Blutzucker. Insulin senkt den Blutzucker.
   So werden z. B. die Kohlenhydrate im Brot zu Traubenzucker abgebaut (BZ ↑) und mit Hilfe des Insulins in die Körperzelle eingeschleust (BZ ↓).
6. Kohlenhydrate kommen in allen pflanzlichen Nahrungsmitteln vor. In tierischen Nahrungsmitteln sind sie in Milch und fast allen Milchprodukten enthalten. **Fleisch, Fisch, Ei** enthalten **keine** Kohlenhydrate, sondern Eiweiß und Fett.
7. Kohlenhydrate werden nach BE berechnet (es gilt 1BE = 10–12 g Kohlenhydrate).
   Wieviel Gramm eines Nahrungsmittels eine BE enthält, wird in der Kohlenhydrat-Austauschtabelle angegeben.
8. Die Blutzuckerwirksamkeit von kohlenhydrathaltigen Nahrungsmitteln wird durch den glykämischen Index ausgedrückt (es gilt 1 BE Traubensaft = 100%).

Fragen:

1. **Welche Nahrungsbestandteile liefern Kalorien? Zählen Sie diese Nährstoffe auf und notieren Sie den Kaloriengehalt.**
2. **Wozu benötigen wir Kohlenhydrate?**
3. **In welchem Organ unseres Körper werden Kohlenhydrate gespeichert?**
4. **Wo kommen Kohlenhydrate vor?**
5. **Was ist eine BE?**

☐	1 BE	=	12 g Kohlenhydrate	=	30 g Mischbrot.
☐	1 BE	=	25 g Kohlenhydrate	=	30 g Mischbrot.
☐	1 BE	=	25 g Kohlenhydrate	=	60 g Mischbrot.
☐	1 BE	=	12 g Kohlenhydrate	=	60 g Mischbrot.

6. **Was sagt die Kohlenhydrat-Austauschtabelle aus?**
7. **Was sagt die Aufnahmegeschwindigkeit der Kohlenhydrate aus?**
8. **Wann muß ein Diabetiker sein Essen abwiegen?**
9. **Stellen Sie ein Frühstück mit 3 BE zusammen.**
10. **Berechnen Sie folgendes Kuchenrezept.**

Menge	Zutaten	BE
300 g	Vollkornmehl	
30 g	Öl	
20 g	Hefe	
100 g	Magerquark	
1	Ei	
	Salz, Süßstoff	
12 g	Fruchtzucker	
50 g	Mandeln	
	Gesamt-BE-Gehalt	

Lösungen siehe Anhang

8. Ballaststoffe

Als Ballaststoffe bezeichnet man Zellwandbestandteile, Schutz-, Füll- und Begleitstoffe von Pflanzen, die durch die Verdauungssekrete des Menschen nicht oder nur zum Teil abgebaut werden können. Dennoch sind sie alles andere als „unnützer Ballast" für unseren Körper.

a) Eigenschaften

Sie haben eine Vielzahl positiver Eigenschaften:

* Ballaststoffe verzögern die Resorption von Kohlenhydraten.
  - Blutzuckerspitzen werden vermieden.
  - Weniger Insulin zur Verarbeitung der Kohlenhydrate ist notwendig.
  - Die diabetische Stoffwechsellage wird verbessert.

* Ballaststoffe haben meist eine faserige Struktur und müssen dadurch länger und kräftiger gekaut werden.
  - Das ist gut für die Zähne
  - und macht schneller satt („Kalorienbremse").

* Ballaststoffe binden Wasser und quellen.
  - Dadurch sorgen sie für eine geregelte Darmtätigkeit.

* Manche Ballaststoffe sind in der Lage, Cholesterin und Gallensäure zu binden (besonders Haferkleie).
  - Sie tragen damit zur Senkung des Blutcholesterinspiegels bei und sind wichtige Helfer gegen Herz-Kreislauferkrankungen.

b) Empfehlung

Bei jeder Mahlzeit kann man durch die Auswahl der Lebensmittel die tägliche Ballaststoffzufuhr beeinflussen:

- Bevorzugen Sie Vollkornprodukte.
- Essen Sie Obst und Gemüse, wenn möglich mit Schale (z. B. Äpfel, Birnen, Gurke).
- Essen Sie reichlich Gemüse.
- Probieren Sie mal wieder Hülsenfrüchte und testen Sie die individuelle Blutzuckerwirksamkeit (Glykämischer Index).
- Wie wäre es mit einem Müsli zum Frühstück?

Unser Vorschlag

Müsli für 3 BE

30 g Roggen- und/oder Weizenschrot über Nacht einweichen ($1^1/_2$ BE)
1 BE Obst (z. B. 110 g Apfel) kleinschneiden
125 g Naturjoghurt 1,5% ($^1/_2$ BE)
je 1 Eßlöffel Sonnenblumenkerne, Leinsamen, Weizenkleie

Guten Appetit!

Fragen:

1. **Welche positive Wirkung haben Ballaststoffe auf**
   a) **die diabetische Stoffwechsellage?**
   b) **auf Herz-Kreislauferkrankungen?**

2. **Nennen Sie ballaststoffreiche Lebensmittel.**

3. **Überlegen Sie sich verschiedene, ballaststoffreiche Zwischenmahlzeiten.**

Lösungen siehe Anhang

C. Fette

1. Fett in der Ernährung

Fett gehört zu den drei Hauptnährstoffen. Es ist der Träger von Aroma- und Geschmacksstoffen. Fett liefert dem Körper konzentrierte Energie:

1g Fett enthält 9 kcal (= 38 kJ)

Fett hat damit **doppelt** so viele Kalorien wie die gleiche Menge an Eiweiß oder Kohlenhydraten!
Hauptsächlich zieht der Körper Fett zur Energiegewinnung heran. Daneben erfüllt es noch andere lebenswichtige Aufgaben:

- Transport von fettlöslichen Vitaminen (z. B. A, D, E, K)
- Schutzfunktion für Haut, Haare und wichtige Organe wie z. B. die Niere
- Baustoff für Körperzellen
- Energiereserve
- Träger von lebensnotwendigen Fettsäuren.

2. Wieviel Fett benötigt Ihr Körper?

Ein übermäßiger Fettverzehr ist für einen Diabetiker sowie für einen Nichtdiabetiker ungünstig. Die Folgen davon können sein:

- Übergewicht
- Anstieg der Blutfette (Cholesterin, Triglyceride)
- Anstieg des Blutdrucks.

Gerade für die Übergewichtigen der Diabetiker (Typ IIb) ist ein bewußter und sparsamer Fettverzehr von großer Bedeutung. Denn für diese Personengruppe ist die Gewichtsabnahme die Grundlage für eine erfolgreiche Behandlung des Diabetes. Um abzunehmen müssen Sie Energie einsparen. Dieses Ziel erreichen sie am leichtesten, indem Sie Fettkalorien meiden. Da Fett konzentrierte Energie enthält, sparen Sie reichlich Kalorien, ohne sich mengenmäßig beim Essen einschränken zu müssen. Sie fühlen sich weiterhin satt und nehmen an Gewicht ab. Wer Kalorien in Form von Fett einspart, nimmt deutlich besser ab als derjenige, der dieselbe Kalorienmenge in Form von Eiweiß und Kohlenhydraten spart.

In einer gesunden Ernährung sollte der Fettgehalt 30–35% der gesamten Energiemenge nicht überschreiten. Das entspricht etwa 1 g pro kg Normalkörpergewicht.
Diese Fettmenge teilt sich folgendermaßen auf:

- 1/3 Fett als Brotaufstrich
- 1/3 Fett als Zubereitungsfett
- 1/3 Fett als verstecktes Fett.

Beispiel: Eine Person mit 60 kg Normalgewicht benötigt insgesamt 60 g Fett, die sich aufteilen in:

- 20 g Streichfett
- 20 g Kochfett
- 20 g versteckte Fette.

3. Anwendungsempfehlungen

a) Streichfett

Als Streichfett können Sie Butter oder Margarine verwenden. Diese unterscheiden sich im Wesentlichen in der Fettqualität, nicht im Fettanteil.

So enthält 25 g Butter oder Margarine, 20 g Fett mit einem Energiegehalt von 190 kcal.

Ein Milchhalbfett (= Halbfettbutter) oder Halbfettmargarine enthält 50% weniger Fett als herkömmliche Butter oder Margarine.

50 g Milchhalbfett oder Halbfettmargarine enthält 20 g Fett mit 190 kcal.

Verwenden Sie Streichfett grundsätzlich sparsam:

- Schneiden Sie Ihr Brot etwas dicker, bestreichen Sie es eher dünn mit Butter oder Margarine.
- Zwei gestrichene Eßlöffel Butter oder Margarine täglich reichen als Streichfett völlig aus.
- Beim Verzehr von Streichkäse oder -wurst erübrigt sich die Verwendung von Butter oder Margarine.
- Wer Gewicht reduzieren möchte, halbiert das Streichfett oder reduziert den Fettgehalt durch den Einsatz von Halbfettmargarine oder Halbfett-„Butter“.

– Personen, die außerdem einen erhöhten Blutfettspiegel (Cholesterin, Neutralfette) haben, sollten Margarine den Vorzug geben. Margarinesorten, die aus hochwertigen Ölen hergestellt und zusätzlich frei von „ungehärteten Fetten“ sind, beeinflussen die Blutfette günstig.

Zum Braten sind Halbfette wegen des hohen Wassergehaltes und der damit verbundenen Spritzgefahr nicht geeignet.

b) Zubereitungsfett

Beim Zubereiten Ihrer Nahrungsmittel ist es ebenso ratsam, mit wenig Fett zu arbeiten:

– Salate können Sie mit fettarmem Joghurt oder auch mit einem Teelöffel Öl pro Person anmachen.
– Soßen können auch ohne Butter oder Sahne gut schmecken.
– Probieren Sie einmal das Braten im Bratschlauch oder im Römertopf.
– Vermeiden Sie das Panieren von Fleisch und Fisch
– Bereiten Sie Gemüse „natur“ zu und verwenden Sie nur eine Messerspitze Fett zur Geschmacksabrundung.
– Beschichtete Pfannen, Töpfe und der Grill helfen Ihnen, ein schmackhaftes und doch fettarmes Essen zuzubereiten.

c) Versteckte Fette

Besonders viel Beachtung sollten Sie den versteckten Fetten schenken. Sie sind die Hauptursache für den derzeit hohen Fettkonsum unserer Gesellschaft und den damit verbundenen Risiken für unsere Gesundheit. Versteckte Fette sind nicht sichtbar. Diese Tatsache macht es so schwierig, den Fettgehalt der Nahrungsmittel richtig einzuschätzen. Oder wußten Sie, daß Sie durch die richtige Auswahl der Lebensmittel den Fettgehalt Ihrer Nahrung so deutlich beeinflussen können, wie die folgenden Beispiele zeigen?
Die Tabelle 49 demonstriert verschiedene Lebensmittel und dessen Portionen mit gleichem Fettgehalt.
Bevorzugen Sie kleine Portionen von den fettarmen Lebensmitteln.
Sie verbessern Ihre Ernährung durch die richtige Auswahl Ihrer Speisen und nicht zuletzt durch die kleinere Menge an fetthaltigen Nahrungsmitteln. Machen Sie sich folgende Grundsätze zur Gewohnheit:

– Essen Sie reichlich Kartoffeln, Nudeln, Reis, Salat und Gemüse und betrachten Sie Fleisch, Fisch und Eier nur als Beilage.
– Schneiden Sie das Brot dicker, Wurst und Käse demgegenüber dünner.
– Belegen Sie Ihr Brot knapp.

Tabelle 49: Portionsvergleich verschiedener fetthaltiger Lebensmittel

Fettreiche Lebensmittel	**Fettgehalt**	**Fettarme Lebensmittel**
1 Eßlöffel Sahne (15 g)	= 5 g Fett =	2 Becher fettarmer Joghurt (300 g)
1 Bratwurst (150 g)	= 36 g Fett =	Schweinelende (375 g)
1 Portion Leberwurst (30 g)	= 12 g Fett =	3 Scheiben Bierschinken (90 g)
1 Portion Pommes frites (150 g)	= 13 g Fett =	3 Portionen Kartoffelpüree (600 g)
1 Plundergebäck (90 g)	= 20 g Fett =	4 fettarme Hefeteigstückchen (300 g)
1 Handvoll Chips (15 g)	= 5 g Fett =	1 Packung Salzstangen (125 g)

- Wählen Sie öfters fettfreien Belag wie Marmeladen, Gurken, Tomaten oder Kräuter aus. Geriebener Meerrettich kombiniert mit Apfel schmeckt ebensogut als Brotaufstrich.
- Genießen Sie selten Knabbereien, Gebäck und Süßigkeiten. Essen Sie dafür täglich frisches Obst und ein Milchprodukt zwischendurch.

Essen Sie seltener fettreiche Lebensmittel. Der Fettwegweiser hilft Ihnen bei der Auswahl Ihrer Lebensmittel:

Tabelle 50: Fettwegweiser

		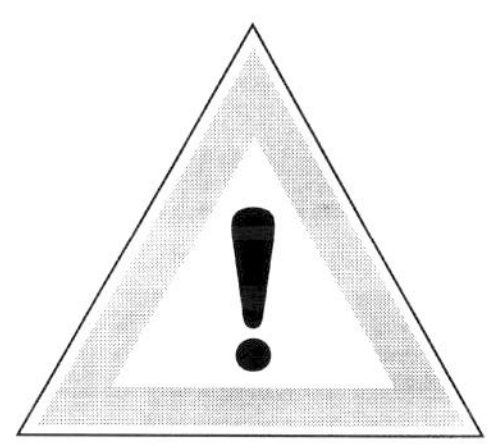
zu bevorzugen		***sehr selten essen***
mageres Fleisch, Wild, Wiener Würstchen, gekochter und roher Schinken, Corned Beef Bierschinken, Jagdwurst, Pasteten mit Fleischeinlagen, Aspikwurst, kalter Braten, Kasseler	**Fleisch und Wurstwaren**	durchwachsenes Fleisch, Bratwurst, Innereien (hoher Cholesteringehalt) Speck, Mett- und Leberwurst, Zervelatwurst, Salami, Speckblutwurst, Fleisch-, Schinken- und Gelbwurst

Tabelle 50: (Fortsetzung)

Hähnchen, Pute, magere Geflügelwurst	**Geflügel**	Gans, Ente, Suppenhuhn
Buttermilch, Kondensmilch 4% F., saure Sahne 10% F., fettarme Milch und Milchprodukte wie Joghurt, Kefir und Dickmilch mit 1,5% F., Magerquark *fettarme Käsesorten bis ca. 15 g absoluter Fettgehalt oder 30% F.i.Tr. z. B.:* körniger Frischkäse, Harzer-, Koch-, Schnitt- und Schmelzkäse mit 30% F.i.Tr., Camembert, Romadur, Limburger und Parmesan mit 30% F.i.Tr.	**Milch und Milchprodukte**	Kaffeesahne, Schlagsahne, Schmand 24% F., Creme fraiche *fettreiche Milch und Milchprodukte ab 3,5% F. wie:* Vollmilch, Sahnejoghurt, -Dickmilch, -Quark *fettreiche Käsesorten ab ca. 25 g absoluter Fettgehalt oder 45% F.i.Tr. z. B.:* Doppelrahmfrischkäse, Emmentaler-, Edelpilz-Käse, Schweizerkäse ab 45% F.i.Tr., Brie und Gorgonzola ab 45% F.i.Tr.
Forelle, Hecht, Heilbutt, Steinbutt, Seezunge, Scholle, Zander, Kabeljau, Schellfisch *in kleinen Mengen, wegen guter Fetteigenschaften:* Hering, Makrele, Lachs, Thunfisch und Fischkonserven ohne Öl und fettreiche Saucen	**Fisch**	Aal, Karpfen, Waller Schalentiere (hoher Cholesteringehalt)
Eiklar	**Eier**	Eigelb
Hefeteiggebäck, Obstboden, Gedeckter Apfelkuchen, Apfelstrudel, Käsekuchen	**Kuchen und Gebäck**	Blätterteig- und Plundergebäck, Rührkuchen, Sahne- und Buttercremetorten, Fettgebackenes

4. Fettqualität

Wichtig ist auch die Qualität der Fette. Diese erkennt man am Gehalt der Fettsäuren:

Tabelle 51: Aufbau der Fettsäuren

Fettsäuren Sättigung bzw. Zahl der Doppelbindungen	
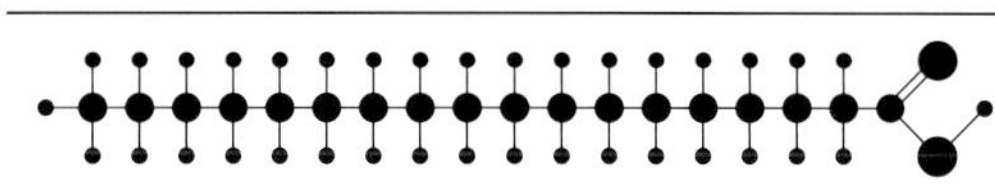	**gesättigte Fettsäuren**
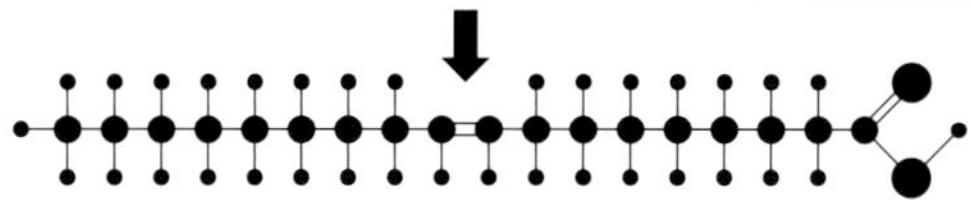	**einfach ungesättigte Fettsäuren**
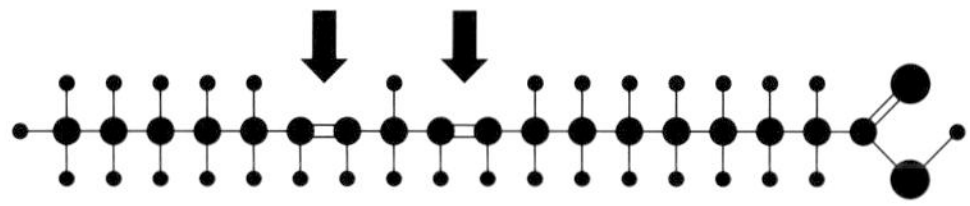	**mehrfach ungesättigte Fettsäuren**
	Wasserstoff (H) Kohlenstoff (C) Sauerstoff (O)

Fette, die einen hohen Anteil an **einfach-** und **mehrfach-ungesättigten Fettsäuren** haben, sind für den Körper lebensnotwendig (= essentiell) und müssen täglich zugeführt werden.

Die Wirkung von Doppelbindungen:

- Der Schmelzpunkt des Fettes wird herabgesetzt.
- Das Fett wird „empfindlicher“ (z. B. Zersetzung bei Hitze).
- Das Fett hat günstigere Eigenschaften für den menschlichen Stoffwechsel.

Ungesättigte Fettsäuren sind vorwiegend in Pflanzenfetten und daraus hergestellten Margarinesorten (und Fisch) enthalten:

- Traubenkernöl
- Olivenöl
- Walnußöl
- Leinöl
- Distelöl
- Sonnenblumenöl
- Keimöle
- Erdnußöl.

Diese Pflanzenöle sind für die Ernährung sehr wertvoll, aber zum Braten und Fritieren nicht geeignet.
Hohe Temperaturen vertragen nur spezielle Diät-Bratfette (z. B.: Rau, Becel)

oder gehärtete Pflanzenfette (z. B.: Biskin, Palmin), welche jedoch die schlechten, gesättigten Fettsäuren enthalten.
Deswegen sollten Sie Kokosfett und die gehärteten Pflanzenfette nur äußerst sparsam einsetzen.
Auch in Fischen sind mehrfach ungesättigte Fettsäuren enthalten. So zum Beispiel enthält:

- Makrele
- Hering
- Lachs

besonders gute Fettsäuren, die eine gefäßschützende Wirkung haben. Fisch sollte deswegen zweimal wöchentlich auf Ihrem Speiseplan stehen.
Der Anteil an gesättigten Fettsäuren sollte dagegen gesenkt werden. Das heißt:

Essen Sie weniger tierische Fette

Damit ist nicht nur Butter und Schmalz gemeint, sondern auch:

- fette Wurst
- fettes Fleisch
- fetter Käse
- Eier
- Sahne
- Süßigkeiten (z. B. Schokolade).

Sie beugen damit erhöten Blutfettspiegeln und damit verbundene Gefäßverengungen vor.

5. Erhöhter Cholesterinspiegel – Was nun?

Wenn Sie trotz Gewichtsabnahme und guter Blutzuckereinstellung einen erhöhten Cholesterinspiegel haben, sollten Sie diesen von Ihrem Arzt genauer unter die Lupe nehmen lassen. Es gibt im Körper nämlich zwei Arten von Cholesterin: das sogenannte HDL-Cholesterin und das LDL-Cholesterin. Das HDL wird auch als gutes Cholesterin bezeichnet. Es transportiert überflüssiges Cholesterin aus den Gefäßen zur Leber, wo es abgebaut wird. Ein erhöhter HDL-Spiegel hat also gefäßschützende Eigenschaften. Er kann durch körperliche Aktivität und gesunde Ernährung gesteigert werden.

Im Gegenteil wirkt sich ein erhöhtes LDL-Cholesterin negativ auf die Gefäße aus. Dieses LDL-Cholesterin lagert sich wie Kalk in einer Wasserleitung ab, macht die Gefäße starr und undurchlässig. Nachfolgende Organe werden ungenügend mit Sauerstoff und Nährstoffen versorgt. Gefäßverschlüsse, Herzinfarkt und Schlaganfall sind die gefürchteten Konsequenzen. Lassen Sie es deswegen nicht soweit kommen!
Überprüfen Sie nochmals Ihre Ernährung. Cholesterin kommt in der Ernährung in allen tierischen Lebensmitteln vor, insbesondere in Eigelb, Butter, Innereien und Schalentieren. Der derzeitige Cholesterinverzehr unserer Gesellschaft liegt bei ca. 600 mg pro Tag, die empfohlene Menge ist 300 mg.

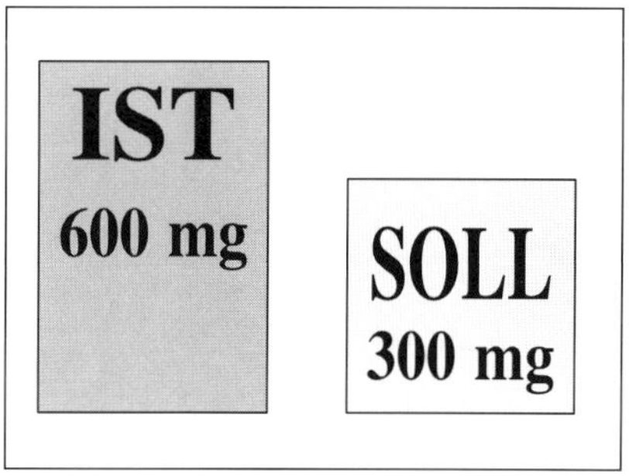

Abb. 23: Nahrungscholesterin

Tabelle 52: Cholesteringehalt

Je 300 mg Cholesterin	
Eigelb	1
Butter	100 g
vollfetter Käse	300 g
Leber	125 g
Krabbenfleisch	150 g

Wichtig ist bei einem erhöhten LDL-Cholesterin die kritische Betrachtung Ihrer **gesamten** Ernährung:

- Bei Übergewicht die Energiemenge einschränken.
- Den pflanzlichen Anteil des Essens gegenüber dem tierischen Anteil erhöhen.
- Anteil der ballaststoffreichen Lebensmittel erhöhen.
- Verringerung der täglichen Fettmenge.
- Tierische Fette durch pflanzliche Fette auszutauschen.
- Cholesterinreiche Produkte meiden.

Lassen Sie zum Beispiel nur die Eier in Ihrer Ernährung weg und essen weiterhin die üblichen Mengen an Fleisch, Wurst und Käse, so wird sich Ihr Cholesterinspiegel kaum verändern. Dagegen wird eine langfristige, vernünftige Kostumstellung Ihre Gesundheit verbessern und erhalten.

6. Fett- und Kohlenhydrataufnahme

Fettreiche Nahrungsmittel verweilen länger im Magen, da diese sich dämpfend auf die Magenbewegung auswirken. Essen Sie eine fettreiche, kohlenhydrathaltige Mahlzeit (z. B. Pommes frites mit Mayonnaise), so müssen Sie mit einer langsameren Kohlenhydrataufnahme und einem langsameren Blutzuckeranstieg rechnen.

Beachten Sie diesen verzögernden Effekt bei der Auswahl des Spritz-Eß-Abstandes!

Merke:

Eine weitgehende Umstellung von tierischen auf pflanzlichen Fettverzehr ist wünschenswert, auch im Hinblick auf die Cholesterinzufuhr,

- **da pflanzliche Fette vorwiegend mehrfach ungesättigte Fettsäuren und kein Cholesterin enthalten,**

- **wogegen tierische Fette hauptsächlich gesättigte Fettsäuren und Cholesterin enthalten.**

Zuviel Fett macht fett. Essen Sie weniger tierische Fette und bevorzugen Sie die pflanzlichen. Achten Sie auf die versteckten Fette, denn gerade diese verstecken sich in Ihrem Körper nicht.

Fragen:

1. Welche Aufgaben erfüllt Fett im Körper?

☐	Es beugt Osteoporose vor.
☐	Es liefert essentielle Fettsäuren.
☐	Es dient als Schutz für die Haut und wichtige Organe.

2. Wodurch unterscheiden sich Butter und Margarine?

☐	Kaloriengehalt
☐	Fettgehalt
☐	Fettqualität

3. Welche dieser Lebensmittel enthalten kein Cholesterin?

☐	Rindfleisch
☐	Nüsse
☐	Käse
☐	Pflanzenöl

4. Welches der Lebensmittel enthält das meiste Fett?

☐	Salami
☐	Bierschinken
☐	Ei

Lösungen siehe Anhang

D. Eiweiß

1. Was ist Eiweiß?

Das Eiweiß (= Protein) besteht aus vielen kleinen Bausteinen, den Aminosäuren (= AS). Sie sind genau wie die Zuckerbausteine der Stärke kettenförmig miteinander verknüpft.

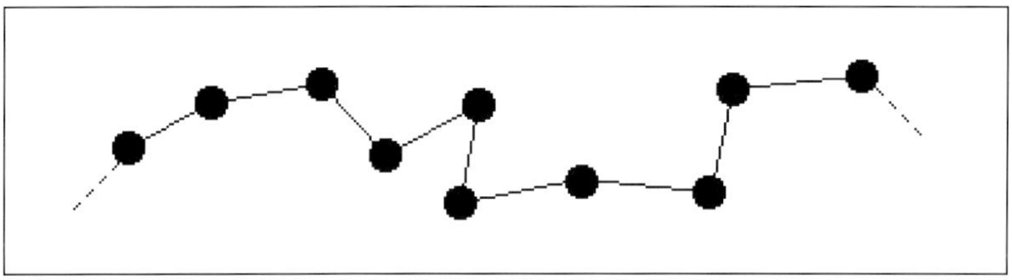

Abb. 24: Struktur der Eiweiße

Für den menschlichen Organismus gibt es 20 wichtige Aminosäuren. Da ein Teil von ihnen vom eigenen Körper nicht selbst hergestellt werden kann, (d. h. essentiell ist), müssen diese Aminosäuren mit der Nahrung zugeführt werden.

2. Welche Funktion hat das Eiweiß?

Im menschlichen Körper wird Eiweiß für folgende Funktionen benötigt:

- den Zellaufbau (z. B. Muskel-, Knorpel-, Hautzellen)
- das Wachstum
- die Blut- und Hormonbildung

Im Gegensatz zu Fett und Kohlenhydraten kann Eiweiß im Körper nicht gespeichert werden. Daher ist eine regelmäßige Zufuhr von Eiweiß notwendig. Die täglich empfohlene Menge liegt zwischen 15–20%, d. h. daß 15–20% der täglichen Gesamtenergieaufnahme in Form von Eiweiß erfolgen sollte.
Ein Überangebot an Eiweiß nutzt der Körper zur Energiegewinnung (1 g Eiweiß liefert 4 kcal), oder er baut das Eiweiß um und speichert diese Umbauprodukte in Form von Fett oder Glykogen (= Speicherform der Kohlenhydrate in der Leber).
Das Eiweiß enthält Stickstoff, der bei diesen Umbauprozessen freigesetzt wird. Stickstoff wird vor allem in Form von Harnstoff über die Niere ausgeschieden.

3. Wo kommt Eiweiß in der Nahrung vor?

Beim Eiweiß wird unterschieden zwischen Eiweiß pflanzlicher Herkunft und Eiweiß tierischer Herkunft.

Beispiele für tierisches Eiweiß:

- Fleisch
- Fisch
- Wurst
- Käse
- Milch
- Quark
- Joghurt
- Sahne.

Beispiele für pflanzliches Eiweiß:

- Getreide, Getreideprodukte wie Brot, Nudeln, Reis
- Hülsenfrüchte (Linsen, Sojabohnen, Bohnen, Erbsen)
- Gemüse
- Obst (in geringen Mengen).

Das pflanzliche Eiweiß ist meist in höheren Mengen an Kohlenhydrate gebunden, dagegen enthält das tierische Eiweiß meist größere Mengen Fett (u. a. auch Cholesterin).

4. Eiweiß-Mischungen

Das tierische Eiweiß ist für den menschlichen Körper wertvoller als das pflanzliche Eiweiß, d. h. es kann vom eigenen Körper besser als Baustoff verwendet werden. Jedoch enthalten tierische Nahrungsmittel neben dem Eiweiß auch versteckte Fette, die den z. T. recht hohen Kaloriengehalt ausmachen!
Allerdings ist es möglich, das pflanzliche Eiweiß durch Kombinationen verschiedener eiweißhaltiger Lebensmittel „aufzuwerten", d. h. der Körper kann es nun besser als Baustoff verwenden.

Beispiele für sinnvolle Eiweiß-Mischungen:

- Getreide (Mehl, Brot) mit Hülsenfrüchten z. B. Linsensuppe mit Brot.
- Kartoffeln mit Ei oder Quark.
- Mischung aus Mais (1/3) und Bohnen (2/3).

Somit ergibt sich eine gute Möglichkeit, das für den eigenen Körper notwendige Eiweiß in ausreichender Menge zu sich zu nehmen, ohne gleichzeitig zuviel Fett (also Kalorien!) aufzunehmen.

5. Ein ständiges „Zuviel“ an Eiweiß schafft Probleme!

Speziell für den Diabetiker ist eine über dem Bedarf liegende Eiweißaufnahme aus folgenden Gründen nicht wünschenswert:

1. Wie schon erwähnt, entstehen beim Eiweißum- und -abbau giftige Stickstoffverbindungen, die in der Leber und der Niere entgiftet und dann ausgeschieden werden müssen. Für den Stoffwechselgesunden ist dieser Vorgang kein Problem. Beim Diabetiker ist jedoch die Nierenfunktion infolge diabetischer Gefäßerkrankungen oft eingeschränkt, d. h. eine zu hohe Eiweißaufnahme stellt eine hohe Belastung für die Niere dar. Aber auch die gesunden Nieren müssen bei ständig hohem Eiweißkonsum einen vermehrten Filtrationsdruck aufbauen, d. h. sie müssen „mehr arbeiten“. Diese „Mehrarbeit“ führt zu einer frühzeitigen **Schädigung der Nieren**.
   Daher entlastet eine knapp bemessene Eiweißzufuhr die Niere, indem sie ihre Leistungsfähigkeit erhöht und das Voranschreiten der Funktionsstörung verzögert.
2. Ein hoher Eiweißverzehr zu einer Mahlzeit führt zu einem vorübergehenden Anstieg der Eiweißkonzentration im Blut. Dies wirkt genau wie bei einem Unterzucker (= Hypoglykämie) als starker Reiz auf die Bauchspeicheldrüse, wodurch das Hormon Glucagon ins Blut freigesetzt wird. Hohe Glucagonspiegel schwächen die Wirkung des Insulins bzw. heben sie ganz auf. Ein Teil des Eiweißes wird durch das Glucagon in der Leber zu Glucose umgewandelt, wodurch es zu einem **Blutzuckeranstieg** kommt. Ab welcher Menge diese Wirkung eintritt, ist individuell verschieden.
   Eine überhöhte Eiweißzufuhr kann also eine blutzuckersteigernde Wirkung haben.

Daher sollte man bei der Aufstellung des eigenen Ernährungsplanes auch darauf achten, die errechnete Eiweißmenge möglichst gleichmäßig über den ganzen Tag zu verteilen und dabei für die Spätmahlzeit nur Obst oder Brot einplanen.

6. Was bedeutet es, weniger Eiweiß zu essen?

Im Durchschnitt wird täglich doppelt soviel Eiweiß verzehrt, wie von der DGE (Deutsche Gesellschaft für Ernährung) empfohlen wird.

Konkret heißt dies: Täglich werden ca. 1,6 g Eiweiß pro kg Körpergewicht verzehrt.
Empfohlen werden jedoch nur 0,8 g Eiweiß pro kg Körpergewicht.

Beispiel: Bei einem Gewicht von 70 kg sollte nicht mehr als 56 g Eiweiß pro Tag verzehrt werden.
Nun muß jedoch nicht jedes Gramm Eiweiß berechnet werden. Es reicht, wenn Sie einige einfache Regeln beachten:

1. Verzehren Sie weniger tierisches Eiweiß!
2. Wählen Sie mehr Alternativen zum üblichen Brotbelag.
   (anstelle von Wurst und Käse mehr Tomaten, Gurken, Radieschen, vegetarischen Brotaufstrich)
3. Zum zweiten Frühstück z. B. Obst wählen.
4. Machen Sie Kartoffeln, Reis, Nudeln mit Gemüse und Salat zur Hauptspeise.
   Fleisch und Fisch wird zur Beilage.

Merke:

Eiweiß ist für den menschlichen Körper ein lebensnotwendiger Baustoff, der mit der Nahrung zugeführt werden muß.

Ist die Eiweißzufuhr jedoch zu hoch, kommt es:

- **durch den Abbauvorgang des Eiweißes zu einer starken Belastung der Nieren und damit zu einer Einschränkung der Nierenfunktion;**
- **durch den Umbauvorgang des Eiweißes zum Blutzuckeranstieg. Es hat somit eine blutzuckersteigernde Wirkung.**

Fragen:

1. **Was ist Eiweiß und welche Funktionen erfüllt es im menschlichen Körper?**

2. **Wie kann pflanzliches Eiweiß optimal für den menschlichen Körper ausgenutzt werden?**

3. **Welche Gründe gibt es für einen morgendlichen hohen Blutzuckerspiegel?**

4. **Warum sollten Sie als Diabetiker eine zu hohe Eiweißaufnahme vermeiden?**

Lösungen siehe Anhang

E. Erstellung eines individuellen Ernährungsplanes

Bei der Berechnung und Zusammenstellung des eigenen Ernährungsplanes müssen folgende Punkte berücksichtigt werden:

- Energiebedarf (abhängig von: Körpergröße, Gewicht, Geschlecht, Alter u. körperlicher Belastung)
- persönliche Ernährungsgewohnheiten
- Therapieform.

1. Errechnung des Energiebedarfs

Eine optimale Energiezufuhr sollte so sein, daß der wachsende Organismus wachsen kann und der ausgewachsene Organismus normgewichtig wird und bleibt.
Die Grundlage zur Errechnung des Energiebedarfs bilden:

- Körpergewicht
- Energietagesbedarf
- Energiegehalt der Nährstoffe.

a) Berechnung des Normalgewichts nach Broca

Im folgenden wird das Normalgewicht nach Broca (Broca-Index) ermittelt.

Normalgewicht bei Frauen und Männern:

Körpergröße in cm **minus** 100 = *Normalgewicht in kg*

Berechnung des eigenen Normalgewichts:

Körperlänge		cm
minus 100	–100	
= Normalgewicht		kg

Als Übergewicht bezeichnet man ein Körpergewicht ab ca. 20% über dem Normalgewicht.

b) Berechnung des Normalgewichts nach dem body mass index (BMI)

Eine weitere Möglichkeit das Normalgewicht zu ermitteln ist die Berechnung über den *body mass index* (= Körpermassen-Index).

Körpergewicht in kg **durch** (Körpergröße in m)^2 = *body mass index*

Tabelle 53: Body-mass-Index

Bewertung	**BMI**
Normalgewicht	20–25
Übergewicht	25–30
Krankhafte Adipositas	mehr als 30

c) Berechnung des Energiebedarfs

Der tägliche Energiebedarf errechnet sich durch Multiplikation des Normalgewichts mit einem bestimmten „Energiefaktor", der abhängig von der Schwere der körperlichen Tätigkeit ist.

Gewicht	×	**Energiefaktor**	=	**täglicher Energiebedarf**
☐ kg	×	☐	=	☐ kcal

Energiefaktoren:

Tabelle 54: Energiefaktoren

Tätigkeiten	**Energiefaktoren**
leichte körperliche	30
mittelschw. körperliche	35–40
schwere körperliche	40–50

1. Leichte körperliche Tätigkeiten:

- Büroangestellte
- Laboranten
- Pkw-Fahrer
- Feinmechaniker
- Fließbandarbeiter
- tägliche Hausarbeiten.

2. Mittelschwere körperliche Tätigkeiten:

- hauswirtschaftliche Tätigkeiten mit größerem manuellen Aufwand (Großputz)
- Verkäuferin
- Autoschlosser.

3. Schwere körperliche Tätigkeiten:

- Bauarbeiter
- Landwirt
- Masseur
- Leistungssportler.

Bei Übergewicht muß man täglich 1000 kcal einsparen, um in 1 Woche 1 kg abzunehmen!

Reduzierter Energiebedarf = ☐ kcal

2. Energiegehalt der Nährstoffe

Tabelle 55: Energiegehalt der Nährstoffe

Nährstoff	Energiegehalt in 1 g
Eiweiß	4 kcal
Fett	9 kcal
Kohlenhydrate	4 kcal
Alkohol	7 kcal

3. Verteilung der Hauptnährstoffe

a) Allgemeines

Nach Festlegung des Energiebedarfs wird die errechnete Kalorienmenge folgendermaßen auf die Hauptnährstoffe verteilt:
Beachte: Die Nährstoffrelation ändert sich in Abhängigkeit vom errechneten Energiebedarf.

Tabelle 56: Verteilung der Hauptnährstoffe

15–20%	**Eiweiß**	Von dieser Gesamteiweißmenge sollten: 70% aus tierischem Eiweiß und 30% aus pflanzlichem Eiweiß stammen
30–35%	**Fett**	Von dieser Gesamtfettmenge sollten: 1/3 aus Streichfett 1/3 aus Kochfett und 1/3 aus verstecktem Fett stammen
50–55%	**Kohlenhydrate**	

Beispiel für Nährstoffrelationen:

Tabelle 57: Nährstoffrelationen

Energiebedarf	**Eiweiß**	**Fett**	**Kohlenhydrate**
1 000–1 500 kcal	20%	30%	50%
1 600–1 700 kcal	18%	32%	50%
1 800–2 000 kcal	16%	34%	50%
> 2 000 kcal	15%	35%	50%

Dadurch erhält man einen realistischen Ernährungsplan unter Berücksichtigung einer angemessenen Versorgung mit den drei Hauptnährstoffen.

b) Rechenbeispiel

Berechneter Gesamtbedarf	*1 500*	kcal
Berechneter eigener Gesamtbedarf		kcal

Eiweiß

20	% Eiweiß =	*300*	kcal aus Eiweiß	÷ 4,0 =	*75*	g Gesamteiweiß
	% Eiweiß =		kcal aus Eiweiß	÷ 4,0 =		g Gesamteiweiß

Fett

30	% Fett =	*450*	kcal aus Fett	÷ 9,0 =	50	g Fett
	% Fett =		kcal aus Fett	÷ 9,0 =		g Fett

50	*g Fett*	*davon*	1/3 aus Streichfett	=	*17*	g Streichfett
			1/3 aus Kochfett	=	*17*	g Kochfett
			1/3 aus versteckten Fetten	=	*17*	g
	g Fett	davon	1/3 aus Streichfett	=		g Streichfett
			1/3 aus Kochfett	=		g Kochfett
			1/3 aus versteckten Fetten	=		g

Kohlenhydrate

50	% Kohlenhydrate =	*750*	kcal aus KH	÷ 4.0 =	*188*	g KH
	% Kohlenhydrate =		kcal aus KH	÷ 4.0 =		g KH

Berechnung der BE-Gesamtmenge

12 g Kohlenhydrate = 1 BE

188	g Kohlenhydrate	÷	12	~	*15*	BE
	g Kohlenhydrate	÷	12	=		BE

4. Mahlzeitenverteilung

a) Allgemeines

Nicht nur auf die richtige Zusammensetzung der Ernährung kommt es an, sondern auch auf ihre Verteilung über den Tag. 5–6 kleinere Mahlzeiten über den Tag verteilt einzunehmen ist weitaus günstiger als die üblichen drei Großmahlzeiten. Die Blutzuckerspitzen nach den Mahlzeiten können somit geglättet werden, außerdem kann Heißhunger besser vermieden werden, und die Hauptmahlzeiten werden nicht zu umfangreich.
Die Aufteilung des Tagesbedarfs kann wie folgt durchgeführt werden:

Tabelle 58: Anteil an der Tagesenergie

Mahlzeiten	Anteil an der Tagesenergie
1. Frühstück	ca. 20%
2. Frühstück	ca. 10%
Mittagessen	ca. 30%
Zwischenmahlzeit	ca. 10%
Abendessen	ca. 20%
Spätmahlzeit	ca. 10%

Der Sinn eines Ernährungsplanes liegt also darin,

- das Richtige
- zur richtigen Zeit,
- in der richtigen Menge,
- Zusammensetzung
- und Zubereitung zu essen.

b) Rechenbeispiel

Zum Abschluß erfolgt nun noch die Verteilung der Gesamt-BE-Menge auf z. B. 6 Mahlzeiten:

15	BE	*1 500*	kcal
	BE		kcal

	BE-Menge	Energie
1. Frühstück	*3* BE ☐ BE	*300* kcal ☐ kcal
2. Frühstück	*2* BE ☐ BE	*150* ☐ kcal
Mittagessen	*3* BE ☐ BE	*450* ☐ kcal
Zwischenmahlzeit	*2* BE ☐ BE	*150* ☐ kcal
Abendessen	*3* BE ☐ BE	*300* ☐ kcal
Spätmahlzeit	*2* BE ☐ BE	*150* ☐ kcal

Merke:

Nur die richtige Insulintherapie und ein geeigneter Ernährungsplan helfen das Ziel der Diabetestherapie zu erreichen:

Normale Blutzuckerwerte!

Fragen:

1. **Warum wird ein Ernährungsplan aufgestellt?**

2. **Welche Informationen benötigen Sie zur Errechnung Ihres Ernährungsplanes?**

3. **Wie werden die Hauptnährstoffe verteilt?**
   a) **allgemeine Hauptnährstoff-Verteilung**
   b) **Ihre eigene Hauptnährstoff-Verteilung**

Lösungen siehe Anhang

F. Diätetische Lebensmittel

1. Allgemeines

Diätetische Lebensmittel für Diabetiker sind Lebensmittel, die anstelle von Zucker mit Zuckeraustauschstoffen und/oder Süßstoff hergestellt werden.
Nur wenige dieser diätetischen Lebensmittel für Diabetiker sind sinnvoll, da ein Diabetiker seine Tageskost aus dem Angebot der „normalen" Lebensmittel viel besser und vor allem preiswerter gestalten kann.

Probleme, die beim Einsatz diätetischer Lebensmittel für Diabetiker auftreten können, sind:

- Energieüberschreitung
- zuviel Fett
- zuviel Eiweiß
- schwankender „anzurechnender" Kohlenhydratgehalt
- Alkoholgehalt
- hoher Preis

Diabetiker-Lebensmittel müssen folgende Angaben auf der Verpackung aufweisen:

- Gehalt an verwertbaren Kohlenhydraten, Fett und Eiweiß bezogen auf 100 g oder 100 ml
- Gehalt an verwendeten Zuckeraustauschstoffen
- Art der verwendeten Süßstoffe
- Höhe des Energiegehalts in kJ und kcal
- Mindesthaltbarkeitsdatum

Die Angabe über den BE-Gehalt ist gesetzlich nicht vorgeschrieben.

Ist auf einem Lebensmittel ein BE-Gehalt angegeben, heißt das noch lange nicht, daß es für Diabetiker geeignet ist! Wirft man nämlich einen genauen Blick auf die Zutatenliste des jeweiligen Lebensmittels, kann man schnell erkennen, ob das Produkt auch Zucker oder Zuckerstoffe enthält. Dies trifft oftmals auf sogenannte „Leicht- oder Lightprodukte" zu. Die Begriffe „leicht" bzw. „light" sind gesetzlich noch nicht definiert. Deshalb auch bei diesen Produkten die Zutatenliste sorgfältig lesen.
Aufschriften auf Lebensmitteln, die auf Zuckerbestandteile hinweisen:

- Zucker
- Zuckerstoffe

- Maltodextrin
- Maltose
- Dextrose
- Glucose
- Glucosesirup
- Honig
- Maltitsirup

Welche diätetischen Lebensmittel sind nützlich und welche nicht?

Geeignet und sinnvoll:

- künstliche Süßstoffe (kohlenhydrat- und energiefrei)
- Diabetiker Obstkonserven mit Süßstoff
- Diabetiker-Dunstobst ohne Zuckerzusatz

Begrenzt geeignet:

- Zuckeraustauschstoffe (energiehaltig)
- Diabetikerkonfitüre mit Zuckeraustauschstoff und/oder Süßstoff
- Diabetiker-Obstkonserven mit Zuckeraustauschstoffen
- Diätlimonaden mit Zuckeraustauschstoffen
- Diabetiker-Bier (kohlenhydratreduziert, aber alkoholhaltig!)
- Diabetiker-Süßigkeiten, Diabetiker-Schokolade, Diabetiker-Eis, Diabetiker-Gebäck mit Zuckeraustauschstoffen

Ungeeignet bzw. überflüssig:

- Diabetiker-Spezialbrote
- Diabetiker-Mehl
- Diabetiker-Puddingpulver
- Diabetiker-Süßspeisen
- Diabetiker-Fertiggerichte

2. Süßungsmittel

a) Süßstoffe

- enthalten keine Kohlenhydrate und erhöhen somit den Blutzucker **nicht**
- enthalten keine Kcal (Ausnahme: 1 g Aspartam liefert 4 kcal)
- sind chemische Verbindungen
- die in Deutschland zugelassenen Süßstoffe sind: Saccharin, Cyclamat, Acesulfam K und Aspartam (am häufigsten wird eine Mischung aus Saccharin und Cyclamat verwandt)

- sind in Form von Tabletten, als Pulver und in flüssiger Form im Handel erhältlich
- haben eine deutlich höhere Süßkraft als Haushaltszucker, deshalb die Dosierungshinweise auf der Packung beachten!
- Vorsicht bei der Dosierung, ein Zuviel schmeckt leicht bitter bzw. metallisch.
- Verwendung finden sie im Haushalt zum Süßen von heißen und kalten Getränken, Quarkspeisen, Obstsalaten, Cremes, Soßen, Desserts und beim Backen (z. B. Mürbeteig).
  Ausnahme: Aspartam ist nicht hitzestabil!
- Industriell hergestellte Lebensmittel mit Süßstoff, wie z. B. energiereduzierte Getränke, Konfitüren, Süßigkeiten usw. sind mit dem Aufdruck „mit Süßstoff ..." (Name des Süßstoffs) gekennzeichnet.
- Entgegen der immer wieder erscheinenden Meldungen in der Presse sind Süßstoffe nicht gesundheitsschädlich.

Dosierung

WHO-Empfehlungen für die Dosierung von Süßstoffen (Obergrenze):

Tabelle 59: WHO-Empfehlungen

Süßstoff	Obergrenze pro kg Körpergewicht
Saccharin	2,5 mg
Cyclamat	12,34 mg
Aspartam	40 mg
Acesulfam K	9 mg

Bei einem Körpergewicht von z. B. 70 kg würde das folgender Dosierung entsprechen:

Tabelle 60: Süßstoff – Dosierung

Süßstoff	Tabletten	Süßstoff pro Tablette
Saccharin	11	16,5 mg
Cyclamat	21	40 mg
Aspartam	155	18 mg
Acesulfam K	31	20 mg

Süßstoffe zählen laut Lebensmittelgesetz zu den Zusatzstoffen, deshalb müssen Obergrenzen angegeben werden.

b) Zuckeraustauschstoffe

- Die wichtigsten sind Fruchtzucker=Fructose, Sorbit, Isomalt, Xylit, Mannit, Polydextrose und Lactit.
- werden aus pflanzlichen Grundstoffen gewonnen.
- werden im Haushalt und in der Industrie für Diabetikergebäck, -süßigkeiten, -konfitüren usw. verwendet.
- Diätetische Lebensmittel für Diabetiker, die Zuckeraustauschstoffe enthalten, sind mit dem Aufdruck „**Geeignet zur besonderen Ernährung bei Diabetes mellitus im Rahmen eines Diätplanes**“ gekennzeichnet.
- liefern kcal (1 g liefert 2,4 kcal, Ausnahmen: 1 g Fructose liefert 4 kcal).
- Die Blutzuckerwirksamkeit von Zuckeraustauschstoffen ist bei den meisten Diabetikern gering. Deshalb ist es sinnvoll, für Zuckeraustauschstoffe kein Insulin zu spritzen, da sie den Blutzucker meist nicht erhöhen.

Sie werden von den Gesamtkohlenhydratmenge abgezogen und danach die benötigte Insulinmenge berechnet.

Beispiel: Ein Portionsbecher Diabetikereis enthält laut Analyse auf der Verpackung 12 g Kohlenhydrate. Davon sind 6 g Zuckeraustauschstoff, das heißt nur 6 g Kohlenhydrate sind blutzuckerwirksam. Sie berechnen also nur 0,5 BE für das Eis.

- Derzeit ist die Industrie gesetzlich noch dazu verpflichtet, 12 g Zuckeraustauschstoffe als 1 BE anzugeben.
- **Vorsicht** bei der Dosierung: Schon geringe Mengen können zu Blähungen und Magen-Darm-Beschwerden führen.
- Zuckeraustauschstoffe sind für den Diabetiker nicht wesentlich vorteilhafter als die Verwendung von Haushaltszucker (außer verminderter Kariesbildung).

c) Zucker (Saccharose)

Durch Untersuchungen an Typ-I-Diabetikern unter intensivierter konventioneller Insulintherapie und Pumpentherapie wurde deutlich, daß eine tägliche Zuckermenge von 30–50 g den Blutzucker nicht negativ beeinflußt. Das führte zur **Liberalisierung der Diabetesdiät**.

Bestimmte Voraussetzungen sind aber dennoch nötig, um zuckerhaltige Lebensmittel genießen zu können:

- Der Umgang mit Kurzzeitinsulin muß sicher beherrscht werden!
- Der Kohlenhydratgehalt muß bekannt sein, durch Angaben auf der Verpackung oder Nährstofftabellen
  (z. B. Kalorien mundgerecht, Umschau-Verlag).
- **Geeignet** sind Lebensmittel, die gleichzeitig Fett und Eiweiß enthalten, weil dadurch der Blutzucker langsamer ansteigt (z. B. Milcheis, Schokolade, Sahnetorte usw.).
- **Ungeeignet** ist Zucker in konzentrierter bzw. isolierter Form (z. B. Wassereis, normale Cola, Zuckerwatte usw.) ohne Fett- oder Eiweißanteil, weil dadurch der Blutzucker sehr schnell ansteigt.
  Ausnahme: Als Sofortmaßnahme bei Unterzuckerungen (Hypoglykämien).
- Der Blutzucker muß vor und nach dem Verzehr zuckerhaltiger Nahrungsmittel kontrolliert werden.

Merke:

Zuckeraustauschstoffe einsetzen wo nötig und Süßstoffe wo möglich!

3. Dickungsmittel

Dickungs- und Geliermittel sind natürlich vorkommende Substanzen, mit der Eigenschaft, Lebensmittel wie Säfte, Brühen, usw. zu binden.
Die bekanntesten Bindemittel – Mehl und Stärke -, müssen als BE im Ernährungsplan angerechnet werden und haben eine schnelle Blutzuckerwirksamkeit, sind also ungünstig für Diabetiker. Dabei steht uns eine ganze Reihe anrechnungsfreier Bindemittel zur Verfügung.

a) Geliermittel

Gelatine, Agar-Agar und Pektin sind natürliche Geliermittel sehr unterschiedlicher Herkunft. Alle sind recht geschmacksneutral und werden zur Herstellung von Nachtischen, Sülzen und Gelees genutzt. Die Handhabung ist sehr unterschiedlich und sollte das erste Mal nach Rezept erfolgen.

b) Bindemittel

Um vor allem Soßen und Suppen zu binden, bieten sich für den Diabetiker anrechnungsfreie Bindemittel aus Guarkernmehl und/oder Johannisbrotkernmehl an.

Im Handel bekommt man folgende Produkte:

Tabelle 61: Bindemittel

Bindefixmittel (Bio Zentrale)	Reformhaus & Lebensmittelhandel
Nestargel (Nestlé)	Apotheke & Reformhaus
Biobin (Tartex)	Reformhaus & Lebensmittelhandel

Diese Bindemittel sind zur Herstellung von süßen oder pikanten Speisen, als Sahnefestiger, Tortenguß, Aufläufe und vieles mehr geeignet.
Sie enthalten keine verdaulichen Kohlenhydrate, haben einen extrem niedrigen Kaloriengehalt und haben fast keinen Eigengeschmack.
Der Preis von 7,– bis 16,– DM für eine 125 g Dose macht sich durch den geringen Verbrauch bezahlt. (2 g Johannisbrotkern-Guarkernmehlgemisch bindet 250 ml Brühe zur Suppe ab.)

Rezepte zu den anrechnungsfreien Bindemitteln gibt es bei folgenden Adressen:

- Bio-Zentrale GmbH, D-94166 Starnberg
- Nestlé-Alete GmbH, 81677 München, Postfach 80 01 26
- Tartex GmbH, 81677 München 80, Prinzregentenstr. 155

Fragen:

1. **Worin unterscheiden sich Zuckeraustauschstoffe und Süßstoffe?**

2. **Was sollten Sie als insulinpflichtiger Diabetiker beachten, wenn Sie Lebensmittel, die mit Zuckeraustauschstoff gesüßt sind, verzehren möchten?**

3. **Was sind diätetische Lebensmittel?**

4. **Sind Diabetiker-Lebensmittel unbedingt erforderlich?**

5. **Welche BE- und kalorienfreien Bindemittel gibt es?**

Lösungen siehe Anhang

G. Getränke

1. Alkoholfreie Getränke

Ohne Anrechnung erlaubt

Ohne Anrechnung erlaubt sind alle kalorien- und kohlenhydratfreien oder -armen Getränke.

Dazu zählen:

- Wasser, Mineralwasser
- Kaffee und Tee ohne Milch und Zucker
- Bei Brausen und Limonaden mit dem Zusatz „light“ oder „kalorienarm“ muß man sich über die Inhaltsstoffe auf dem Flaschenetikett informieren.

Unter Anrechnung der Kalorien und der Kohlenhydrate erlaubt

Unter Anrechnung der Kohlenhydrate als BE erlaubt sind Getränke, die keinen Traubenzucker oder Haushaltszucker enthalten. Die Menge, die einer BE entspricht, ist in der Kohlenhydrat-Austauschtabelle oder auf dem Flaschenetikett zu finden und zu beachten!

Dazu zählen:

- Milch (alle Sorten)
- reine Fruchtsäfte
- Diät-Limonaden mit Zuckeraustauschstoffen
- Diät-Fruchtsaftgetränke und -nektare
- Diät-Cappuccino oder ungesüßter Cappuccino.

Bei Fruchtsäften muß die schnelle Blutzuckerwirksamkeit bedacht werden. Sie sollten nur als verdünnte „Schorle“ oder zum Essen getrunken werden!

Nicht wünschenswert

Nicht wünschenswert sind alle Getränke mit einem mittleren bis hohen Zuckergehalt, die schwer zu berechnen sind und eine schnelle blutzuckersteigernde Wirkung haben.

Dazu zählen:

- zuckergesüßte Fruchtsaftgetränke
- zuckergesüßte Fruchtnektare
- zuckergesüßte Limonaden
- auch Bitter Lemon, Ginger-Ale.

2. Alkoholische Getränke

Alkoholische Getränke können im Zusammenhang mit der Diabetesbehandlung (Insulin oder Tabletten) gefährliche Auswirkungen haben. Da es jedoch unrealistisch ist zu glauben, daß Diabetiker deshalb prinzipiell auf Alkohol verzichten, haben wir uns entschlossen, dieses Kapitel zu bearbeiten. Alkoholische Getränke sind also grundsätzlich in Maßen erlaubt. Klären Sie jedoch mit Ihrem Arzt ab, ob zusätzliche Erkrankungen wie zum Beispiel eine Fettstoffwechselstörung, ein Bluthochdruck, Leber- und Pankreaserkrankungen oder Folgeschäden des Diabetes den Genuß von Alkohol verbieten.

Trinken Sie Alkohol nur, wenn dies ohne Gefahr für Ihre Gesundheit ist!

Denken Sie auch an den hohen Energiegehalt des Alkohols. Deshalb sollten Sie Alkohol meiden, wenn Sie Übergewicht haben! Er regt zusätzlich Appetit an und enthält fast so viele Kalorien wie Fett.

1 g Alkohol enthält 7 kcal (= 30 kJ)!

Alkohol und das Auftreten von Unterzuckerungen

Alkohol wirkt auf die Leber und hemmt deren normale Zuckerneubildung (= Glykoneogenese). Dadurch gelangt nicht mehr ausreichend Zucker ins Blut. Der Blutzucker sinkt ab, und Sie können im Zusammenhang mit der Behandlung mit Sulfonylharnstoffen oder Insulin eine schwere Unterzuckerung bekommen. Außerdem verzögern hochprozentige Alkoholika die Magenentleerung, so daß gegessene Kohlenhydrate langsamer als üblich ins Blut übergehen.

Schwere Unterzuckerungen mit Bewußtlosigkeit können auch noch **mehrere Stunden nach** Alkoholkonsum auftreten!

Beugen Sie der Unterzuckerung vor, indem Sie wenig Alkohol trinken!

Alkoholgehalt verschiedener alkoholischer Getränke

Tabelle 62: Alkoholgehalt

Getränk	Alkoholgehalt
Bier	3–8 Vol.-%
Wein	6–22 Vol.-%
Sekt	10–12 Vol.-%
Branntwein	32–40 Vol.-%

Welche alkoholischen Getränke sind ungeeignet?

Alle Alkoholika, die einen hohen Restzuckergehalt haben, sollten von Ihnen gemieden werden.

Das sind:

- aufgesetzte Brände (z. B. Apfelkorn)
  Liköre
- lieblicher Wein
- Dessertweine (z. B. Portwein, Madeira)
- süße Obstweine
- trockener, halbtrockener und milder Sekt.

Welche alkoholischen Getränke sind mit Vorsicht geeignet?

Alle Getränke, die einen geringen Restzuckergehalt aufweisen, erhöhen Ihren Blutzucker nicht und sind in vernünftigen Mengen geeignet.

Das sind:

- Diabetiker-Wein
- trockene Weine
- Apfelwein
- sehr trockener, herber (brut) und sehr herber (extra brut) Sekt
- Diabetiker-Sekt
- Diät-Bier
- Leichtbier
- Branntweine (z. B. Whiskey, Cognac, Aquavit, Korn, Arrak, Rum, Obstbranntwein).

Restzuckergehalt im Wein?

Einige Winzer deklarieren den Restzuckergehalt des Weines. Liegt dieser **unter 9 g/Liter**, so ist der so ausgezeichnete Wein für Sie geeignet.

Eine andere Orientierungshilfe ist das deutsche Weinsiegel:

a) Das GELBE WEINSIEGEL zeichnet einen Wein aus, der **weniger als 4 g Restzucker pro Liter**, bei höherem Säuregehalt **maximal 9 g Restzucker pro Liter** haben darf. Dieser Wein ist für Sie geeignet.
b) Weine mit einem GRÜNEN WEINSIEGEL enthalten **bis zu 18 g Restzucker pro Liter** und werden für Sie nicht empfohlen.
c) ROTGESIEGELTE WEINE kennzeichnen einen sehr hohen **Restzuckergehalt bis zu 30 g pro Liter**. Hier wird von dem Genuß des Weines abgeraten.

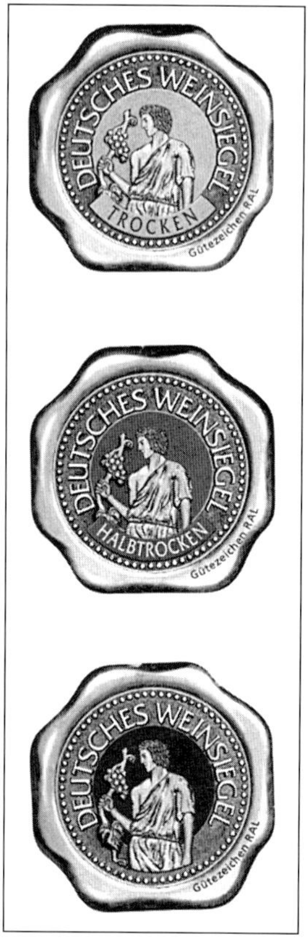

Abb. 25: Deutsche Weinsiegel

Trockene italienische, spanische und französische Weine erkennt man an dem Aufdruck „*secco*", „*seco*" oder „*sec*".
Bekannte trockene Weine, die ihren Restzuckergehalt nicht ausweisen, sind:

- Aus Italien: *Trebbiano, Verdicchio, Est-Est-Est, Soave*
- Aus Spanien: *Rioja, Valdepena*
- Aus Frankreich: *Chablis, Muscadet, Entre deux mers*

Restzuckergehalt im Sekt?

Beim Sekt finden Sie einen durchschnittlich höheren Restzuckergehalt. Gängige Sektmarken haben meistens einen Restzuckergehalt von 17 bis 35 g/l und sind aufgrund dessen nicht zu empfehlen.

In der nachfolgenden Tabelle finden Sie Auszeichnungen, die den Restzuckergehalt kennzeichnen:

Tabelle 63: Restzuckergehalt von Sekt

vorgeschriebene Angaben	Restzuckergehalt
„extra brut", „extra herb"	0–6 g/l
„brut", „herb"	< 15 g/l
„extra dry", „extra trocken"	12–20 g/l
„sec", „trocken", „dry"	17–35 g/l
„demi sec", „halbtrocken", „medium dry"	33–50 g/l
„doux", „mild", „dolce"	> 50 g/l

Spezieller Wein und Sekt für Diabetiker

Neben den üblich erlaubten trockenen Weinen und extra trockenen, herben oder extra herben Sektsorten ist es Diabetikern nun auch erlaubt, unter bestimmten Bedingungen süßere "Tropfen" zu genießen. Möglich macht das die neue Weinverordnung. Sie berücksichtigt nicht nur, wieviel Restzucker in Wein oder Sekt enthalten ist, sondern auch die Zuckerart. Wein besteht aus einem Anteil Traubenzucker (Glucose) und einem Teil Fruchtzucker (Fructose). Die Eigenschaften dieser Zuckersorten sind unterschiedlich. Traubenzucker läßt den Blutzucker rasant ansteigen. Fruchtzucker hat dagegen nur eine geringe blutzuckeranhebende Wirkung, verglichen mit Traubenzucker nur ca. 20%. Weine oder Sektsorten, die einen geringen Anteil Traubenzucker (Glucose), trotz höherem Gesamtzuckergehalt aufweisen, können aufgrund dessen auch für Diabetiker ein Genuß sein. Woran erkennt man nun, daß ein Wein wenig Traubenzucker enthält? Wie schon erwähnt, an dem Deutschen Weinsiegel und bei halbtrockenen und lieblichen Weinen in Verbindung mit dem besonderen Diabetiker-Zertifikat.
Dieses Zertifikat zeichnet Diabetiker-Weine und -Sekt aus, die in einem Liter:

- höchstens 4 Gramm Traubenzucker (Glucose) und
- maximal 20 Gramm Gesamtzucker aufweisen.

Das Rückenetikett gibt ebenso Aufschluß über den Alkohol-Brennwert und die Gesamtenergie. Diese Kalorien sind trotz geringem Traubenzuckergehalt

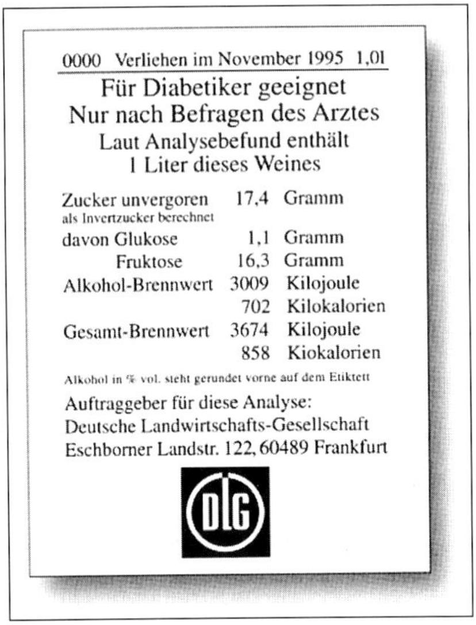

0000 Verliehen im November 1995 1,01

Für Diabetiker geeignet
Nur nach Befragen des Arztes
Laut Analysebefund enthält
1 Liter dieses Weines

Zucker unvergoren als Invertzucker berechnet	17,4	Gramm
davon Glukose	1,1	Gramm
Fruktose	16,3	Gramm
Alkohol-Brennwert	3009	Kilojoule
	702	Kilokalorien
Gesamt-Brennwert	3674	Kilojoule
	858	Kiokalorien

Alkohol in % vol. steht gerundet vorne auf dem Etikett

Auftraggeber für diese Analyse:
Deutsche Landwirtschafts-Gesellschaft
Eschborner Landstr. 122, 60489 Frankfurt

Abb. 26: DLG-Diabetiker-Zertifikat

nicht zu vernachlässigen. Bedenken Sie auch weiterhin den Alkoholgehalt und den Zusammenhang mit dem Auftreten von Unterzuckerungen bei sulfonylharnstoff- und insulinbehandelten Diabetikern.

Welches Bier?

Auf dem deutschen Markt finden Sie verschiedene Biersorten. Der Malzzuckergehalt und Alkoholgehalt schwankt erheblich.
In nachfolgender Tabelle sind verschiedene Biersorten und deren Malzzucker- und Alkoholgehalt aufgelistet.

Tabelle 64: Malzzucker- und Alkoholgehalt verschiedener Biere

Menge: 500 ml	Malzzucker [g]	Alkohol [g]
alkoholfreies Bier	26,0	2,0
Pils, Bier, Altbier, Export	19,0	18,0
Weizenbier	22,0	18,0
Leichtbier	10,0	10,0
Diät-Pils (Diabetiker-Bier)	4,0	19,0

Der Malzzuckergehalt des normalen Bieres (Pils, Export, Alt) liegt bei ca. 19 g Kohlenhydrate pro 500 ml. Das Trinken von normalem Bier erfordert viel Erfahrung mit seiner Diabetesbehandlung. Trinkt man eine Flasche (500 ml) zur Mahlzeit oder zum Abend, so sollte das Bier nicht mit Insulin abgedeckt werden. Tolerieren Sie lieber den kurzzeitigen Blutzuckeranstieg wegen der längerfristigen blutzuckersenkenden Alkoholwirkung und der damit verbundenen Unterzuckerungsgefahr.
Der Kohlenhydratgehalt des alkoholfreien Bieres kann mit Insulin abgedeckt werden. Bedenken Sie die Blutzuckerwirkung des Malzzuckers, sie ähnelt der des Traubenzuckers.
Der Genuß von Leichtbier ist eine Alternative gegenüber dem normalen Bier. Es ist im Alkohol- und Kohlenhydratgehalt unterschiedlich reduziert. Beachten Sie die Etikettierung.
Um die Blutzuckerwirkung des Malzzuckers auszuschließen, wäre ein Diät-Pils geeignet. Bedenken Sie aber weiterhin die blutzuckersenkende Wirkung des Alkohols.

Beachten Sie folgende Regeln

Spritzen Sie kein Insulin für alkoholische Getränke!

Trinken Sie in „Maßen“!

Der Genuß **eines** der folgenden alkoholischen Getränke führt normalerweise (= nach dem Essen) nicht zur Unterzuckerung:

- 40 ml Branntwein (2 Gläser)
- 250 ml Wein (1 Schoppen)
- 200 ml Sekt (1 Piccolo)
- 500 ml Bier (1 große Flasche)

Trinken Sie nie alkoholische Getränke vor oder bei körperlicher Belastung!

Beispiel:	Ein jugendlicher Diabetiker geht in die Disco. Er trinkt Bacardi und Cola light und tanzt fast ununterbrochen.
Womit muß er rechnen?	Mit Unterzucker in der Nacht oder in den frühen Morgenstunden.
Warum?	Die Bewegung erhöht den Energieverbrauch und damit auch die Insulinempfindlichkeit. Der Alkohol führt zu einer Verminderung der Zuckerabgabe der Leber ins Blut.

Trinken Sie nie alkoholische Getränke auf leeren Magen!

Beispiel:	Frau Soundso möchte abnehmen und läßt das Abendessen ausfallen. Auf einer Feier möchte Sie jedoch nicht auf die alkoholischen Getränke verzichten. Sie ißt vor dem Schlafengehen noch eine Spätmahlzeit.
Womit muß sie rechnen?	Mit einer Unterzuckerung!
Warum?	Alkohol bewirkt eine Verminderung der Zuckerabgabe von der Leber ins Blut. Weiterhin verzögert er die Magenentleerung und verlangsamt dadurch die Kohlenhydrataufnahme. Die geringe Nahrungsaufnahme führt zu einer geringen Zuckerspeicherung und zu einer sofortigen Alkoholaufnahme ins Blut.

Lassen Sie nie für den Alkohol irgendwelche kohlenhydrathaltigen Nahrungsmittel weg!

Beispiel:	Herr Soundso trinkt „etwas über den Durst", 6 Diabetiker-Bier. Laut Analyse hatte diese Menge 1 BE. Deswegen nimmt er keine Spätmahlzeit zu sich. In der Nacht bekommt er eine schwere Unterzuckerung mit Bewußtlosigkeit. Seine Frau spritzt Glucagon, welches keinerlei Wirkung hatte. Er wird ins Krankenhaus eingeliefert.
Was ist passiert?	Durch den massiven Alkoholgenuß hat die Leber keinen Zucker ins Blut abgegeben. Er hat keine kohlenhydrathaltigen Lebensmittel gegessen, um diesen Effekt auszugleichen. Im Gegenteil, er hat sogar seine Spätmahlzeit ausfallen lassen.

Merke:

1. Trinken Sie Alkohol nur in vernünftigen Mengen.

2. Nach Alkoholgenuß sollten Sie vor dem Schlafengehen den Blutzucker messen, evtl. zusätzliche Kohlenhydrate essen und die Insulindosis am Abend oder am darauffolgenden Morgen vermindern.

3. Alkoholische Getränke sind keine Durstlöscher, sondern Genußmittel und sollten auch als solche behandelt werden.

4. Übermäßiger Alkoholkonsum ist eine der häufigsten Ursachen für schwere Unterzuckerungen.

5. Genießen Sie die geeigneten Getränke, aber mit Verstand.

6. Alkohol enthält neben Fett die meisten Kalorien.

Fragen:

1. Wie würden Sie folgende Getränke einordnen?

Art der Getränke	ohne Anrechnung	geeignet bei Unterzuckerung	nicht wünschenswert	Anrechnung als BE
Apfelsaft (naturrein)	☐	☐	☐	☐
Multivitamin-Nektar	☐	☐	☐	☐
Diätlimonade (light)	☐	☐	☐	☐
Cola light	☐	☐	☐	☐
Cola ohne Koffein	☐	☐	☐	☐
Orangenfruchtsaftgetränk	☐	☐	☐	☐
Diät-Fruchtnektar	☐	☐	☐	☐
Tonic Water	☐	☐	☐	☐
Bitter Lemon	☐	☐	☐	☐
Buttermilch	☐	☐	☐	☐
Milch mit natürlichem Fettgehalt	☐	☐	☐	☐

2. Worauf muß man insbesondere bei Diätlimonaden und Diätfruchtsaftgetränken achten?

3. Was kennzeichnet das rote Weinsiegel?

☐	Einen hohen Restzuckergehalt bis zu 30 g/l
☐	Einen Restzuckergehalt bis zu 18 g/l
☐	Einen Wein mit hohem Alkoholgehalt

4. Welche Kriterien erfüllt alkoholfreies Bier?

☐	Es ist kohlenhydratarm
☐	Es ist alkoholarm
☐	Es ist kohlenhydratreich

5. Mit welchem Zucker ist die Blutzuckerwirkung des Malzzuckers zu vergleichen?

☐	Fruchtzucker
☐	Haushaltszucker
☐	Traubenzucker

6. Was sollten Sie beachten, um eine Unterzuckerung nach Alkoholgenuß zu vermeiden?

☐	Hering vor dem Alkoholgenuß essen
☐	Vor dem Schlafengehen den Blutzucker messen und gegebenenfalls zusätzlich Kohlenhydrate essen
☐	Eine Flasche Mineralwasser zusätzlich trinken
☐	Spritzen Sie kein Insulin für alkoholische Getränke

Lösungen siehe Anhang

XIII. Diabetische Folgeschäden

All unsere Schulungsbemühungen und Anstrengungen um eine optimale Blutzuckereinstellung geschehen vor dem Hintergrund, die gefürchteten Folgeschäden des Diabetes zu vermeiden oder, falls sie schon eingetreten sind, positiv zu beeinflussen.
Nach dem heutigen Wissensstand bestimmen gerade Gefäßschäden in zunehmendem Maße das Schicksal des Diabetikers. Hinzu kommen die für den Diabetes spezifischen Erkrankungen am Augenhintergrund (Retinopathie), an den Nieren (Nephropathie) und an den Nerven (Polyneuropathie).

A. Gefäßkrankheiten

Zur besseren Übersichtlichkeit hat es sich als zweckmäßig erwiesen, die Gefäßschäden in Mikroangiopathie und Makroangiopathie zu unterteilen.

1. Mikroangiopathie

Bei der Mikroangiopathie handelt es sich um eine Erkrankung der kleinen Blutgefäße, insbesondere der Kapillaren, die im Bereich einiger Organe, wie der Niere und der Retina (= Netzhaut), zu einer für den Diabetes spezifischen Folgeerkrankung führt, nämlich:

- der Nephropathie und
- der Retinopathie.

Die Mikroangiopathie spielt auch eine Rolle bei der Entstehung:

- der Polyneuropathie
- einer diabetes-spezifischen Herzerkrankung und
- des diabetischen Fußes.

a) Entstehung der Mikroangiopathie

In erster Linie geht man heute, durch zahlreiche Untersuchungen belegt, davon aus, daß der überschüssige Zucker im Blut bis in die kleinsten Gefäße

hinein die Gefäßwände direkt schädigt. Neben dieser direkten Schädigung der Blutgefäßwand werden auch Veränderungen des Blutes selbst und seiner Fließeigenschaften zunehmend für die Entstehung der Mikroangiopathie verantwortlich gemacht.
Zwischen der Diabetesdauer und dem Auftreten dieser Gefäßschäden besteht nach heutigen Erkenntnissen ein direkter Zusammenhang, d. h. je länger ein Diabetes schlecht eingestellt ist, um so wahrscheinlicher wird das Auftreten von gefäßbedingten Folgeschäden.
Diese Zusammenhänge sind zumindest für die Entstehung der Netzhautveränderungen und der Nierenschäden sicher, für andere Organschäden wahrscheinlich. Ein zusätzlicher Faktor bei der Entstehung der Nierenschäden scheint dabei der Bluthochdruck, die Hypertonie, zu sein. Jeglicher Zigarettenkonsum stellt selbstverständlich ein zusätzliches, vermeidbares Risiko für alle Formen der Gefäßschäden dar.
Nach wie vor ungeklärt ist, warum etwa bei einem Drittel aller Langzeitdiabetiker (etwa 20 bis 30 Jahre Diabetesdauer) trotz schlechter oder ungenügender Blutzuckereinstellung keine entsprechenden Veränderungen an den Nieren oder an der Netzhaut auftreten. Dagegen gibt es auch Patienten, die bereits nach kurzer Diabetesdauer und unbefriedigender Stoffwechseleinstellung schwerwiegende Veränderungen im Sinne einer Retino- oder Nephropathie aufweisen.
Auf der anderen Seite ist gesichert, daß durch eine optimale Blutzuckereinstellung Veränderungen an den kleinsten Gefäßen an Niere und Retina (= Netzhaut), aber auch an anderen Organen zum Stillstand gebracht werden können oder sich sogar zurückbilden.
Vor dem Hintergrund solcher Informationen muß die normoglykämische oder nahenormoglykämische Blutzuckereinstellung im Mittelpunkt unserer Bestrebungen stehen. Außerdem gilt es, die Diagnose Diabetes mellitus so früh wie möglich zu sichern und sofort nach Diagnosestellung durch Schulung eine von Anfang an konsequente optimale Blutzuckereinstellung zu erreichen.

b) Retinopathie

Wesen der Retinopathie

Bei der diabetischen Retinopathie sind die kleinsten Gefäße der Netzhaut betroffen, wobei diese Veränderungen spezifisch für den Diabetes sind. Dabei besteht ein deutlicher Zusammenhang zwischen der Stoffwechselstörung und der Diabetesdauer, d. h. je länger der Diabetes bekannt ist und je schlechter die Stoffwechseleinstellung, um so wahrscheinlicher ist das Auftreten von Veränderungen an der Netzhaut.

Daß die spezielle Behandlung der diabetischen Retinopathie besonderes Augenmerk verdient, zeigt eindrucksvoll folgende Tatsache: Die diabetische Retinopathie stellt nach wie vor eine der wichtigsten Ursachen für die Erblindung dar.
In diesem Zusammenhang ist es wichtig zu wissen, daß parallel zur Retinopathie mikroangiopathische Veränderungen auch an anderen Organen zu erwarten sind.
Der Augenarzt kann aufgrund einer Untersuchung der Netzhaut folgende Stadien unterscheiden:

Tabelle 65: Stadien der Retinopathie

Stadium I	Mikroaneurysmen (= kleinste Gefäßerweiterungen) in der Netzhaut
Stadium II	zusätzlich kleine Blutungen und Fetteinlagerungen
Stadium III	sogenannte proliferierende Retinopathie, d. h. Neubildung von Netzhautgefäßen und Auftreten von Glaskörperblutungen mit der Gefahr der Erblindung.

Beginnende Augenveränderungen werden vom Patienten oft nicht bemerkt, deshalb ermöglicht nur eine regelmäßige halbjährliche augenärztliche Netzhautuntersuchung eine Früherkennung und Behandlung.

Möglichkeiten der Therapie

Grundvoraussetzung jeder Therapie ist die optimale Blutzuckereinstellung.
Die zahlreichen, bezüglich der Therapie der Retinopathie angebotenen Medikamente, wie Vitamin E, Vitamin B 12, Calcium, Dexium haben keinen sicher nachgewiesenen positiven Effekt auf den Verlauf der Retinopathie.
Die Methode der Wahl stellt nach wie vor die rechtzeitige Laserbehandlung dar. Dabei wird durch einen Laserstrahl (= Lichtstrahl mit sehr hoher Energie) die entsprechende Veränderung an der Netzhaut bestrahlt und damit praktisch „verödet". Dadurch können die meisten Gefäßveränderungen bis auf große flächenhafte Gefäßneubildungen zum Verschwinden gebracht werden.

c) Nephropathie

Wesen der Nephropathie

Bei der Nephropathie finden sich für den Diabetes spezifische Veränderungen der kleinsten Gefäße an den Nieren in Form der sogenannten diabeti-

schen Glomerulosklerose (Sklerose = Verkalkung). Daß wir bei unserer Schulung besonders auf die Nierenveränderungen beim Diabetes eingehen, hat seinen Grund darin, daß die verminderte Lebenserwartung in besonderem Maße mit den krankhaften Nierenveränderungen zusammenhängt.
Im Frühstadium der Erkrankung finden sich kleinste Spuren von Eiweiß im Urin (Mikroalbuminurie), die mittels spezieller Teststreifen heute frühzeitig erfaßt werden können (z. B. Micraltest®). Eine anhaltende Mikroalbuminurie mit 30 bis 300 mg Eiweiß in 24 h im Urin stellt ein hohes Risiko für die Entstehung eines chronischen, nicht mehr rückgängig zu machenden Nierenschadens dar und ist unabhängig davon ein Indikator für die wahrscheinliche Entstehung von Folgeschäden am Blutgefäßsystem. Im Stadium der Mikroalbuminurie ist durch entsprechende therapeutische Maßnahmen (Blutdruckeinstellung, Blutzuckereinstellung, Senkung des Eiweißverbrauchs in der Nahrung) der Übergang in die chronische Form noch zu stoppen. Besteht bereits eine anhaltende Makroalbuminurie (mehr als 300 mg/24 h) kann das Fortschreiten der Nierenerkrankung durch entsprechende therapeutische Maßnahmen nur noch verzögert werden.

Besondere Aspekte bei der Therapie

Der Insulinbedarf nimmt bei vielen Patienten mit zunehmender Niereninsuffizienz ab, wobei gleichzeitig durch eine Zunahme der Insulinempfindlichkeit deutlich weniger Insulin pro Tag injiziert werden muß, da sonst die Gefahr einer Hypoglykämie besteht.
Die bei Typ-II-Diabetikern häufig verwendeten oralen Antidiabetika (z. B. Glibenclamid, Euglucon®, Glucophage retard®) dürfen bei zunehmender Niereninsuffizienz nicht oder nur eingeschränkt eingesetzt werden. Bezüglich der Diät ist besonders bei zunehmender Niereninsuffizienz und erhöhtem Blutdruck auf eine verminderte Kochsalzzufuhr und eine Reduzierung des Eiweißgehaltes der Kost zu achten.
Da viele Medikamente über die Nieren ausgeschieden werden, muß bei zunehmender Niereninsuffizienz (= Einschränkung der Nierenfunktion) jedes neue Medikament unbedingt mit dem behandelnden Arzt abgesprochen werden und evtl. die Dosis reduziert werden.
Bei zunehmender Niereninsuffizienz muß mit dem betreuenden Arzt rechtzeitig die Möglichkeit der Dialyse (= Blutwäsche) oder einer Transplantation (= Verpflanzung) besprochen werden.

2. Makroangiopathie

a) Wesen der Makroangiopathie

Die Makroangiopathie des Diabetikers ist gleichzusetzen mit der Arteriosklerose, wie sie auch bei jedem anderen Menschen auftreten kann, mit der Besonderheit, daß sie beim Diabetiker besonders rasch und bösartig verläuft.
Auch im Zusammenhang mit der Entstehung der Makroangiopathie, also der Beteiligung der großen Gefäße, scheint die Blutzuckereinstellung eine wichtige Rolle zu spielen. Die Kombination von schlechter Blutzuckereinstellung mit Bluthochdruck, Fettstoffwechselstörungen, Übergewicht und Bewegungsmangel und auch noch Nikotinkonsum, stellt eine brisante Mischung dar, die für die hohe Sterblichkeit des Diabetikers durch Herz-Kreislauf-Erkrankungen mitverantwortlich ist (70%–80%). Für die Sterblichkeit im mittleren und höheren Lebensalter stellen die Herz-Kreislauf-Erkrankungen im Gegensatz zu der Mikroangiopathie eindeutig das größte Risiko dar.
Die Makroangiopathie bezieht sich dabei im Wesentlichen auf drei Bereiche:

1. Die **koronare Herzerkrankung** (= Herzkranzgefäße) mit dem möglichen Symptom **Angina pectoris** (= Herzenge) aber auch der Möglichkeit des Entstehens eines „stummen“ (= schmerzlosen) Herzinfarktes und der **diabetischen Kardiomyopathie**, einer besonderen Form der Herzerkrankung mit der Gefahr des Auftretens einer **Herzinsuffizienz** (= Herzschwäche).
2. Die **Arteriosklerose der hirnversorgenen Arterien** (= Verkalkung der Hirngefäße) mit der Möglichkeit der Durchblutungsstörung des Gehirns, aber auch dem Auftreten des sogenannten **Schlaganfalls**.
3. **Arterielle Verschlußkrankheit der Beine**, insbesondere im Bereich der Füße, die sich in Form der „Schaufensterkrankheit“ äußern. Je schlechter die Durchblutung an den Füßen, um so kürzere Strecken kann der Patient nur noch gehen und mit zunehmender Gehstrecke werden die Beine schwer wie Blei. Nach einer kurzen Pause ist es häufig wieder möglich, erneut eine kurze Strecke zu gehen usw.

b) Therapeutische Möglichkeiten

Nach wie vor stehen an erster Stelle Maßnahmen im Sinne der **Vorbeugung**. Dazu gehören neben der optimalen Blutzuckereinstellung die Gewichtsreduktion, insbesondere bei Typ-IIb-Diabetikern und die Behandlung von Begleiterkrankungen, wie erhöhtem Blutdruck und Fettstoffwechselstörungen. Letztlich sind Maßnahmen wie der Verzicht auf Nikotin und regelmäßiges Kreislauftraining dringend anzuraten.

Medikamentös: Es gibt eine Reihe von Medikamenten, die zur Verbesserung der Durchblutung eingesetzt werden. Ihre Wirkung ist im Einzelfall nachgewiesen, langfristig dürfen jedoch keine zu hohen Erwartungen in diese Medikamente gesetzt werden (z. B. Dusodril®, Trental®). Anders sind bestimmte Medikamente bei akuten Durchblutungsstörungen der Extremitäten (= Arme und Beine) und des Gehirns zu beurteilen. Ihre Anwendung als Infusion in die Vene (z. B. Haes steril® 6%, Trental®, Prostaglandine) kann zu einer raschen Besserung akuter Durchblutungsstörungen führen. Langfristig werden bei Verkalkungen (Kalkablagerungen = Plaques) der arteriellen Blutgefäße des Gehirns, der Extremitäten und auch des Herzens sogenannte Thrombozytenaggregationshemmer (hemmen das Zusammenkleben der Blutplättchen) eingesetzt (z. B. ASS 100®, Aspirin®).
Durch Einführung von **Ballon-Kathetern** (= Drähte mit einem Ballon an der Spitze, der sich aufblasen läßt) in eingeengte Blutgefäße kann versucht werden, diese durch Aufdehnung zu erweitern (PTA = percutane transluminare Angioplastie). Dieses und auch andere neuere Verfahren sind im Einzelfall sinnvoll und angeraten, sollten jedoch nur von einem Spezialisten, gleichzeitig mit einer diagnostischen Maßnahme (z. B. Angiographie), durchgeführt werden.

B. Diabetische Polyneuropathie

1. Entstehung der Diabetischen Polyneuropathie

Neurologische Beschwerden und Probleme werden beim Diabetiker nicht nur im Zusammenhang mit der Hypoglykämie, der Unterzuckerung, gefunden, sondern auch im Zusammenhang mit einer schlechten Stoffwechseleinstellung, und dies insbesondere zu Beginn der Diabeteserkrankung mit Beschwerden wie Nervenschmerzen, Muskelschmerzen, Wadenkrämpfen oder Muskelzittern.
Diese Beschwerden sind durch die Normalisierung der Stoffwechsellage rückbildungsfähig. Bei der eigentlichen **diabetischen Polyneuropathie** dagegen handelt es sich um die Folgen der chronischen Schädigung des Nerven selbst, durch die schlechte Stoffwechsellage, sowie, nach dem aktuellen Wissensstand, zusätzlich um Störungen der Durchblutung der kleinen Gefäße des Nerven.
Daß beides eine entscheidende Rolle spielen kann, sowohl die schlechte Blutzuckereinstellung als auch die durch diese bedingte Durchblutungsstörung, wird durch zahlreiche aktuelle wissenschaftliche Untersuchungen be-

legt. Fast bei jedem zweiten Diabetiker können geringfügige neurologische Störungen im Laufe seines Lebens nachgewiesen werden. Ausgeprägte neurologische Veränderungen und Störungen finden sich dagegen selten. Mit zunehmendem Alter und Diabetesdauer wird die diabetische Polyneuropathie häufiger gefunden. In wenigen Einzelfällen kann sie jedoch auch als erstes Symptom und sogar noch vor der eigentlichen Diabetesmanifestation bei Typ-I-Diabetikern gefunden werden oder auch nach kurzer Diabetesdauer.

Da es für die Entstehung einer Polyneuropathie, also von Nervenstörungen an den verschiedensten Stellen des Körpers, zahlreiche andere Ursachen neben dem Diabetes gibt, wie Alkohol, verschiedene Medikamente und auch die chronische Niereninsuffizienz, muß nach der Diagnosestellung an erster Stelle die Unterscheidung von anderen Krankheiten, die Differentialdiagnose, stehen.

Die Nervenschäden äußern sich vorwiegend in Form von Mißempfindungen, Gefühlsstörungen, aber auch Lähmungen von Muskeln, wobei die Gefühlsstörungen insbesondere an den Beinen, an den Füßen und an den Händen zu finden sind. Die Patienten klagen häufig über Brennen der Fußsohlen, Taubheitsgefühl, Ameisenlaufen, die Bettdecke wird oft wegen Schmerzen oder Mißempfindungen nicht mehr ertragen, so daß die nächtliche Schlafruhe extrem gestört werden kann. Anfangs werden diese Beschwerden nur als störend, später jedoch meistens als extrem beeinträchtigend und schmerzhaft empfunden. Insofern stellt die diabetische Polyneuropathie einen gravierenden Eingriff in das Leben von vielen Diabetikern dar.

Neben den Gefühlsstörungen und Mißempfindungen an Händen und Füßen und den Muskellähmungen steht eine weitere Form der Polyneuropathie, nämlich die **autonome Polyneuropathie** mit Befall der „Eingeweidenerven“ im Vordergrund. Im Rahmen dieser Form können Beschwerden wie Impotenz, Blasenbeschwerden mit Anfall von vermehrtem Restharn, Verstopfung oder gehäuften, oft nächtlichen Durchfällen, Magenlähmungen aber auch Störungen der Schweißregulation bis hin zu den fehlenden Schmerzen beim „stummen“ Herzinfarkt stehen.

In diesem Zusammenhang ist wichtig zu erwähnen, daß neue Untersuchungen zeigen, daß der vorzeitige plötzliche Herztod, aber auch Herzrhythmusstörungen und Durchblutungsstörungen am Herzmuskel durch die diabetische autonome Neuropathie am Herzen hervorgerufen werden können. All dies zeigt, daß vor Beginn einer Therapie eine ausführliche klinische körperliche Untersuchung, ergänzt durch apparative Methoden (z. B. Stimmgabel, Path-Tester) stehen muß.

2. Therapeutische Ansätze

Nach wie vor wichtigste Voraussetzung für die Behandlung und die Linderung der Beschwerden bei diabetischer Polyneuropathie ist die optimale, also die nahe-normoglykämische Blutzuckereinstellung, mit der sich die Beschwerden oft schlagartig verbessern. Eine intensivierte konventionelle Insulintherapie stellt in diesem Zusammenhang zwar die aufwendigste Methode dar, Normoglykämie kann jedoch oft nur dadurch erreicht werden.
Inwieweit durch zusätzliche medikamentöse Gaben, wie Vitamin-B, Thioctacid®, Milgamma® oder auch anderer Präparate ein Therapieerfolg bei der diabetischen Polyneuropathie erreicht werden kann, muß offenbleiben, denn im Zusammenhang mit der optimalen Blutzuckereinstellung werden auch ohne zusätzlichen medikamentösen Einsatz spontane Besserungen der Beschwerden gefunden. In Einzelfällen sind jedoch gerade nach einer Infusionstherapie mit Thioctacid® über einen Zeitraum von 10 bis 14 Tagen intravenös (= in die Vene) deutliche Verbesserungen der Schmerzsymptomatik von Patienten beschrieben worden.
Wir haben in unserer Klinik beobachtet, daß durch die zusätzliche Verordnung von Zweizellen- oder Vierzellenbädern neben der optimalen Blutzuckereinstellung hervorragende Ergebnisse verzeichnet werden können.
Bei starken oder stärksten Schmerzen können spezielle schmerzdämpfende Mittel eingesetzt werden. Eine Behandlung mit derartigen Medikamenten beinhaltet neben ihrer Wirkung auch Nebenwirkungen, so daß eine solche Behandlung unbedingt mit dem betreuenden Arzt oder Neurologen abgesprochen sein muß.
Die Anwendung der zuvor beschriebenen Medikamente, wie z. B. Alpha-Liponsäure (Thioctacid®) scheint nur im Zusammenhang mit der optimalen Blutzuckereinstellung und hochdosiert über einen kurzen Zeitraum i.v. (= intravenös) einen Effekt zu bringen. Dieser läßt sich, wie aus zuvor Gesagtem erkenntlich, nicht sicher überprüfen.

C. Der diabetische Fuß

1. Entstehung des diabetischen Fußes

Der diabetische Fuß stellt ein Krankheitsbild dar, das im wesentlichen als Folge eines über Jahre schlecht eingestellten Diabetes, verbunden mit Abnormbelastungen oder Fehlbelastungen des Fußes, mangelnder Fußpflege und insgesamt mangelnder Aufmerksamkeit auf die Füße anzusehen ist.

Das Risiko einer Gangrän, einem Absterben des Fußes oder eines Zehes, ist beim Diabetiker etwa 50mal höher als bei einem Stoffwechselgesunden. Da bisher etwa jedem 10. Diabetiker im Laufe seines Lebens ein Zeh oder ein Bein amputiert werden mußte, ist das Wissen um die Bedeutung des diabetischen Fußes nicht hoch genug einzuschätzen.
Bei der Entstehung des diabetischen Fußes steht nicht die arterielle Durchblutungsstörung sondern die sensible (= Gefühlsstörung) und auch die autonome Nervenschädigung (= Schädigung des vegetativen Nervensystems, der Drüsen) im Vordergrund.

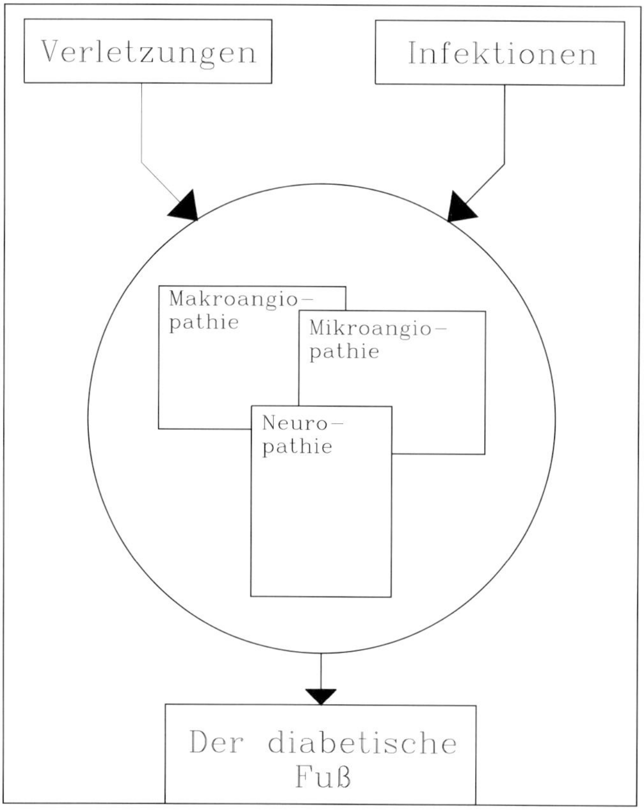

Abb. 27: Der diabetische Fuß

Dies hat besondere therapeutische Konsequenzen. Bei Durchblutungsstörungen ist Laufen und Bewegung angesagt, dagegen muß der neuropathisch geschädigte Fuß unbedingt ruhig gestellt werden.

Als wichtigstes Zeichen des neuropathischen Fußes beim Diabetiker sind die Schmerz- und die Temperaturempfindung herabgesetzt, außerdem bemerkt der Patient strumpfförmig im Bereich der Füße einen Gefühlsverlust und der Arzt diagnostiziert einen Verlust der entsprechenden Sehnenreflexe. Gelegentlich findet sich neben den Gefühlsstörungen auch ein Befall der Muskeln, was sich in einer Schwäche und einer Rückbildung der kleinen Fußmuskeln bemerkbar macht.

Im Extremfall kann es zusätzlich zu Umbauvorgängen am Knochen bis zur völligen Gelenkzerstörung kommen (Osteoarthropathie). Die dadurch entstehende Beeinträchtigung des Fußgewölbes mit der Entwicklung von Hammerzehen und der Verschiebung des Belastungsschwerpunktes beim Gehen und Stehen kann mittels der Pedographie, wie sie in unserem Hause durchgeführt wird, nachgewiesen werden. Durch entsprechende ganzsohlige, weichgepolsterte Einlagen mit gezielter Druckentlastung in entsprechendem Schuhwerk kann dann die Entstehung eines diabetischen Geschwürs vermieden werden.

Im Rahmen der diabetischen autonomen Neuropathie des Fußes kommt es zu einer verminderten Schweißsekretion mit einer erhöhten Gefahr der Austrocknung der Haut sowie der Bildung von Schrunden und Einrissen, außerdem finden sich häufig Wachstumsstörungen an Haut und Nägeln. Durch eine Gefäßerweiterung im Bereich der Füße ist die Haut oft warm, verbunden mit einer erhöhten Neigung zur Entstehung von Wasseransammlungen in der Region der Fußgelenke und der Füße.

Durch zusätzliche Fehlbelastungen oder Falschbelastungen und mangelnde Beachtung der Fußpflegeregeln entsteht eine erhöhte Anfälligkeit und Verletzbarkeit der Haut und des darunterliegenden Gewebes mit der Gefahr der Entwicklung eines Geschwürs (Fußpflegeregeln siehe Kapitel Fußpflege). Diese Gefahr kann mittels der Pedographie aufgedeckt und durch entsprechende Maßnahmen behoben werden.

Wie bereits zuvor gesagt, sind die sensible und die autonome Neuropathie die Hauptursache für die Entstehung des diabetischen Fußes, an zweiter Stelle steht jedoch die arterielle Verschlußkrankheit (= Makroangiopathie), die beim Diabetiker deutlich häufiger, früher und rascher fortschreitend auftritt als beim Nichtdiabetiker. Durch diese Makroangiopathie besteht die Gefahr, daß frühzeitig durch einen Gefäßverschluß ein Absterben des entsprechenden Fußareals eintritt. Die Mikroangiopathie im Fußbereich, also der Befall der kleinsten Gefäße, führt neben den Veränderungen des Blutflusses und von Blutbestandteilen zusätzlich zu einer deutlichen Einschränkung der Blutzirkulation der Füße.

Wichtigste Maßnahme im Rahmen der Diagnostik ist zunächst die Inspektion der Füße durch den Arzt, aber auch die regelmäßige Inspektion der Füße durch den Patienten. Durch die Inspektion beim Arzt und die folgende klinische Untersuchung soll geklärt werden, ob sich Hinweise für das Vorliegen einer arteriellen Durchblutungsstörung finden, ob Gefühlsverluste für Temperatur und Schmerz vorhanden sind, ob Druckstellen mit vermehrter Hornhautbildung, Fußpilz oder andere Verletzungen vorliegen und ob die falschen Strümpfe (Synthetik) oder Schuhe getragen werden.

2. Therapeutische Ansätze

Bei der Behandlung des diabetischen Fußes, insbesondere seiner Folgen, muß zunächst unterschieden werden, ob es sich um **neuropathische Veränderungen** handelt oder ob die Veränderungen auf dem Boden einer **arteriellen Durchblutungsstörung** aufgetreten sind.
Bei einem Gewebsuntergang, z. B. durch eine arterielle Durchblutungsstörung, kann durch Medikamente, durchblutungsfördernde Maßnahmen oder auch durch gefäßchirurgische Eingriffe versucht werden, die Durchblutung wieder zu fördern und die Gliedmaße zu erhalten. Gelingt dies nicht, wäre die Amputation die Folge.
Durch Ultraschall-Doppleruntersuchungen kann relativ rasch und genau die Durchblutung der einzelnen Bezirke des Beines und des Fußes untersucht werden und aufgrund dieser Untersuchungen entschieden werden, ob weitergehende Maßnahmen erforderlich sind.
Ist ein Geschwür im Bereich des Fußes auf dem Boden einer Neuropathie entstanden, dann finden sich häufig in diesem Bereich auch Hornhautschwielen und Blasen, die sich bei Nichtbeachtung sogar infizieren und zu einer Infektion der Weichteile und des Knochens führen können. Bei rechtzeitiger entsprechender Behandlung sind diese Geschwüre jedoch zu heilen und der Fuß zu erhalten.
Folgende Voraussetzungen müssen erfüllt sein:

- Vorsichtiges Abtragen der entsprechenden Hornhaut oder Eröffnung der Blase durch den Fachmann.
- Lokale und eventuell intravenöse (= in die Vene) antibiotische Behandlung.
- Druckentlastung des Fußes oder des gesamten Beines durch Bettruhe, gegebenenfalls Vorfußentlastungsschuh oder Rollstuhl.

Durch tägliche Inspektion der Wunde, Anfrischen der Wundränder, Desinfektion und sterilen Verband läßt sich auch ein ausgedehntes neuropathisches Geschwür in mehreren Wochen heilen. Voraussetzung sind jedoch tatsächlich die obengenannten Maßnahmen und die Geduld des Patienten, insbesondere Ruhe und Entlastung des Vorfußes. Auf keinen Fall gehören auf solche Wunden „irgendwelche“ Venen-Salben oder Puder, da diese eher zu einer Allergisierung und somit zu einer Verschlechterung der Wundsituation führen.

D. Potenzstörungen

1. Ursachen der Potenzstörungen

Nach Angaben aus der Literatur leidet etwa jeder 2te männliche Diabetiker unter Potenzstörungen, wobei sich diese bei etwa 30 bis 50% der Patienten bereits in den ersten 5 bis 10 Diabetesjahren manifestieren. Nach den heutigen Erkenntnissen ist die häufigste Ursache eine autonome Neuropathie des Nervensystems im Beckenbereich mit Befall der entsprechenden Nervenfasern. Da bei Nichtdiabetikern Potenzstörungen oft psychosomatische Ursachen haben, sind diese auch beim Diabetiker in einem hohen Prozentsatz anzunehmen und vorher durch das ärztliche Gespräch oder mit Hilfe eines Psychologen auszuschließen.
Nicht selten aber findet man die neuropathisch bedingte Erektionsstörung als einzige Manifestationsform der peripheren Neuropathie bei diesen Patienten. Da jedoch auch Gefäßeinengungen im Bereich der Hauptschlagader und der Beckenarterien zu einer Impotenz führen können, müssen diese Ursachen vorher durch entsprechende Ultraschall- oder Röntgenverfahren ausgeschlossen werden. Auch bestimmte Medikamente, wie Beruhigungsmittel und Psychopharmaka, Hochdruckmittel aber auch Alkohol und Nikotin können zu einer Impotenz führen. Eine entsprechende Ursache muß vorher ausgeschlossen werden.

2. Therapeutischer Ansatz

Neben operativen Möglichkeiten, wie z. B. der Implantation einer Penisprothese haben sich vor allem die Therapie mit einer Vakuumpumpe (z. B. Erec-Aid System) und die SKAT-Methode (= **S**chwell**k**örper**a**utoinjektions**t**herapie), bei der ein gefäßaktives Medikament in den Schwellkörper injiziert wird, bewährt.

E. Weitere Augenerkrankungen – „Der graue Star“

Am Auge kann neben der Netzhaut auch die Linse von diabetischen Folgeschäden betroffen sein. Geht man davon aus, daß die Linsentrübung (= Cataract) durch die schlechte Blutzuckerstoffwechsellage ausgelöst wird, spricht man von einer **metabolischen Cataract**, wie sie besonders bei jungen Menschen oder auch bei schlecht eingestelltem Diabetes auftritt. Hiervon unterscheidet man die **senile Cataract**, also den Altersstar, wie er sowohl bei Diabetikern als auch bei Nichtdiabetikern mit zunehmendem Alter auftritt.
Neben der optimalen Blutzuckereinstellung besteht die Behandlung der Linsentrübung in der Extraktion, d. h. der Entfernung der Linse und der Einpflanzung einer Kunstlinse.
Auf spezielle Störungen im Bereich der Iris, also der Regenbogenhaut, kann in diesem Zusammenhang nicht weiter eingegangen werden.

F. Hauterkrankungen

Lediglich eine Hauterkrankung, nämlich die **Necrobiosis lipoidica**, eine relativ seltene, aber bei Diabetikern gehäuft auftretende Erkrankung, deren Entstehung unklar ist, ist für den Diabetes typisch. Die Necrobiosis lipoidica kommt öfter bei Frauen und jungen Erwachsenen vor und tritt insbesondere an den Beinen im Bereich der Schienbeinkante auf. Die Haut verfärbt sich mit der Zeit rosa bis gelblich und die Flecken sind von einer rotbraunen oder rosa Grenze umgeben. Die Erkrankung ist nicht gefährlich, jedoch oft kosmetisch störend. Eine wirksame Behandlung ist leider bisher nicht bekannt.
Vor allem bei schlechter Stoffwechsellage beobachtet man häufig Pilzinfektionen im Genitalbereich sowie an den Füßen, die oft mit starkem Juckreiz einhergehen.
Eine Reihe weiterer Hauterkrankungen sind auf die verminderte Abwehrbereitschaft der Haut gegenüber Infektionen infolge einer Übersäuerung oder Austrocknung der Haut zurückzuführen.

G. Zusammenfassung

1. Ursache der Diabetischen Folgeschäden

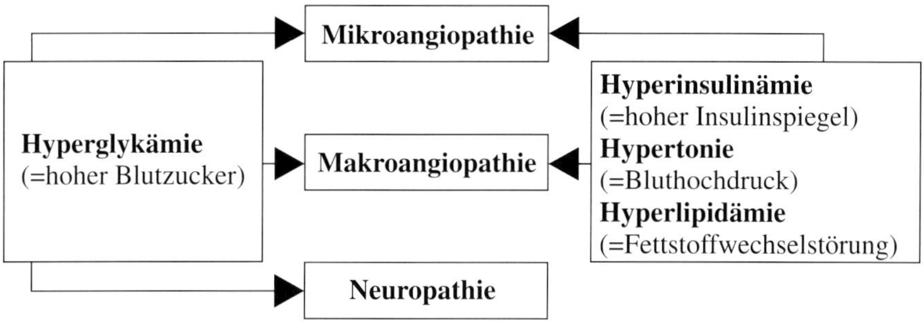

Erstes Ziel muß sein:
Risikofaktoren ausschalten, um Folgeschäden zu vermeiden!

2. Gefäßkrankheiten

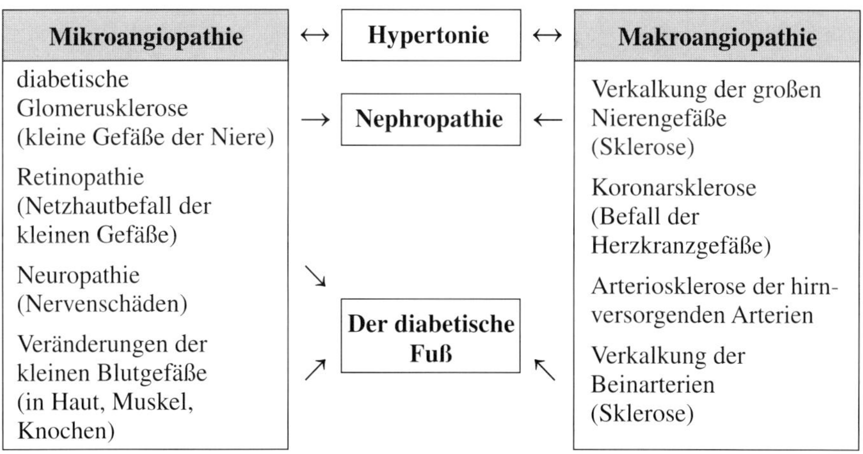

3. Behandlungsstrategien bei diabetischen Folgeschäden

Grundvoraussetzung:

Einstellung des Blutzuckers auf normale bzw. nahe-normoglykämische Werte und ggf. Gewichtsnormalisierung.

Neuropathie:

- Zweizellen- bzw. Vierzellenbäder (Stangerbäder)
- bei starken Schmerzen entsprechende schmerzlindernde Mittel, wie z. B. Carbamazepin (Tegretal®).
- hochdosiert (ca. 600 mg) täglich Thioctacid® als Kurzinfusion in die Vene, bis die Schmerzen nachlassen (ca. 10 Tage).

Nephropathie:

- Beachtung von Flüssigkeitsaufnahme und Ausscheidung
- Kochsalzeinschränkung und frühzeitige Blutdruckeinstellung
- Eiweißrestriktion in der Nahrung
- evtl. Insulindosis reduzieren
- Dialysebehandlung rechtzeitig planen (Kontakt zu einem Nephrologen aufnehmen).
- Nierentransplantation.

Retinopathie:

- Blutdrucknormalisierung
- Laserbehandlung
- evtl. Entfernung des Glaskörpers.

Fragen:

1. **Welche Organe werden durch die diabetische Mikroangiopathie in besonderem Maße betroffen?**
2. **Wie stellt man sich heute die Entstehung der diabetischen Folgeschäden an den kleinen Blutgefäßen vor?**
3. **Was ist die wichtigste Behandlungsmethode der diabetischen Retinopathie?**
4. **Warum sind regelmäßige augenärztliche Kontrollen des Augenhintergrundes so ungeheuer wichtig?**
5. **Wie kann man einen beginnenden Nierenschaden gerade noch rechtzeitig erkennen?**
6. **Welche Organe oder Gefäße werden von der diabetischen Makroangiopathie (große Gefäße) in besonderem Maße betroffen?**
7. **Was versteht man unter einem „stummen" Herzinfarkt?**
8. **Welche Beschwerden können durch die diabetische Polyneuropathie (= Nervenschäden) hervorgerufen werden?**
9. **Können postprandiale (= nach dem Essen) Unterzuckerungen etwas mit der diabetischen Neuropathie zu tun haben?**
10. **Welche Ursachen sind verantwortlich für die Entstehung des diabetischen Fußes?**
11. **Warum ist die regelmäßige konsequente Pflege der Füße beim Diabetiker so wichtig?**
12. **Warum ist es so wichtig zu wissen, ob die arterielle Durchblutung der Beine beim diabetischen Fuß noch in Ordnung ist?**

Lösungen siehe Anhang

XIV. Bluthochdruck

A. Allgemeines

Der zu hohe Blutdruck, auch Hypertonie genannt, ist eine häufige Erkrankung (etwa jeder 4. Erwachsene in der Bundesrepublik Deutschland), wobei speziell Diabetiker etwa doppelt so häufig davon betroffen sind als Nichtdiabetiker. Die Hälfte aller Hochdruckkranken entwickelt dabei eine frühzeitige Arteriosklerose (= Gefäßverkalkung), wobei diese durch einen schlecht eingestellten Diabetes zusätzlich verstärkt wird.
Besonders von der Arteriosklerose betroffen sind dabei 4 Bereiche:

1. **Blutgefäßsystem**: Eine vorzeitige Arteriosklerose im Sinne einer arteriellen Verschlußkrankheit. (Auch hier kann zur Frühdiagnose die Beurteilung des Augenhintergrundes hilfreich sein.)
2. **Herz**: Herzinsuffizienz (= Herzschwäche) und koronare Herzkrankheit (Angina pectoris, Herzinfarkt) sind eine häufige Todesursache bei Bluthochdruckkranken.
3. **Gehirn**: Vorzeitiges Auftreten von Durchblutungsstörungen im Gehirn oder eines Schlaganfalls, sowie einer plötzlichen Hirnblutung.
4. **Nieren**: Die Entwicklung einer Schrumpfniere; Auftreten von Mikroalbumin im Urin mit der Gefahr der Entstehung einer Niereninsuffizienz (= Nierenschwäche).

Die Ursache der Hypertonie ist meistens unbekannt, in vielen Fällen ist jedoch auch eine Nierenerkrankung als Ursache des Bluthochdrucks zu finden. Andere Ursachen der Hypertonie spielen nur eine geringere Rolle.

B. Essentielle Hypertonie

90% aller Hypertonien sind sogenannte essentielle Hypertonien.
Die Ursachen sind vielfältig:

- angeborene Faktoren
- Körpergewicht und Typ
- Ernährungsfaktoren (z. B. Kochsalzverbrauch)
- hormonelle Ursachen (z. B. Frauen in den Wechseljahren, Hormonbehandlung).

Bei Nichtdiabetikern sind Blutdruckwerte bis zu 140/90 mm Hg als normal anzusehen (WHO-Norm), sicher behandlungsbedürftig sind Werte ab 160/95 mm Hg. Beim Diabetiker wird bereits bei Werten ab 140/90 mg Hg eine Blutdrucktherapie eingeleitet. Langzeituntersuchungen zeigen, daß durch die Senkung des systolischen Wertes (= oberer Wert) unter 140 mm Hg ein deutlich verringertes Auftreten von Folgeerkrankungen, wie Schlaganfall und Herzinfarkt zu verzeichnen sind. Auf der anderen Seite muß man wissen, daß auch sogenannte „leichte" Hypertonien die Entstehung einer arteriellen Verschlußkrankheit fördern und deshalb auch unbedingt behandelt werden müssen (besonders bei beginnender Niereninsuffizienz).
Bevor über die Behandlung eines Bluthochdruckes nachgedacht wird, muß der Blutdruck unbedingt unter verschiedenen Bedingungen gemessen werden:

1. zumindest 1× Blutdruckmessung an beiden Armen
2. Blutdruckmessung an verschiedenen Tagen, zu unterschiedlichen Zeiten
3. Blutdruckmessung in Ruhe und unter Belastung
4. 24-Std.-Langzeitblutdruckmessung.

Durch die 24-Std.-Langzeitblutdruckmessung können insbesondere nächtliche Blutdruckschwankungen erfaßt werden.
Da es zunächst einmal darauf ankommt, den hohen Blutdruck überhaupt zu erkennen, möchten wir noch kurz auf die Beschwerden bei zu hohem Blutdruck eingehen:
Bezeichnend für die Hypertonie ist, daß stärkere Beschwerden längere Zeit völlig fehlen können oder bis zum Auftreten einer Blutdruckkrise (= extrem hohes Ansteigen des Blutdrucks) nie bemerkt wurden. Typisch jedoch sind vor allem der frühmorgendliche Kopfschmerz (besonders im Bereich des Hinterkopfes), Herzklopfen in Ruhe und unter Belastung, Ohrensausen und Schwindel, häufiges Nasenbluten und Luftnot unter Belastung.
Haben die Beschwerden und die anschließenden Blutdruckmessungen zu verschiedensten Zeiten zur Diagnose Hypertonie geführt, dann ist eine umfangreiche Diagnostik zur Erforschung der Ursache des Bluthochdruckes notwendig. Ist auch dies geklärt, erfolgt die Behandlung nach strengeren Richtlinien wie beim Nichtdiabetiker.

C. Behandlungsprinzipien

1. Medikamente erst an letzter Stelle, so spät wie möglich, aber so früh wie nötig. Bei Patienten mit Mikroalbuminurie (Stadium 3 nach Mogensen)

sollten nach heutigem Kenntnisstand ACE-Hemmer so früh wie möglich eingesetzt werden.

2. Bei Typ-IIb-Diabetikern (mit Übergewicht) steht an 1. Stelle die Gewichtsreduktion, daneben salzarme Ernährung und die Einschränkung des Alkoholkonsums.
   Tip:
   - Verbannen Sie den Salzstreuer von Ihrem Eßtisch.
   - Versuchen Sie, vermehrt mit Kräutern zu würzen.
   - Vermeiden Sie stark gesalzene Lebensmittel, wie Käse, Geräuchertes, Dosengemüse, etc..
   - Bei normaler Nierenfunktion kann auch Diätsalz (= Natrium durch Kalium ersetzt) verwendet werden. Bitte nicht mit dem Jodsalz (= gewöhnliches Kochsalz mit Jodzusatz) verwechseln.
3. Erst an letzter Stelle steht die medikamentöse Blutdruckeinstellung, wobei je nach Alter und Begleiterkrankungen eine der folgenden Medikamentengruppen oder eine Kombination aus mehreren verwendet wird:

Tabelle 66: Blutdrucksenkende Medikamente

ACE-Hemmer (Mittel der 1. Wahl)	Lopirin®, Enalapril 5BC®, Delix®, Xanef®, Pres® (Wirken sich neben der Blutdrucksenkung bei diabetischen Nierenveränderungen zusätzlich positiv aus.)
Diuretikum (entwässernde Medikamente)	Arelix®, Unat®, Lasix®, Aldactone®
Kalziumantagonist	Bayotensin®, Munobal®, Dilzem®, Isoptin®, Adalat®
Alphablocker	Cardular®, Diblocin®, Minipress®,
Betablocker	Selectol®, Tenormin®, Visken®, Beloc®, Prent®

Die Auswahl des zu verwendenden Hochdruckmittels muß unbedingt von dem behandelnden Arzt unter Berücksichtigung des Diabetes mellitus und vor allem der Begleiterkrankungen ausgewählt werden. Nicht für jeden Patienten sind die gleichen Medikamente sinnvoll oder nützlich, im Gegenteil, was sich bei dem einen Patienten sehr positiv auswirkt, kann bei dem anderen zu schweren Nebenwirkungen führen.

Nebenwirkungen der Bluthochdruckmittel auf den Diabetes:

- Insbesondere bestimmte Entwässerungsmittel (= Diuretika) können zu einer Verschlechterung des Diabetes führen. Deswegen ist eine Abstimmung mit dem behandelnden Arzt unbedingt erforderlich.
- Kaliumsparende Entwässerungsmittel dürfen bei eingeschränkter Nierenfunktion nur unter enger Kontrolle des Hausarztes eingenommen werden.
- Unter der Einnahme von Betablockern können die Warnsymptome für eine Unterzuckerung verschleiert werden, Unterzuckerungen werden nicht mehr so rasch oder überhaupt nicht mehr wahrgenommen.
- Adalat® (Wirkstoff = Nifedipin) fördert die Eiweißausscheidung bei beginnender diabetischer Niereninsuffizienz.
- Es kann zu Potenzstörungen kommen (z. B. Betablocker, Alphablocker, etc.).
- Bestimmte blutdrucksenkende Mittel können durch Gefäßverengung zu einer Verschlechterung der Durchblutung an den Beinen führen.

Merke:

Bluthochdruck (= Hypertonie) beim Diabetiker

normaler Blutdruck	maximal bis 130 mm Hg systolisch, 80 mm Hg diastolisch
Bluthochdruck	ab 140 mm Hg systolisch, 90 mm Hg diastolisch

Jeder zu hohe Blutdruck ist **unbedingt** behandlungsbedürftig!

Fragen:

1. **Wie macht sich zu hoher Blutdruck bemerkbar?**

2. **Warum ist es so wichtig, den Blutdruck zu unterschiedlichen Zeiten und bei verschiedenen Gelegenheiten zu messen?**

3. **Zu welchen Erkrankungen kann unbehandelter Bluthochdruck führen?**

4. **Welches sind die wichtigsten Prinzipien zur Behandlung des Bluthochdruckes?**

Lösungen siehe Anhang

XV. Diabetes und Sport

Jeder Diabetiker sollte, nicht nur unter dem Aspekt der Vermeidung von Folgeschäden und der Senkung seines Blutzuckers, sondern auch im Hinblick auf die Steigerung seiner Lebensfreude und zur Förderung des körperlichen und seelischen Wohlbefindens, Sport betreiben. Sport ist neben der gesunden Ernährung und den richtigen Medikamenten eine der Säulen der Diabetestherapie und somit wichtiger Bestandteil der Behandlung jedes Diabetespatienten.
Allerdings gilt es vor dem Start zum Sport einiges zu beachten und zu planen. Und: körperliche Bewegung ist nicht immer „nur" Sport, auch Gartenumgraben oder Hausputz sind Muskelarbeit, die sich auf den Stoffwechsel auswirken!

D. Auswirkungen auf den Stoffwechsel

1. Gesunder Nichtdiabetiker

Beim gesunden Nichtdiabetiker wird die Blutglucose in einem Bereich von 50 bis 150 mg/dl sowohl beim Fasten als auch in Ruhe und bei körperlicher Anstrengung konstant gehalten.
Der Grund hierfür ist, daß unser Gehirn für seine Arbeit auf Glucose angewiesen ist und bei einem Blutzuckerwert unter 50 mg/dl mangelhaft arbeitet. Das Gehirn braucht kein Insulin für die Zuckerverwertung, es ist direkt abhängig vom Blutglucosespiegel. Deshalb sorgen verschiedene Mechanismen beim gesunden Nichtdiabetiker dafür, daß der Blutzuckerspiegel nie unter 50 mg/dl absinkt und damit eine Unterzuckerung auftritt.
Da das Gehirn pro Stunde etwa 6 g Glucose verbraucht und die Leber etwa 10 g pro Stunde herstellt, bleiben für die Versorgung der übrigen Gewebe etwa 4 g Glucose pro Stunde übrig. Wenn nun der Körper plötzlich besonderen Belastungen (z. B. verstärkter Muskeltätigkeit) ausgesetzt wird, werden pro Stunde mehr als 4 g Glucose verbraucht, so daß dann zur Sicherstellung der Gehirnversorgung zusätzlich Glucose von der Leber hergestellt oder freigesetzt werden muß. Dies kann sie nur bei niedrigen Blutinsulinspiegeln.
Die Absenkung des Insulinspiegels bei sportlicher Aktivität geschieht beim Nichtdiabetiker automatisch und ohne sein Zutun.

2. Diabetiker, der mit Insulin oder blutzuckersenkenden Tabletten behandelt wird

Beim **gut eingestellten** insulinbehandelten Diabetiker ist durch die subcutane Insulininjektion ein entsprechender Insulinspiegel vorgegeben und kann deshalb bei körperlicher Aktivität nicht vermindert werden. Ebenso wird durch die Einnahme blutzuckersenkender Tabletten der Insulinspiegel durch die Insulinausschüttung der Bauchspeicheldrüse erhöht.

Durch den relativ zu hohen Insulinspiegel, die zunehmende Insulinempfindlichkeit unter Belastung, die vermehrte Glucoseverwertung durch den Muskel sowie die nicht ausreichende, durch das Insulin gebremste Glucoseproduktion aus der Leber, kann es zu einer schweren Unterzuckerung während, aber auch nach der sportlichen Aktivität kommen. Deshalb gilt es vor einer sportlichen Belastung, ob geplant oder ungeplant, einiges zu beachten, um der Unterzuckerung vorzubeugen.

Die Muskulatur legt sich für körperliche Belastungen „Zuckervorräte" an. Patienten, die lange Zeit wenig oder gar keinen Sport getrieben haben, besitzen wenig Glucose-Reserven in der Muskulatur, so daß die Gefahr einer Unterzuckerung unter sportlicher Betätigung größer ist. Auch für aktive Sportler gilt, daß die Muskelgruppen sich sportartgemäß mit Glucose füllen: Beim Joggen werden andere Muskeln beansprucht, als beim Schwimmen. Wird eine neue Sportart ausgeübt, die bisher untrainierte Muskelgruppen fordert, können auch bei durchtrainierten Diabetikern Unterzuckerungen die Folge sein.

Besteht beim Diabetiker zu Beginn der sportlichen Aktivität ein **entgleister Diabetes** (ca. 220–300 mg/dl oder mehr), liegt ein Insulinmangel vor, bei Acetonnachweis im Urin sogar ein nahezu absoluter Insulinmangel. Dies führt sowohl zu einer verminderten Glucoseverwertung im Muskel als auch zu einer Glucoseüberproduktion aus der Leber, somit zu einer zunehmenden Verschlechterung der Stoffwechsellage und zu einem Anstieg des Blutzuckers. Aufgrund des fehlenden Insulins wird außerdem Fett abgebaut und die Ketonkörperbildung gesteigert. Als Endergebnis kann hieraus im Extremfall eine ketoazidotische Entgleisung bis hin zum Koma resultieren. Daher heißt es: Ruhe bewahren und körperliche Belastung vermeiden.

Nicht nur bei Insulinmangel kann es zum Blutzuckeranstieg während des Sports kommen, auch sehr starke Muskelarbeit, vor allem im Zusammenspiel mit einer Ausschüttung des Streßhormons Adrenalin, z. B. bei einem sportlichen Wettkampf, kann zu erhöhten Blutzuckerwerten führen.

E. Konsequenzen für den Diabetiker

Vor dem Sport muß einiges gefragt werden:

- welcher Sport soll betrieben werden?
- wie groß und evtl. ungewohnt wird die Anstrengung für mich sein?
- wie ist der aktuelle Blutzuckerwert?
- wirkt noch Insulin oder die blutzuckersenkende Tablette?

Vor jeder kürzer dauernden körperlichen Anstrengung (z. B. eine Stunde Schwimmen oder Radfahren) sollte vorher pro halbe Stunde etwa 1 BE zusätzlich an langwirkenden Kohlenhydraten eingenommen werden. Bei Ausdehnung der Aktivität empfiehlt es sich, zusätzlich kurzwirkende BEs einzuplanen und nach Abschluß der sportlichen Maßnahme gegebenenfalls erneut zusätzlich 1 bis 2 „lange" BEs zu essen.
Untrainierte Patienten sollten zur Sicherheit 1–2 BE mehr zu sich nehmen.
Außerdem gilt es, bereits vor dem Sport bestehende niedrige Blutzuckerwerte unter 100 mg/dl mit schnellen BEs anzuheben, bevor es losgeht. Ist die geplante Anstrengung groß, sollte man ebenfalls die BE-Menge erhöhen.
Ungeplante körperliche Anstrengungen können immer nur durch zusätzliche Kohlenhydrate abgefangen werden!
Patienten, die eine **konventionelle Insulintherapie** durchführen, sollten vor einer geplanten langandauernden oder ungewohnten Belastung die Menge des Insulins vor und evtl. auch nach der Muskelarbeit vermindern. Zusätzlich kann es nötig sein, der Unterzuckerung mit Sport-BE vorzubeugen.
Patienten, die eine **intensivierte konventionelle Insulintherapie** durchführen, können vor einer geplanten körperlichen Aktivität im Anschluß an eine Mahlzeit ihr Kurzzeitinsulin reduzieren. Hier muß die jeweilige Wirkungsweise und -dauer des Kurzzeitinsulins berücksichtigt werden. Unter einer ICT mit Normalinsulin kann weniger Mahlzeiteninsulin gespritzt werden, wenn die Belastung 2–3 Std. nach der Injektion stattfindet, bei Lispro-Insulin bei einer geplanten Bewegung 1–2 Std. nach Injektion.
Der Körper schüttet während der körperlichen Belastung seine Glucosevorräte aus, die er nach dem Sport wieder auffüllen muß. Dies kann bis zu 14 Stunden nach Beendigung der Aktivität dauern, so daß in dieser Zeit mit Unterzuckerungen gerechnet werden muß. Vorsicht daher bei Korrekturen mit schnellwirkendem Insulin bei vermeintlich zu hohen Blutzuckerwerten nach dem Sport, „Einsparen" von BE oder dem Genuß von Alkohol nach oder während der Anstrengung. Eventuell ist zur Vorbeugung zu niedriger Blutzuckerwerte auch nach dem Sport noch eine Reduktion des Basalinsulins notwendig.
Bei einer geplanten längerdauernden Muskelarbeit (z. B. mehrere Stunden Skilauf, Tagesbergwanderung) muß unbedingt vorbeugend, je nach geplanter Anstrengung, bis zu 50% weniger Insulin injiziert werden. Dabei kann z. B.

bei einer Halbtageswanderung eventuell komplett auf das schnellwirkende Insulin verzichtet und alleine durch die Basalinsulinrate der Insulinbedarf abgedeckt werden. Auch bei deutlicher Verminderung der Insulindosis sind bei anstrengenden sportlichen Aktivitäten zusätzliche BEs einzuplanen. Bei langanhaltender körperlicher Bewegung müssen sowohl Langzeit- wie auch Kurzzeitinsulin reduziert werden.
Um als Diabetiker regelmäßig und ohne zusätzliches Risiko Sport treiben zu können, sollten Sie Ihren Blutzucker **vor, während und nach** der sportlichen Aktivität messen und die oben angeführten Maßnahmen berücksichtigen. Traubenzucker zur Behandlung von Hypoglykämien sollten Sie immer griffbereit haben (im Schwimmbad im Handtuch eingewickelt am Beckenrand anstatt im Garderobenschrank eingeschlossen!). Informieren Sie einen Sportkameraden und/oder den Trainer über Ihren Diabetes und darüber, wie sie Ihnen im Falle einer Unterzuckerung helfen können!

Tabelle 67: Stoffwechselveränderungen bei körperlicher Aktivität

	Hormone	**Stoffwechselvorgänge**	**Blutzucker**
Nicht-diabetiker	Insulinsekretion nimmt ab (dadurch niedriger Insulinspiegel im Blut) Insulinempfindlichkeit steigt Adrenalin, Glukagon, Cortisol steigen im Blut an	Vermehrte Glucoseverwertung im Muskel Vermehrte Glucoseproduktion durch: Abbau der Glykogenspeicher in der Leber Neubildung von Glucose in der Leber aus Eiweiß	normaler Blutzucker
Diabetiker (mit Insulin gut eingestellt)	Relativ hoher Insulinspiegel nach subcutaner Injektion Insulinempfindlichkeit steigt Adrenalin, Glukagon, Cortisol steigen im Blut an	Vermehrte Glucoseverwertung im Muskel Nicht ausreichende Glucoseproduktion in der Leber (Hemmung durch den erhöhten Insulinspiegel im Blut)	Abfall des Blutzuckers evtl. Unterzuckerung (= Hypoglykämie)

Tabelle 67: (Fortsetzung)

	Hormone	Stoffwechselvorgänge	Blutzucker
Entgleister Diabetes (BZ ca. 250–300 mg/dl oder mehr, beg. Ketose)	Insulinmangel (evtl. gar kein Insulin mehr im Blut) Adrenalin, Glukagon, Cortisol steigen im Blut an und dadurch auch der BZ-Spiegel	Verminderte Glucoseverwertung (da Insulin fehlt) Glucoseüberproduktion aus der Leber (da Insulin fehlt, kommt es zum Glykogenabbau und zur Glucoseneubildung aus Eiweiß)	Anstieg des Blutzuckers evtl. Ketoazidose (evtl. Koma)

Tabelle 68: Vorteile und mögliche Gefahren von sportlichen Betätigungen

Nutzen	Gefahren
Blutzuckersenkung bei leichter Hyperglykämie	Hyperglykämische Entgleisung bei starkem Insulinmangel (evtl. Ketose, ketoazidotisches Koma)
Senkung des Insulinbedarfs durch Erhöhung der peripheren Insulinempfindlichkeit	Hypoglykämien (= Unterzuckerungen); Wenn Insulindosis nicht reduziert und/oder keine zusätzlichen BEs eingenommen wurden
Serum-Triglyceride werden gesenkt	Blutzuckerschwankungen bei labilem Diabetes mellitus
HDL-Cholesterin erhöht sich	
Training des Herz-Kreislauf-Systems	Kardiale Zwischenfälle (z. B. Angina pectoris, Infarkt, Kollaps)
Steigerung von Selbstwertgefühl, Wohlbefinden und Leistungsvermögen	Fußprobleme (z. B. Geschwüre, Blasen)
Gewichtsreduktion bei regelmäßigem Training (= 2 mal pro Woche, mindestens etwa $^1/_4$ bis $^1/_2$ Stunde Ausdauertraining)	

Merke:

Allgemein:

- Das Gehirn verbraucht Glucose. Der arbeitende Muskel benötigt ebenfalls Glucose. Deshalb muß beim Sport mehr Glucose bereitgestellt werden als in Ruhe.
- Insulin wirkt bei Muskelarbeit stärker, deshalb verringert sich der Insulinbedarf.
- Durch Sport werden Zuckerspeicher in Muskel und Leber entleert.
- Ist kein Insulin im Blut, kann der arbeitende Muskel nur Fettsäuren verbrauchen, daraus entsteht in erheblichem Ausmaß Aceton.

Ursachen für Überzuckerung beim Sport:

- Die letzte Insulindosis wurde zu stark vermindert.
- Bei Insulinmangel schüttet die Leber vermehrt Zucker ins Blut aus, dieser kann aber nicht verbraucht werden.
- Vor dem Sport wurden zuviel Zusatz-BE eingenommen.
- Beim Sport ist es zur Unterzuckerung gekommen, der Körper wehrt sich dagegen und stellt zuviel Zucker bereit (Gegenregulation).
- Bei extremer körperlicher Belastung werden Hormone (z. B. Adrenalin, Glukagon, Cortisol, STH = somatotropes Hormon) ausgeschüttet, die auch nach dem Sport den Blutzucker noch steigern können.

Maßnahmen im Zusammenhang mit Sport:

Maßnahmen **vor** dem Sport:

- Bei Gabe von 2 verschiedenen Insulinen das Insulin kürzen, das zur Zeit der Sportausübung wirkt. Eventuell Tablettendosis vermindern.
- Blutzuckerbestimmung; Bei Werten **unter 100 mg/dl** und **über 250 mg/dl**, Sport noch nicht beginnen, sondern erst den Blutzucker ausgleichen.
- Niedrige Blutzuckerwerte durch Zusatz-BE anheben.
- Hohe Blutzuckerwerte mit Insulin langsam und vorsichtig absenken (wenige Einheiten Kurzzeitinsulin genügen oft!).
- Pro halbe Stunde körperlicher Anstrengung eine **„Sport-BE“!**

Maßnahmen **beim** Sport:

- Bei längerdauernder Belastung in der Sportpause Blutzucker messen.
- Bei Bedarf bzw. nach Plan Zusatz-BEs auch während des Sports.

Maßnahmen **nach** dem Sport:

- Blutzucker testen, notfalls Zusatz-BEs.
- Evtl. 2–3 Stunden später nochmals testen und Zusatz-BEs, denn evtl. erst späterer Blutzuckerabfall.
- Bei normalem Blutzucker vor der Nachtruhe Zusatz-BE (evtl. noch nachts BZ testen!)

Geeignete Sportarten:

- Ausdauersportarten (z. B. Schwimmen, Radfahren, Skilanglauf, Laufen)
- Gruppensport (z. B. Ballspiele, Gesellschaftstanz)

Sport ist gesund!

Aber auch einer der häufigsten Gründe für schwere Unterzuckerungen!

Sport wirkt nach!
(und das oft Stunden nach dem Sport)
Die Zuckerspeicher in Leber und Muskel müssen wieder aufgefüllt werden.
Blutzuckerabfall!!

Vorsicht!

Symptome einer Unterzuckerung, wie Schweißausbruch, Herzklopfen und Zittern werden oft beim Sport nicht bemerkt.
Diabetiker mit ausgeprägtem Bluthochdruck, mit schwerer Augenhintergrundveränderung und ausgeprägter Neuropathie sollten Sport meiden.

Fragen:

1. **Was sollte vor dem Sport bedacht werden?**
2. **Was sollten untrainierte Diabetiker vor Muskelarbeit bedenken?**
3. **Wann kann nach dem Sport der Blutzucker ansteigen?**
4. **Warum sollten sich Diabetiker mit schweren Augenhintergrundveränderungen körperlich nicht stark belasten?**
5. **Welches Insulin sollte ein ICT-Patient bei einer Wanderung direkt im Anschluß an das Mittagessen vermindern?**
6. **Ist es möglich, daß auch 12 Stunden nach Ende einer körperlichen Anstrengung noch eine Unterzuckerung auftritt?**

Lösungen siehe Anhang

XVI. Urlaub und Reisen

Unsere heutige Gesellschaft ist in zunehmendem Maße sowohl beruflich als auch privat (z. B. im Urlaub) mobil, wobei mit dem Auto und der Bahn und insbesondere mit dem Flugzeug innerhalb kürzester Zeit riesige Entfernungen überwunden werden können.
Daß dies sowohl für den Körper als auch für die Psyche eines Jeden eine besondere Belastung darstellt, ist sicherlich den meisten Reisenden bewußt. Es gibt jedoch einige spezielle Dinge, die Sie als Diabetiker bei Reisen und Urlaub unbedingt beachten sollten.

A. Beim Autofahren

Beim Autofahren sollten Sie folgende Regeln beachten:

- Vor jeder Fahrt – insbesondere vor längeren Fahrten – sollten Sie immer den **Blutzucker messen**.
- Bei niedrigen Blutzuckerwerten immer zuerst essen, erst dann die Fahrt antreten.
- Treten bei Ihnen während der Fahrt auch nur die geringsten Anzeichen einer Unterzuckerung auf, halten Sie bitte sofort an und gehen Sie wie folgt vor:
  - Motor abschalten
  - Zündschlüssel abziehen
  - Handbremse anziehen
  - anschließend sofort „schnelle" Kohlenhydrate (Traubenzucker) zu sich nehmen und abwarten
  - danach erst Blutzucker messen.
- In Ihrem Auto sollten Sie immer ausreichende Mengen an rasch verdaulichen Kohlenhydraten mit sich führen (Traubenzucker, Dose zuckerhaltiger Coca Cola, etc.). Ihre gewohnte Tagesverteilung von Mahlzeiten und Insulin sollten Sie beibehalten. Dies gilt auch, wenn Sie z. B. Ihre Reise gegen Mitternacht oder 4.00 Uhr morgens antreten.
- Möglichst keine längeren Nachtfahrten!

- Bei Langstreckenfahrten sollten Sie **alle 2 Stunden** eine Pause einlegen, Ihren Blutzucker messen und Ihre BEs entsprechend Ihrer sonstigen Verteilung zu sich nehmen.
- Vor und während einer Fahrt nie Alkohol trinken, auch kein Diabetiker-Bier.
- Auch ohne bekannte Folgeerkrankung sollten Sie mindestens einmal im Jahr Ihre Sehfähigkeit und den Augenhintergrund vom Augenarzt untersuchen lassen.
- Diabetikerausweis immer mit sich führen!
- Haben Sie immer ausreichend Insulin und Testmaterial bei sich!
- Fahren Sie längere Strecken möglichst nie allein.

Merke:

1. Vor jeder Fahrt Blutzucker messen

2. Bei den geringsten Zeichen einer Unterzuckerung sofort in einem ungefährdeten Bereich anhalten:

- **Motor ausschalten**
- **Handbremse anziehen**
- **Traubenzucker o. ä. zu sich nehmen und**
- **Blutzucker testen!**

3. Häufiger Pausen einlegen (alle 2 Stunden).

4. Augen regelmäßig kontrollieren lassen.

5. Längere Strecken, wenn möglich, nicht alleine fahren.

B. Bei Flugreisen

Die meisten physiologischen und psychologischen Funktionen des Menschen laufen in einem regelmäßigen Rhythmus ab, wobei Schlaf- und Wachzustand die deutlichsten Ausdrucksformen dieser Periodik darstellen. Ausschlaggebend für diese Rhythmik ist die Drehung der Erde mit den entsprechenden Licht- und Dunkelphasen.
Bei Interkontinentalflügen mit Zeitverschiebung kommt es beim Überschreiten von Zeitzonen zu einer Störung dieses biologischen Rhythmus und damit zu Krankheitserscheinungen, die unter dem Ausdruck „Jet-Lag“ zusammengefaßt werden.

- Störung der Reaktionsfähigkeit,
- Störung der Gedächtnis- und Konzentrationsleistung,
- Erschöpfungs- und Müdigkeitsgefühl usw.

Da all diese Symptome auch bei Unter- oder Überzuckerung auftreten können, ist es wichtig, sowohl vor als auch während und insbesondere nach langen Flügen mit Zeitverschiebung regelmäßige Blutzuckerkontrollen durchzuführen. Je nachdem, ob es sich um einen Flug nach Westen oder Osten mit Zeitverschiebung handelt, muß die Insulindosis entsprechend angepaßt werden. Was im Einzelfall zu tun ist, sollte anhand des Flugplanes mit dem behandelnden Diabetologen vor Antritt der Reise besprochen werden.

Als Faustregel gilt:

- Bei Flügen von Ost nach West mit Zeitgewinn: Überbrücken der zusätzlichen Stunden durch kleine Gaben von Kurzzeitinsulin oder zusätzliche kleine NPH-Insulin-Dosen,
- Bei Flügen von West nach Ost (= „Der Tag wird kürzer“) ist der Insulinbedarf vermindert. Deshalb sollte die Basalrate gekürzt werden, und wie üblich vor den Mahlzeiten Kurzzeitinsulin injiziert werden.

Da sich das Verkehrsmittel „Flugzeug“ in einigen wichtigen Punkten von der Bahn, dem Auto oder dem Schiff unterscheidet, müssen insbesondere von älteren Diabetikern und hierbei Diabetikern mit bereits bestehenden Folgeerkrankungen einige wichtige Punkte beachtet werden:

- In der Flugzeugkabine herrscht ein reduzierter Gesamtluftdruck, der einer Höhe von etwa 2400 m entspricht. Damit ist der Sauerstoffdruck in der Kabine reduziert, was besonders bei Herz-Kreislauf-Kranken eine Belastung darstellen kann.

- Druckdifferenzen, insbesondere beim Landeanflug können zu Schmerzen in mit Luft gefüllten Körperhöhlen (z. B. Mittelohr-, Nasennebenhöhlen-System, Magen-Darmtrakt) führen.
- Die relativ niedrige Luftfeuchtigkeit in der Kabine kann bei Atemwegserkrankungen zusätzlich belasten.
- Die eingeschränkten Bewegungsmöglichkeiten im Flugzeug können zu Blutzirkulationsstörungen, besonders im Bereich der Beine mit der Gefahr einer Thrombose – bei sehr langen Flügen – führen (Vorbeugen durch Fußgymnastik und Umhergehen!).
- Lärm und Vibrationen können als Streß empfunden werden, „Luftlöcher" können zum Auslösen der Flugkrankheit führen.

Im Einzelfall muß die Flugtauglichkeit vor Antritt der Reise mit dem Hausarzt oder auch mit dem Medizinischen Dienst der jeweiligen Fluggesellschaft abgesprochen werden.

Sie sollten als insulinpflichtiger Diabetiker bei Reisen und im Urlaub folgendes mit sich führen:

Im Handgepäck:

- Diabetiker-Ausweis mit Übersetzungen in die jeweilige Landessprache (Übersetzungen sind beim Deutschen Diabetiker-Bund erhältlich)
- ausreichend Verzögerungs- und Altinsulin
- Insulinspritzen
- ausreichend Kohlenhydrate, auch für die Zwischenmahlzeiten
- Traubenzucker, Diabetiker-Tagebuch
- Testmaterialien (Blutzucker-, Harnzucker- und Acetonstreifen)
- Attest, welches bei möglichen Kontrollen an der Grenze nachweist, daß Sie Spritzen mit sich führen müssen, bzw. Insulinpumpenträger sind.

Im Hauptgepäck:

- Kein Insulin
- aber einen Vorrat an Insulinspritzen
- Testmaterialien
- gegebenenfalls Diätwaage
- Kohlenhydrat-Austauschtabelle.

C. Versicherung

Was ist versicherungsrechtlich bei Reisen oder Urlaub im Ausland zu beachten:

1. Sie müssen sich als Versicherter vor der Reise von Ihrer Krankenkasse eine Anspruchsbescheinigung besorgen, mit der Sie sich im Krankheitsfall im Ausland als Versicherter einer gesetzlichen Krankenkasse ausweisen können. Denn grundsätzlich gilt nach §16, Abs. Nr. 1 des 5. Buches Sozialgesetzbuch für die gesetzliche Krankenversicherung der Grundsatz, daß der Krankenversicherungsschutz an der Grenze endet. Für Reisen in Nicht-EG-Länder empfiehlt sich der Abschluß einer privaten Krankenversicherung. Bitte achten Sie aber darauf, daß ihr Diabetes und mögliche Folgeerkrankungen in der Leistungspflicht enthalten sind. Das Abschließen einer zusätzlichen Reiserücktransportversicherung, die z. B. Rückflüge übernimmt, die sonst selbst gezahlt werden müßten, ist sinnvoll.
2. Das EG-Recht und die mit anderen Staaten geschlossenen zwischenstaatlichen Sozialversicherungs-Verträge beseitigen jedoch das Ruhen eines Leistungsanspruchs bei Auslandsaufenthalt, deswegen besteht auch bei Aufenthalt in den übrigen 11 EG-Ländern weiterhin Krankenversicherungsschutz, ebenso in den Ländern, mit denen ein Krankenversicherungsabkommen abgeschlossen wurde (Finnland, Israel [nur Mutterschaft], Jugoslawien, Österreich, Marokko [nur Geldleistungen], Rumänien [nur vorübergehender Aufenthalt], Schweden, Schweiz, Tunesien, Türkei).
3. Die Krankenversicherungsträger stellen sich untereinander jeweils ihr Krankenversicherungssystem zur Verfügung, d. h. der Versicherte wird während seines Urlaubs im anderen Staat so behandelt, als ob er dort versichert wäre, mit allen Vor- und Nachteilen. Im Falle einer Erkrankung erhält er nur die unverzüglich erforderlichen Leistungen, d. h. alle Leistungen, die bis zur beabsichtigten Rückkehr nicht aufgeschoben werden können.
4. Das Recht des Aufenthaltsortes gilt auch für die Höhe und Begleichung der Behandlungskosten bei einem Kostenerstattungssystem, wie z. B. in Frankreich. Dort zahlt der Versicherte zunächst den Arzt selbst und läßt sich den vorgelegten Beleg von der ausländischen Krankenkasse erstatten. Handelt es sich dagegen um ein Sachleistungssystem, wie z. B. in Deutschland, bezahlt die aushelfende Krankenkasse (in Deutschland ist dies die AOK) die Leistungserbringer (Arzt/Krankenhaus).

D. Impfungen

Da insbesondere durch Durchfallerkrankungen und fieberhafte Infektionen Stoffwechselentgleisungen zu erwarten sind, ist es dringend angeraten, sich bei Reisen in tropische oder subtropische Länder einen entsprechenden individuellen Impfplan, evtl. in Zusammenarbeit mit einem tropenmedizinischen Institut, zusammenstellen zu lassen.
Neben der Prophylaxe sind spezielle Verhaltensempfehlungen vor und während des Aufenthaltes in den Tropen und nach der Rückkehr ins Heimatland zu beachten.

Fragen:

1. **Warum ist es so wichtig, vor Beginn einer Autofahrt den Blutzucker zu testen?**

2. **Warum sollte bei einer Unterzuckerung während der Autofahrt sofort angehalten, der Motor ausgeschaltet, die Handbremse angezogen und Traubenzucker eingenommen werden?**

3. **Warum spielt bei Reisen mit dem Flugzeug die Zeitverschiebung eine Rolle?**

Lösungen siehe Anhang

XVII. Diabetes und Partnerschaft

Im täglichen Leben des Einzelnen mit oder ohne Diabetes sind Partnerschaft bzw. Ehe und Sexualität wesentliche Bestandteile eines glücklichen, erfüllten Lebens. Für beide (von der Erkrankung Betroffene/r und Lebenspartner/in) kann die Erkrankung zu einer Herausforderung werden.
Nach Bekanntwerden des Diabetes mellitus setzen sich beide Partner oft unterschiedlich mit der Krankheit auseinander:

- Die Betroffenen empfinden oft **Wut** über die Ungerechtigkeit der Situation („Warum gerade ich"), oder **Trauer** über den Verlust eines Teils der Gesundheit. **Selbstwertprobleme** bis hin zur **Verzweifung**, **Schuldgefühle** und **Angst vor der Zukunft** (beispielsweise vor Folgeschäden der Krankheit). Oft bedeutet die Diagnosestellung auch eine erste Auseinandersetzung mit der Begrenztheit des eigenen Lebens, mit Sterben und Tod.
- Die Partner des Erkrankten können diese Gefühle teilen, haben aber daneben auch noch eigene Gefühle. Dazu zählen die **Hilflosigkeit**, den Partner nicht gesund machen zu können, die **Vernachlässigung**, weil z. B. der Erkrankte mehr Aufmerksamkeit erfährt oder das Behandlungsteam sie/ihn von Gesprächen, Entscheidungen usw. ausschließt.

Über all diese Gefühle zu sprechen erfordert – zumindest anfangs – viel Mut. Dennoch ist nur durch das ständige Suchen des Gespräches ein gegenseitiges Verstehen und Unterstützen möglich. Erst dadurch werden die Voraussetzungen für ein nicht nur passives Annehmen der Krankheit geschaffen und die Möglichkeit wächst, daß die Erkrankung zu einer die Partnerschaft auch vertiefenden und bereichernden Erfahrung wird.
Manchmal allerdings treten in der Partnerschaft bereits versteckt vorhandene Schwierigkeiten erst durch die Erkrankung richtig zutage. So kann sich beispielsweise die Angst des Partners, den Anderen zu verlieren, in Überfürsorglichkeit äußern. Der Diabetes kann dann leicht zum Vorwand oder Spielball für eigentlich ganz andere Inhalte werden. Hier ist es wichtig, rechtzeitig die Notwendigkeit fachkundiger Hilfe, z. B. in Konfliktberatungsstellen zu erkennen und solche – meist kostenlose – Angebote auch annehmen zu können.
Problematisch ist auch gelegentlich, daß die Erkrankung die Selbständigkeit und Unabhängigkeit (= Autonomie) von beiden Partnern behindern kann.

Eine umfassende Schulung beispielsweise kann verhindern, daß die **Betroffenen** Teilbereiche der notwendigen Selbstbehandlung, z. B. eine geeignete Ernährung, an den jeweiligen Partner delegieren und so in eine Abhängigkeit von dessen Unterstützung geraten. Auf seiten der **Partner** ist es jedoch nicht minder wichtig, das richtige Maß an Unterstützung zu finden. Auch hier ist eine ausreichende **Schulung** Grundbedingung. Mögliche Notsituationen, wie beispielsweise Unterzuckerungszustände, verlieren dadurch viel von ihrem Schrecken und können leichter gemeistert werden.
Oftmals gleicht die partnerschaftliche Beziehung dennoch einer Gratwanderung: Soviel Hilfe wie nötig, aber kein Zuviel im Sinne einer Überbehütung, die einer Bevormundung nahe kommt. Es ist wichtig, sich bewußt zu machen, daß letztendlich jeder für sein Leben selbst verantwortlich ist (wenn dies auch nicht für Ausnahmesituationen gilt).
Eine chronische Erkrankung wie der Diabetes mellitus kann ein Paar fest zusammenschmieden. Zu fest manchmal: Die Umwelt mit ihrem Unwissen und fehlendem Verständnis wird dann oft als so feindlich erlebt, daß es geboten scheint, sich gemeinsam dagegen zu verbünden. Eine Gefahr solchen Verhaltens liegt dann jedoch in einer möglichen gesellschaftlichen Isolation des Paares – mit langfristig negativen Folgen auch für dessen Beziehung.
Ausdruck einer harmonischen Paarbeziehung ist ein für beide Seiten befriedigendes **Sexualleben**. Störungen des Empfindens und der Potenz kommen bei Diabetikern relativ häufig vor. Ist der Stoffwechsel nicht gut eingestellt, können die Betroffenen reizbar oder außergewöhnlich müde sein und das Interesse am Geschlechtsleben verlieren. Wichtig ist hier zu wissen, daß in diesen Fällen der Diabetes und nicht ein Problem in der Beziehung die Ursache ist. Eine verbesserte Blutzucker-Einstellung und ein partnerschaftliches Miteinander können helfen, mit dieser Störung einfühlsam umzugehen und Schuldgefühle oder zukünftige Versagensängste zu vermeiden.
Von diesen oft kurzfristigen Störungen muß die dauerhaft reduzierte sexuelle Leistungsfähigkeit unterschieden werden. Auch sie ist ein, vor allem bei Typ-I-Diabetikern mit langjähriger Erkrankungsdauer, relativ häufig beobachtetes Symptom. Sie tritt meistens – aber nicht ausschließlich – bei Männern auf.
Grundlage einer Behandlung ist eine ausführliche Diagnostik mit Untersuchungen der Nerven und Gefäße, die im Rahmen der Folgekrankheiten des Diabetes betroffen sein können. Es gibt heute viele Möglichkeiten der Behandlung, z. B. Schwellkörper-Selbstinjektionen, Vakuumpumpe und operative Verfahren. Das Paar sollte gemeinsam entscheiden, welcher Behandlungsmethode es den Vorzug gibt. Sollten dennoch nur schwer überwindbare Schwierigkeiten bestehen bleiben, können trotzdem noch Möglichkeiten gesucht werden, eine befriedigende Beziehung auch ohne Sexualverkehr auf-

rechtzuerhalten. Auch hier geben Beratungsstellen für Partnerschaftsfragen und Sexualtherapeuten Hilfestellung. Auf keinen Fall sollte man sich scheuen, Potenzprobleme mit dem Hausarzt, dem Urologen oder Andrologen (meist Hautärzte) offen zu besprechen. Wenig erfolgreich ist demgegenüber meist der Griff der in der Boulevardpresse so zahlreich angepriesenen „Wundermittel". Diese halten nämlich meist wenig von dem, was sie versprechen und helfen meist nur einem wirklich, nämlich dem, der sie herstellt!

Fragen:

1. **Was macht Ihrem Partner/Ihrer Partnerin an Ihrer Erkrankung am meisten Angst? Wie geht er/sie damit um?**

2. **Haben Sie manchmal Schuldgefühle, durch Ihre Erkrankung den Partner zu belasten? Was bewirken diese Gefühle bei Ihnen?**

Lösungen siehe Anhang

A. Diabetes und Schwangerschaft

Eine Schwangerschaft ist auch für eine Diabetikerin und ihren Partner ein freudiges Ereignis und sollte es auch sein. Allerdings kann sie unter Umständen für Mutter und Kind mit erheblichen Risiken verbunden sein.
Eine Ursache liegt darin, daß die Schwangerschaft selbst einen, den Diabetes verschlechternden Einfluß ausübt, ausgelöst durch die Hormone **Progesteron**, **Human Plazenta Lakogen** (= **HPL**) und **Östriol**, die von der Plazenta (= Mutterkuchen) hergestellt werden. Diese verursachen eine Verminderung der Insulinempfindlichkeit, die etwa ab dem 4. bis 6. Schwangerschaftsmonat zu einer Zunahme des Insulinbedarfs führt. Zusätzlich kommt es in der Plazenta zu einem vermehrten Abbau des Insulins.
Durch die heute mögliche bedarfsgerechte Insulintherapie sind die Gefahren für die Mutter, wie Ketoazidose, EPH-Gestose und Infektion, weitgehend beseitigt, während die Gefahren für das ungeborene oder geborene Kind, wie intrauteriner Fruchttod, Atemnotsyndrom und Mißbildungen noch nicht in gleichem Maße behoben werden konnten.
Da von Anfang an der Blutkreislauf des nicht geborenen Kindes über die Plazenta mit dem Kreislauf der Mutter verbunden ist, kommt es bei einer **mütterlichen Hyperglykämie** (= Überzuckerung) auch zu einer **Hyperglykämie im Kreislauf des Kindes**. Etwa ab der 28. Schwangerschaftswoche führt dies dazu, daß die kindliche Bauchspeicheldrüse vermehrt Insulin produziert, um das Zuckerüberangebot zu bewältigen. Dies führt bei dem Kind zu einer regelrechten Glucosemast mit Vermehrung des Fettgewebes und zu einer Vergrößerung der Zuckerdepots in Form von Glykogen, vor allem im Herz und in der Leber.
Nach der Geburt ist der Insulinspiegel des Neugeborenen zunächst unvermindert hoch. Da mit der Abnabelung jedoch plötzlich das Zuckerangebot des mütterlichen Blutes fehlt, können leichte und auch schwerere Unterzukkerungen des Kindes die Folge sein. Es ist deswegen dringend notwendig, daß eine diabetische Schwangere in einer Klinik entbindet, in der das neugeborene Kind sofort nach der Geburt durch engmaschige Blutzuckermessungen überwacht und bei Bedarf mit einer Traubenzuckerinfusion versorgt werden kann.
Bei schlecht eingestellten schwangeren Diabetikerinnen ist das Mißbildungsrisko des Kindes gegenüber der nicht-diabetischen Schwangeren deutlich erhöht. Demgegenüber zeigen diabetische Schwangere mit bereits zum Zeitpunkt der Empfängnis normalisierten Blutzuckerwerten kein erhöhtes Mißbildungsrisiko. Der weitere Schwangerschaftsverlauf kann unter strenger Stoffwechselführung dem einer nicht-diabetischen Schwangeren entsprechen und in aller Regel die Spontangeburt abgewartet werden. Dies setzt jedoch

intensive Bemühungen auf Seiten der Schwangeren selbst, aber auch ihrer betreuenden Ärzte (Hausarzt, Diabetologe, Gynäkologe bzw. später Entbindungsklinik), voraus.
Da es in seltenen Fällen während der Schwangerschaft zu einer Verschlechterung bereits vorhandener Folgeerkrankungen kommen kann, sollten insbesondere augenärztliche Kontrollen in jedem Drittel der Schwangerschaft erfolgen. So kann eine eventuell notwendige Laserkoagulationsbehandlung des Augenhintergrundes rechtzeitig erfolgen. Bei einer fortgeschrittenen Retinopathie oder gar einer proliferativen Retinopathie sollte die Schnittentbindung erfolgen, da das Blutungsrisiko in die Netzhaut, unter einer Spontangeburt zu hoch wäre.
Lediglich Diabetikerinnen mit bereits fortgeschrittener diabetischer Nierenschädigung oder mit Veränderungen an den großen Gefäßen, insbesondere den Herzkranzgefäßen, wird man ärztlicherseits von einer Schwangeschaft abraten müssen.
Für die Insulineinstellung während der Schwangerschaft gilt, daß auch bei einer gesunden, nicht diabetischen Schwangeren während der Schwangerschaft nüchtern der Blutzucker schon um etwa 10 bis 20 mg/dl niedriger liegt, als außerhalb der Schwangerschaft. Das bedeutet, daß eine schwangere Diabetikerin Nüchternblutzuckerwerte zwischen 60 und 90 mg/dl und postprandial (= nach dem Essen) unter 140 mg/dl haben sollte. Der Insulinbedarf steigt im allgemeinen während der Schwangerschaft, und zwar etwa ab der 15. Woche bis zum Ende, wegen der abnehmenden Insulinempfindlichkeit z.T. bis auf das 2- bis 4fache an. Bei einigen Schwangeren geht, ohne daß heute genau bekannt ist warum, während der 6. bis 10. Woche der Insulinbedarf vorübergehend zurück. Während der letzten 4 bis 6 Wochen der Schwangerschaft ist der Insulinbedarf oft unverändert, einige Tage vor der Geburt nimmt er in der Regel bereits dramatisch ab, ganz besonders unmittelbar nach der Geburt, Hier fällt der Insulinbedarf oft unter die Ausgangsinsulinmenge in der Zeit vor der Schwangerschaft ab. In den folgenden Tagen normalisiert sich der Bedarf, pendelt sich oft auf die Menge vor der Schwangerschaft ein.
Die Zahl der täglich durchzuführenden Insulininjektionen wird bestimmt durch die aktuellen Blutzuckerwerte, wobei Normoglykämie unbedingt anzustreben ist. Durch den während der Schwangerschaft zunehmenden Insulinbedarf ist es oft notwendig, mehrfach täglich, entsprechend dem intensivierten konventionellen Therapieregime vorzugehen. In besonderen Fällen ist der Einsatz einer Insulinpumpe für die Zeit der Schwangerschaft angezeigt und absolut sinnvoll.
Blutzuckersenkende Tabletten sind bei der schwangeren Diabetikerin verboten, obgleich sich bisher kein Anhalt für eine Fruchtschädigung ergeben hat.

Da einige dieser Mittel die Plazentaschranke passieren können, sind sie in der Lage, die kindlichen Betazellen der Bauchspeicheldrüse zu stimulieren und damit die unmittelbar nach der Geburt auftretende Unterzuckerung des Kindes zu verstärken.

Merke:

Blutzuckereinstellung bei schwangeren Diabetikerinnen
(und vor Beginn der Schwangerschaft):

BZ postprandial (= nach den Mahlzeiten) morgens, mittags und abends	90–110 mg%
Nüchtern-Blutzucker	60–100 mg%
HbA1c-Wert **HbA1-Wert**	< 7,0% < 8,0%
Fructosamin-Wert	< 250 µmol/l

Fragen:

1. **Warum ist es so wichtig, daß die Schwangerschaft bei einer Diabetikerin geplant wird?**

2. **Was kann eine bereits schwangere Diabetikerin tun, um die Risiken der Schwangerschaft möglichst niedrig zu halten?**

3. **Wie verhält sich der Insulinbedarf während der Schwangerschaft?**

4. **Warum wird jede Schwangerschaft einer Diabetikerin auch heute noch als Risiko-Schwangerschaft eingestuft?**

Lösungen siehe Anhang

B. Gestationsdiabetes

(Text in Anlehnung an die Arbeitsgemeinschaft Diabetes und Schwangerschaft der Deutschen Diabetes-Gesellschaft)

Unter einem Gestationsdiabetes versteht man das erstmalige Auftreten eines erhöhten Blutzuckerspiegels unterschiedlichen Ausmaßes während der Schwangerschaft.
Die Häufigkeit seines Auftretens schwankt zwischen 1–5% aller Schwangeren und ist insofern wichtig, als er häufig zu spät entdeckt wird, jedoch hohe Risiken für Mutter und das ungeborene Kind in sich birgt. Die Risiken für die Mutter liegen dabei in dem gehäuften Auftreten von Komplikationen während der Schwangerschaft (z. B. Harnwegsinfekte, sogenannte EPH-Gestose). Von Seiten des Kindes gehört der Gestationsdiabetes zu den häufigsten Ursachen der Sterblichkeit vor und nach der Geburt.
Durch eine rechtzeitige Erkennung und Behandlung des Gestationsdiabetes können sowohl die mütterlichen als auch die Komplikation von Seiten des Kindes weitgehend vermieden werden.

1. Erkennung des Gestationsdiabetes

Da der Gestationsdiabetes in der Regel keine Beschwerden verursacht, kann er nur durch gezielte Suche erkannt werden. Daher sollte bei jeder Schwangeren ein Suchtest durchgefüht werden. In der Regel wird dieser zwischen der 24. und 28. Schwangerschaftswoche durchgeführt.

Kriterien für die Durchführung:

Alle Frauen über 30 Jahre, besonders Frauen, die übergewichtig sind und Frauen mit einer positiven Familien-Diabetesanamnese.

Methodik:

Bestimmung der Blutglucose 1 Stunde nach oraler Gabe von 50 g Glucose (= reiner Traubenzucker, gelöst in 200 ml Wasser). Die Glucose (oder ein entsprechendes Zuckergemisch) wird innerhalb von 5 Minuten langsam getrunken. Die Blutentnahme erfolgt 1 Stunde nach Beginn des Trunks und die Blutglucosebestimmung sollte in der Regel im Labor erfolgen.

Beurteilungskriterien:

Liegt die Blutzuckerkonzentration im Kapillar- oder venösen Blut über 140 mg/dl (= 7,8 mmol/l), so besteht der Verdacht auf einen Gestationsdiabetes. In diesem Fall folgt dann ein oraler Glucose-Toleranztest mit 75 g Glucose, gelöst in 300 ml Wasser (siehe: Diagnose des Diabetes mellitus).

2. Behandlung des Gestationsdiabetes

Bei gesichertem Gestationsdiabetes wird diese Frau nach den gleichen intensiven Regeln betreut wie eine Patientin mit manifestem Diabetes mellitus. Insbesondere muß eine intensive Schulung, Ernährungsberatung und Behandlung erfolgen. Eine Woche nach der Ernährungsumstellung muß erneut durch ein Blutglucosetagesprofil geklärt werden, ob die Diätbehandlung alleine ausreicht oder eine Insulintherapie erforderlich ist. Werden erhöhte Blutglucosewerte gefunden, so muß die Patientin sofort mit Insulin behandelt werden.

Insulinbehandelte Schwangere müssen wie andere Diabetikerinnen täglich Blutglucoseselbstkontrollen durchführen, wobei in der Regel die Insulinbehandlung mit der Entbindung oft beendet werden kann.

Der Gestationsdiabetes bildet sich nach der Schwangerschaft meist wieder vollständig zurück. Auch nach vollständiger Normalisierung der Blutglucosewerte besteht ein erhöhtes Risiko für die spätere Entstehung eines Diabetes mellitus. Deswegen sind auch danach regelmäßige Blutzuckerkontrollen notwendig, ebenso gilt der Hinweis auf eine mögliche Gewichtsreduktion.

C. Diabetes und Verhütung

Aus dem zuvor Gesagten ergibt sich, daß jede Schwangerschaft bei einer Diabetikerin geplant sein muß.

Die Erkenntnis, daß für die ungestörte weitere Entwicklung des ungeborenen Kindes bereits der Blutzucker zum Zeitpunkt der Zeugung eine wichtige Rolle spielt, hat dazu geführt, jeder Diabetikerin, die schwanger werden will, dazu zu raten, bis zum geplanten Kinderwunsch eine Verhütung zu betreiben und erst bei optimal eingestelltem Blutzucker diese zu beenden.

Bei der Wahl des Verhütungsmittels müssen die Vor- und Nachteile unbedingt beachtet werden. Hormonelle Kontrazeptiva (= Pille) greifen mehr oder weniger ausgeprägt in den Blutzuckerstoffwechsel ein (bei vielen Diabetikern steigt der Insulinbedarf), außerdem besteht bei der zusätzlichen Neigung zu Krampfadern verbunden mit Nikotinkonsum ein erhöhtes Thromboserisiko. Trotzdem gilt die „Pille“ heute auch bei Diabektikerinnen als das sicherste Verhütungsmittel. Andererseits besteht bei Verwendung der Spirale ein erhöhtes Blutungs- und Infektionsrisiko.

Die Verhütung sollte im Einzelfall nicht nur mit dem Gynäkologen, sondern auch mit dem betreuenden Hausarzt oder Diabetologen abgesprochen werden, eine Konzeption erst nach einer längerfristigen optimalen Blutzuckereinstellung erfolgen. Eine vorausgegangene Schulung und optimale Einstellung erscheint in jedem Falle Voraussetzung.

XVIII. Fußpflege

A. Warum Fußpflege?

Die Füße eines Diabetikers sind stärker gefährdet als die eines Nichtdiabetikers. Bereits kleine Hautverletzungen und Wunden können zu großen Komplikationen führen.
Verantwortlich dafür sind Folgeschäden des Diabetes wie:

- Durchblutungsstörungen – dadurch heilen Wunden schlechter und Infektionen breiten sich rascher aus.
- Nervenschädigungen (= Neuropathie):
  der „Gefühlsnerven" – mit gestörter Wahrnehmungsempfindung für Schmerzen, Temperatur, Berührung
  der Nerven, die für die Bewegung und Stellung der Fußmuskulatur verantwortlich sind – was zur Fehlstellung der Füße führen kann
  der Nerven, die die Schweißabsonderung an den Füßen steuern – mit oft trockener und rissiger Haut als Folge.

Eine dauerhafte gute Diabeteseinstellung, meiden von zusätzlichen Risikofaktoren (wie z. B. Nikotin) sowie eine regelmäßige Kontrolle und Pflege der Füße können eventuelle Komplikationen verhindern.

B. Regeln für die Fußpflege

1. So betreiben Sie Fußpflege richtig

Die folgenden Regeln sollten Sie bei der Fußpflege einhalten:
Tägliche Fußkontrolle: Schauen Sie insbesondere die Zehenzwischenräume und Fußsohlen genau an, notfalls mit Hilfe eines Spiegels.

- Tägliches Waschen mit **lauwarmem Wasser** (33 °C) und milder Seife (bei Gefühlsstörungen Wassertemperatur mit einem Thermometer messen), **nicht länger als 5 Minuten**. Füße gut abtrocknen, auch die Räume zwischen den Zehen; aber nicht reiben.

- Hornhaut mit einem Bimsstein behandeln; aber vorsichtig, da die Hornhaut auch einen gewissen Schutz für Ihre Füße darstellt.
- Bei trockener Haut Füße unter Aussparung der Zehenzwischenräume immer eincremen: Mit einer fetten Fußcreme (keine stark wasserhaltigen Cremes, wie z. B. Nivea, benutzen, da sich dadurch zwischen den Zehen Feuchträume bilden, die den Fußpilzwuchs fördern können).
- Zehennägel gerade und nicht allzu kurz feilen.
- Bei Bedarf (z. B. Hühneraugen, Schwielen, eingewachsene Nägel) einen erfahrenen Fußpfleger aufsuchen und diesen auf den Diabetes hinweisen.
- Bei **Blasen**, **Geschwüren**, **Rötungen**, **Schwellungen**, **Hautabschürfungen**, **Pilzinfektionen** sofort zum Arzt gehen!

2. Worauf ist bei Fußpflege besonders zu achten?

Zur Vermeidung von Problemen mit den Füßen sollten Sie folgende Ratschläge beachten:

- Verwenden Sie möglichst Baumwoll- oder Wollstrümpfe. Sie saugen den Schweiß besser auf.
- Kaufen Sie neue Schuhe am besten abends, dann sind die Füße meist etwas dicker, die Schuhe werden nicht zu klein gekauft.
- Das Schuhwerk sollte bequem sein. So vermeiden Sie die Bildung von Blasen und Druckstellen. Bevorzugen Sie Lederschuhe.
- Bei Fußdeformierungen (z. B. Hammerzehen, Spreiz- und Plattfüßen) können orthopädische Einlagen oder Schuhe erforderlich sein. Suchen Sie dann einen Orthopäden auf.
- Laufen Sie nicht barfuß: In Hallen- und Schwimmbädern drohen Fußpilze, am Strand Verletzungen durch Muscheln, Steine, Scherben, usw.
- Bei kalten Füßen verwenden Sie Wollsocken oder Decken.
- Sorgen Sie für regelmäßiges (tägliches) Training der Durchblutung der Beine (Fußgymnastik; schnelles Gehen).

3. Was bei der Fußpflege gefährlich ist

Auf folgende „Hilfsmittel“ sollten Sie verzichten:

- Scheren, Messer, Rasierklingen und Hornhauthobel: Sie bergen eine große Verletzungsgefahr.
- Wärmflaschen und Heizkissen: Sie können bei Gefühlsstörungen (Neuropathie) zu Verbrennungen führen.

- Hühneraugenpflaster und -tropfen: Sie können zu Verätzungen und Geschwüren führen.
- Salben und Tinkturen auf Wunden: Nur der Arzt darf diese verordnen.

4. Dies gehört zur regelmäßigen ärztlichen Kontrolle

Von Ihrem Arzt sollten Sie Ihre Füsse kontrollieren lassen:

- Prüfung der Durchblutung (Tasten der Fußpulse)
- Prüfung der Nerven (z. B. mit Reflexhammer und Stimmgabel)
- Anschauen der Füße.

Fragen:

1. **Wodurch sind die Füße des Diabetikers stärker gefährdet als die eines Nichtdiabetikers?**

2. **Können kleinste Wunden an den Füßen eines Diabetikers gefährlich werden?**

3. **Wie oft sollte man seine Füße genau anschauen; wie oft sollte man Fußgymnastik machen?**

4. **Was eignet sich für die Fußpflege beim Diabetiker nicht?**

5. **Wozu sollte man einen Fußpfleger, wozu einen Arzt aufsuchen?**

Lösungen siehe Anhang

XIX. Ambulante Diabetesbetreuung

Auch zu Hause sind regelmäßige Untersuchungen – zum Teil selbst durchgeführt, zum Teil durch den Haus- oder Facharzt – aus zwei Gründen sinnvoll:

- Die Kontrollen geben Aufschluß, ob die augenblickliche Diabetesbehandlung erfolgreich ist und
- sorgen dafür, daß eventuell auftretende Folgeschäden frühzeitig erkannt und behandelt werden.

Auch wenn die Häufigkeit der Kontrollen individuell festgelegt werden muß, so wollen wir doch für einige davon Richtwerte geben. Diese gelten in der Regel für Patienten ohne Beschwerden. Im Zweifelsfall immer den Arzt fragen, wann die nächste Untersuchung fällig ist!
Die dabei erhobenen Befunde und die Häufigkeit der notwendigen Kontrollen sollten heutzutage in den von der Weltgesundheitsorganisation, internationalen Diabetikerverbänden sowie der Deutschen Diabetes-Gesellschaft herausgegebenen **Diabetiker-Paß** eingetragen werden.

A. Was soll man selbst kontrollieren?

Tabelle 69: Was soll man selbst kontrollieren?

Blutzucker, Urinzucker, Aceton	Je nach Behandlungsart; daher mit dem Arzt besprechen
Körpergewicht	1 mal pro Woche
Füße	täglich
Blutdruck	bei Bluthochdruck täglich

B. Was soll der Hausarzt kontrollieren?

Tabelle 70: Was soll der Hausarzt kontrollieren?

HbA1/HbA1c	vierteljährlich
Mikroalbuminurie (Suchtest nach beginnenden diabetischen Nierenveränderungen)	1mal pro Jahr
Urinstatus (Suchtest nach anderen Nierenerkrankungen, z. B. Blasenentzündungen)	halbjährlich
Blutdruck	Bei jedem Arztbesuch
Sonstige Blutwerte (Nierenwerte, Leberwerte, Blutfette)	mindestens 1mal pro Jahr
Fußpulse (als Hinweis auf eine Durchblutungsstörung der Beine)	mindestens 1mal pro Jahr
Stimmgabelversuch und Reflexüberprüfung (als Zeichen einer Nervenveränderung)	1mal pro Jahr
Ultraschall	1mal pro Jahr
EKG	1mal pro Jahr

C. Wann sollte man den Facharzt aufsuchen?

Tabelle 71: Wann sollte man den Facharzt aufsuchen?

Augenarzt	jeder Diabetiker	1–2 mal pro Jahr
	bei mehr als 5 Jahren Diabetesdauer	halbjährlich
	bei bestehenden Veränderungen	vierteljährlich oder öfter
Neurologe (= Nervenfacharzt)	falls durch aufgetretene Folgeschäden nötig	sofort
Nephrologe (= Nierenspezialist)	falls durch aufgetretene Folgeschäden nötig	sofort
Kardiologe (= Herzspezialist)	falls durch aufgetretene Folgeschäden nötig	sofort
Angiologe (= Gefäßspezialist)	falls durch aufgetretene Folgeschäden nötig	sofort
andere Fachärzte	falls durch aufgetretene Folgeschäden nötig	sofort

D. Was tun bei speziellen Problemen mit dem Diabetes?

Entweder man sucht einen Arzt auf, der sich besonders mit dem Diabetes beschäftigt (Empfehlungen bekommt man gut über örtliche Selbsthilfegruppen) oder man läßt sich an eine Stoffwechselambulanz überweisen, die es in vielen größeren Städten (vor allem an Universitätskliniken) gibt.

> Viele gute Anregungen, Hilfen und Möglichkeiten zum Erfahrungsaustausch bieten die Selbsthilfegruppen (Adressen bekommt man über den DDB – siehe Anhang).

Neuigkeiten und Informationen erhält man auch durch Zeitschriften, wie z. B. den „Insuliner“ und das „Diabetes-Journal“. Letzteres bietet auch einen besonderen Service: Schriftlich eingereichte Fragen zum Thema Diabetes werden in einer der nächsten Ausgaben von Diabetologen beantwortet.

XX. Haus- und Wundermittel

A. Warum werden sie angewandt?

Viele Diabetiker verlassen sich in der Behandlung ihrer Erkrankung oft auf sogenannte „Hausmittel" oder „Wundermittel". Sie tun dies manchmal in Ergänzung zur ärztlich verordneten Therapie, gelegentlich aber auch, um falsche Ernährungs- bzw. Lebensgewohnheiten damit vermeintlich beibehalten zu können. Lästige Diätvorschriften und Hinweise zu ausreichender körperlicher Bewegung können in der Meinung mancher Diabetiker allein dadurch umgangen werden.
Es gibt Menschen, die glauben, ihre zu fett- und eiweißhaltige Ernährung dann wie gewohnt weiter beibehalten zu können, wenn sie morgens beispielsweise einen Teelöffel 40%igen Kornbranntweins, in dem 2 Wochen lang 4 Knoblauchzehen eingeweicht waren, sowie im Laufe des Tages 2 Liter Bohnenschalentees zu sich nehmen und einmal im Monat einen vierstündigen Umschlag mit kleinem Schwedenbitter auf den Oberbauchbereich vornehmen.
In einem weit verbreiteten Buch, das Empfehlungen für die Behandlung von Krankheiten mit Mitteln der „Apotheke Gottes" gibt, werden zum Thema Diabetes allein mehr als ein Dutzend Heilkräuter, Wurzeln, Gemüse und Säfte in den unterschiedlichsten Zubereitungsformen, wie Tees, alkoholische Extrakte, Rohkost, Salbenverbände usw. empfohlen. Teilweise wird der Diabetes mellitus sogar als heilbar dargestellt.

B. Was sind Haus- und Wundermittel?

Viele der meist zur Selbstbehandlung verwendeten sogenannten Hausmittel sind harmlos, manche unterstützen die Behandlung wirkungsvoll, **einige sind** direkt oder indirekt **gefährlich**. Nie sollte jedoch vergessen werden, daß das einzige Mittel zur Behandlung von Typ-I-Diabetikern das Insulin ist, unterstützt durch eine sinnvolle Ernährung und gegebenenfalls ergänzt durch körperliche Betätigung. Die wesentliche Therapie für übergewichtige Typ-II-Diabetiker besteht in der richtigen Ernährung mit dem Ziel der Ge-

wichtsabnahme. Körperliche Bewegung kann das Abnehmen erleichtern und die Empfindlichkeit für das vorhandene Insulin steigern.
Die häufig zusätzlich verwendeten „sogenannten Hausmittel" lassen sich unterteilen in vier Gruppen:

- Stopfmittel
- Urinverdünner
- Stoffwechselentlastende Nahrung
- Alkoholika.

1. Stopfmittel

Nahrungsmittel ohne große Auswirkung auf den Blutzucker bewirken eine schnelle Sättigung, so daß andere Dinge nicht mehr gegessen werden können (Beispiel: Sauerkraut, Topinambur).

2. Urinverdünner

Diverse Tees, Aufgüsse und kohlenhydratarme Säfte erhöhen die Menge des ausgeschiedenen Urins. Dadurch verteilt sich der mit dem Harn ausgeschiedene Zucker auf eine größere Urinmenge, so daß der Urinzuckerteststreifen eine geringere Konzentration anzeigt. Auf die Stoffwechselsituation und die insgesamt ausgeschiedene Zuckermenge hat dies jedoch keinen Einfluß (Beispiel: Bohnenschalentee, Sauerkrautsaft usw.).

3. Stoffwechselentlastende Nahrung

Obst-, Gemüse- und Hafertage entlasten den Stoffwechsel und können so die Insulinwirkung unterstützen. Insbesondere Hafer kann helfen, Aceton „aus dem Blut zu vertreiben". Ohne Insulin würden aber alle diese Mittel den Zucker noch weiter in die Höhe treiben.

4. Alkoholika

Alkohol bremst die Zuckerabgabe in der Leber und kann so zu einer erheblichen Blutzuckersenkung führen. Bei insulinspritzenden Diabetikern kann es nach erhöhtem Alkoholgenuß zu schweren nächtlichen bzw. früh-morgendlichen Unterzuckerungen kommen. Alkohol ist ein Lebergift und hat somit keinen Platz in der Diabetestherapie (Beispiel: Porreewein, alkoholisches Knoblauchextrakt).

5. „Insulinhaltige" Nahrungsmittel

Häufig werden Hausmittel, aber auch bestimmte Wurzelgemüse wegen ihres angeblichen Insulingehaltes für Diabetiker empfohlen. In Löwenzahnherbstwurzeln, Artischocke und Topinambur findet sich jedoch nicht das Eiweiß Insulin, sondern das nur ähnlich klingende **Inulin**, ein aus Fruchtzucker zusammengesetztes Stärkemolekül. Es hat mit Insulin nichts zu tun und kann im Zusammenhang mit Diabetes bestenfalls zu den Stopfmitteln gezählt werden (im übrigen würde über die Nahrung zugeführtes Insulin bekanntlich während des Verdauungsvorganges abgebaut werden und seine Wirksamkeit verlieren).

C. „Spezialdiäten"

Unsinnig, teuer und oft sogar **gefährlich** sind die in der Laienpresse so häufig angepriesenen „Spezialdiäten" (z. B. „15 kg Gewichtsreduktion in 10 Tagen"). Meist nur für den Hersteller von Nutzen sind auch angebotene Dinge wie „Schlankheitsgürtel", „Fettmassage-Gerät".

D. Andere Verfahren

Neben den Hausmitteln, die über die Nahrung zugeführt werden, bedienen sich manche Patienten auch noch anderer Verfahren, z. B. der Akupunktur. Es sind zahlreiche Akupunkturpunkte bekannt, die Einfluß auf den Stoffwechsel nehmen sollen. Trotzdem kann dieses Verfahren Insulin nicht ersetzen.

Möglicherweise kann Akupunktur das bei Typ-II-Diabetikern so wichtige Abnehmen erleichtern. Sinnvoll kann Akupunktur dagegen als unterstützende Maßnahme bei der Behandlung schmerzhafter diabetischer Nervenveränderungen sein. Auch sind Erfolge mit dieser Technik zur Unterstützung des Verzichtes auf Nikotin beschrieben.

Fragen:

1. **Welche Haus- und Wundermittel kennen Sie?**

2. **Was meinen Sie, sind diese Mittel wirksam oder unwirksam?**

3. **Haben Sie eigene Erfahrungen mit Haus- und Wundermitteln?**

4. **Was ist Ihrer Meinung nach das wirksamste Mittel bei Typ-I-Diabetes?**

5. **Was wirkt am besten bei Typ-II-Diabetes?**

XXI. Zukunftsperspektiven der Diabetesbehandlung

A. Allgemeines

Wohl jeder Diabetiker wünscht sich die Heilung seiner Erkrankung. Nur zu verständlich ist daher die Neigung, den euphorischen Versprechungen in der Laienpresse von baldiger Gesundung durch neuartige Therapien Glauben zu schenken. Realistischer ist es, sich darauf einzustellen, daß neue Erkenntnisse und Behandlungsmethoden erst jahrelang sorgfältig an geringen Patientenzahlen überprüft werden, bevor sie bei vielen Patienten angewendet werden – im Interesse des Patienten!
Wir können hier nur einige der tatsächlich vielversprechenden Forschungsansätze ansprechen. Regelmäßige aktuelle Berichte ohne falschen Optimismus finden sich zum Beispiel in den Zeitschriften der Diabetiker-Selbsthilfeorganisationen (siehe Anhang).

B. Praktische Verbesserungen in der Diabetesbehandlung

Zunächst einige praktische Fortschritte, die Ihnen vielleicht in einigen Jahren den Alltag erleichtern.

1. Neue Insuline

Mit dem neuen Lispro-Insulin ist ein erstes „neues" Kurzzeitinsulin auf dem Markt. Weitere Entwicklungen von schnellwirkenden Insulinen anderer Firmen werden sicher folgen.
Ein verbessertes Basalinsulin mit längerer und gleichmäßigerer Wirkung ist bereits im Praxistest bei einer kleineren Patientenzahl, so daß in absehbarer Zeit auch mit einem neuen Verzögerungsinsulin gerechnet werden darf.
Sowohl bei den Kurzzeitinsulinen als auch bei Basalinsulinen wird versucht, durch Veränderungen an den Aminosäuren (= den Bausteinen des Insulins) die Wirkweise des Insulins zu beinflussen.

Zu beachten ist bei allen Neuentwicklungen jedoch, daß es langer und gründlicher Voruntersuchungen bedarf, um die größtmögliche Therapiesicherheit zu gewährleisten.

2. Die unblutige Blutzuckermessung

Immer wieder liest und hört man in den verschiedensten Medien, seien es Zeitungen oder Fernsehen, von neuartigen Blutzuckermeßgeräten, die den Blutzuckerwert durch die unverletzte Haut bestimmen können, das lästige Stechen vor der Blutzuckermessung also unnötig machen.
Sicherlich arbeiten alle großen Firmen und auch viele Forschergruppen an einer solchen Entwicklung, allerdings ist keines der bisher bekannten Geräte „marktreif“. Leider wurden durch zu positive Vorabwerbungen in vielen Diabetikern diesbezüglich Hoffnungen geweckt, die in den nächsten Jahren nicht zu erfüllen sein werden.

3. Schmerzlose Insulingabe

Bisherige Versuche, die Insulingabe z. B. durch die Verwendung von Insulin-Nasensprays zu vereinfachen, sind leider gescheitert. Die Schleimhautreizungen und großen Schwankungen in der Dosierung sowie andere Nebenwirkungen lassen den Einsatz solcher Insulin-Abgabegeräte zur Zeit nicht zu.

C. Fortschritte bei neuen Behandlungsmöglichkeiten

1. Die Immunbehandlung des Typ-I-Diabetes

Am Beginn dieser Erkrankung steht bekanntlich eine Fehlreaktion des Immunsystems. Antikörper aus körpereigener Produktion zerstören nach und nach alle Inselzellen. Gelänge es nun, diesen Prozeß zu unterbrechen, könnten die restlichen Inselzellen erhalten werden.
Zwei Dinge machen diesen Versuch jedoch sehr schwierig: zum einen sind bei Ausbruch des Diabetes bereits 80 bis 90% der Inselzellen unwiederbringlich zerstört, zum anderen ist es bisher noch nicht gelungen, ein Medi-

kament zu entwickeln, das zwar die Inselzellantikörperproduktion unterbindet, das übrige Immunsystem jedoch nicht beeinträchtigt.
Verwendet werden neben dem bekannten **Cortison** auch z. B. **Interferon**, **Cyclosporin A**, **Nicotinamid**, **Azathioprin**. Schon die Vielzahl der Substanzen zeigt, daß hier ein ideales Medikament noch nicht gefunden ist.
Allen gemeinsam ist, daß sie den Prozeß der Zerstörung nur aufhalten, aber nicht endgültig beenden. Werden die Medikamente abgesetzt, schreitet die Erkrankung fort. Daher ist unter Umständen eine lebenslange Gabe erforderlich.
Die Nebenwirkungen sind u.U. schwerwiegend, so daß derzeit sicher die Insulingabe (noch?) das kleinere Übel darstellt.

2. Die künstliche Bauchspeicheldrüse

Zum vollwertigen Ersatz der natürlichen Bauchspeicheldrüse sind folgende Funktionen notwendig:

- die kontinuierliche Blutzuckermessung
- die automatische Berechnung der erforderlichen Insulinmenge
- die automatische Insulinabgabe in das Gewebe.

Am wenigsten Probleme bereitet dabei die Dosisberechnung. Entsprechende Mikrocomputer können dies (in Anlehnung an die Erfahrung mit der intensivierten konventionellen Therapie) recht zuverlässig durchführen. Schwieriger hingegen ist die Insulinabgabe. Sie bedeutet im Grunde nichts anderes als die bekannte Insulinpumpentherapie mit den dazugehörigen (im allgemeinen jedoch zu bewältigenden) Problemen, wie z. B. Katheterverstopfung und Infektionen an der Einstichstelle.
Hauptsächlich scheitert derzeit die breite Anwendung eines künstlichen Pankreas an der Blutzuckermessung. Leider gibt es vorerst noch kein System, das ausreichend genau und zuverlässig zu bezahlbaren Preisen und in tragbarer Größe ständig den Blutzucker mißt. Die bisher entwickelten Meßsonden werden, sobald sie längere Zeit im Gewebe liegen, von der Immunabwehr als körperfremd erkannt und binnen kurzer Zeit regelrecht verklebt. Fehlmessungen sind die Folge.
Sollte sich diese Schwierigkeit lösen lassen, bestünde der nächste Schritt darin, das System aus Blutzuckermeßgerät und Insulinpumpe nebst Computer so zu miniaturisieren, daß es sich in den Körper verpflanzen läßt. Dies ist für andere Medikamentenpumpen bereits gelungen. Der kritische Punkt solcher Systeme ist die derzeit noch **hohe Störanfälligkeit** – man will sich schließlich nicht bei jedem Defekt gleich operieren lassen.

3. Transplantation

Die langfristig wohl vielversprechendsten Entwicklungen gibt es derzeit auf dem Gebiet der Pankreas- und Inselzelltransplantation. Die weltweit stetig steigende Zahl ca. 6000 kombinierte Pankreas/Nierentransplantationen und ca. 244 Inselzelltransplantationen (Stand 1995) zeigt den Aufschwung, den diese Methoden genommen haben. Allerdings liegen noch keine Langzeiterfahrungen vor.
Immerhin sind jedoch die Einjahreserfolgsquoten bei Pankreas- mittlerweile ähnlich gut wie bei Nierentransplantationen (etwa 70% der Bauchspeicheldrüsen funktionieren noch nach einem Jahr). Bevorzugt transplantiert werden derzeit Patienten, die gleichzeitig eine Niere bekommen, da diese ohnehin Medikamente gegen die Abstoßungsreaktion einnehmen müssen. Die Mittransplantation der Bauchspeicheldrüse hilft dann, die neue Niere vor der Nephropathie zu schützen. Die Operation selbst allerdings ist technisch sehr schwierig – schließlich muß das Organ mit Blut versorgt werden und der Bauchspeichel abgeleitet werden.
Naheliegend ist es also, nur den Teil zu transplantieren, der wirklich gebraucht wird – also die Inselzellen. Sie müssen lediglich in ein Blutgefäß (z. B. die Pfortader) gespritzt werden. Lange Zeit bestand vor allem auch ein zahlenmäßiges Problem. Benötigt werden mindestens 500000 Inseln, die mühsam isoliert werden mußten. Mittlerweile gibt es automatische Zellsortiermaschinen, die dies übernehmen, so daß in Zukunft mehr Material für die Forschung zur Verfügung steht.
Der Immunabwehr versucht man durch mehrere Methoden zu entgehen. Fötale Inselzellen (aus Schweinepankreas) werden nicht so stark angegriffen. Ein weiterer Weg besteht darin, die Inselzellen in winzigen Kapseln zu verpacken, durch deren Poren zwar das Insulin hinaus kann, die Abwehrzellen jedoch nicht hineingelangen können.
Wie man sieht, gibt es ständig neue Entwicklungen in der Diabetesbehandlung, auch wenn die oben angesprochenen Verfahren zur Zeit erst wenigen Patienten zugute kommen. Es lohnt sich also, z. B. durch Kontakt mit Selbsthilfegruppen und entsprechende Zeitschriftenabonnements auf dem Laufenden zu bleiben.

XXII. Kosten der Diabetesbehandlung

Lange Zeit wurde dieses Thema selten angesprochen, denn im Zusammenhang mit der Gesundheit eines Menschen über Geld zu reden, schien unangemessen. In den letzten Jahren jedoch, bedingt durch den wachsenden Unmut der Krankenkassenmitglieder über die hohen Beiträge, rückt der finanzielle Aspekt des Gesundheitswesens immer mehr in die öffentliche Diskussion.
Unserer Ansicht nach sollte deshalb jeder Patient wissen, welche Kosten seine Behandlung verursacht. So kann er mithelfen, unsinnige Ausgaben zu vermeiden. Andererseits sollte er jedoch auch eine Argumentationsgrundlage haben, sinnvolle Maßnahmen (wie z. B. die Blutzuckerselbstkontrolle und stationäre Schulung in Spezialkliniken) gegen den Widerstand schlecht informierter Kostenträger durchsetzen zu können.
Besonders wichtig ist in diesem Zusammenhang der enorme Unterschied der Behandlungskosten bei gut geschulten und eingestellten Diabetikern im Vergleich zu schlecht geschulten und eingestellten Diabetikern (Angaben laut Deutschem Ärzteblatt, Nr. 33/91):

1. **Nicht insulinpflichtige** Diabetiker benötigen bei guter Schulung und Einstellung jährlich ca. 1 000,– DM, andernfalls ca. 12 000,– DM.
2. Bei **insulinpflichtigen** Diabetikern sind dies durchschnittlich 3 200,– DM bei guter Schulung und Einstellung, andernfalls ca. 15 000,– DM/Jahr.

Die vergleichsweise hohen Behandlungskosten bei schlechter Blutzuckereinstellung entstehen hierbei hauptsächlich durch die längeren Krankenhausaufenthalte (gut eingestellte Diabetiker liegen nicht länger im Krankenhaus als Nichtdiabetiker, ein schlecht eingestellter Diabetiker benötigt durchschnittlich 10 Krankenhaustage im Jahr zusätzlich).
Ein Krankenhaustag kostet im Kreiskrankenhaus in der Regel etwa 250,– bis 300,– DM, in einer Universitätsklinik mehr als 500,– DM und auf Intensivstationen z. T. über 1 000,– DM. (Zum Vergleich: Ein Tag im „Fürstenhof“ kostet Ihre Krankenkasse hingegen momentan nur 213,– DM, so daß stationäre Einstellung bei uns oder in ähnlichen Einrichtungen den Krankenkassen im Vergleich zur Einstellung im örtlichen Krankenhaus erhebliche Kosten spart).
Die gesamten Behandlungskosten des Diabetes in der Bundesrepublik werden auf 6 Milliarden DM jährlich geschätzt.

Als Kosten für den Therapiebedarf fallen an:

- Eine Einheit U 40-Insulin kostet ca. –,06 DM, eine Einheit U 100-Insulin (für den Pen) ca. –,07 DM, eine Einheit H-Tronin (ein spezielles Pumpeninsulin) ca. –,08 DM. Die Preisunterschiede zwischen den verschiedenen Insulinherstellern sind minimal.
- Preise für Blutzuckertestgeräte liegen heute etwa zwischen 60,– und 300,– DM.
- 50 Teststreifen kosten zwischen 60,– und 100,– DM (Hier gibt es deutliche Unterschiede zwischen den einzelnen Testgeräten, daher sollten diese Preise bei der Auswahl des Gerätes mitberücksichtigt werden).
- Wer statt der Blutzuckermessung mit Hilfe eines Gerätes den Farbvergleich mit den Haemo-Glukoteststreifen durchführt, kann diese Streifen mit einer Schere halbieren und so Geld und Blut einsparen.
- 100 Lanzetten zur Blutgewinnung kosten etwa 20,– DM
- 100 Insulinspritzen etwa 50,– DM,
- 100 Pennadeln etwa 40,– DM.

Preisvergleiche lohnen sich in jedem Fall. Oft ist der Bezug über Versandgeschäfte für Diabetikerbedarf (siehe Anzeigen, z. B. im Diabetes-Journal) deutlich günstiger als im Sanitätshandel, aber auch das Gegenteil kann durchaus der Fall sein. Der Versandhandel rechnet üblicherweise Rezepte direkt mit den Krankenkassen ab.
Die gute Behandlung des Diabetes ist also sicher nicht billig, verglichen jedoch mit den Folgekosten einer ständig schlechten Blutzuckereinstellung ist der Aufwand jedoch gering (Eine Dialysebehandlung kostet beispielsweise ca. 100 000,– DM/Jahr).

XXIII. Diabetes und Psyche

In unserer Schulungsklinik möchten wir Sie an einen eigenverantwortlichen Umgang mit dem Diabetes heranführen. Ohne Zweifel ist mit einer normnahen Stoffwechseleinstellung das Risiko diabetischer Folgeerkrankungen erheblich zu verringern. Voraussetzung dafür ist gute Schulung, intensive Mitarbeit und ein **hohes Maß an Eigenverantwortlichkeit**. Allein durch das Vermitteln von Wissen und Techniken ist eine erfolgreiche Selbstbehandlung oft nicht zu erreichen. Damit das für eine gute Stoffwechselführung notwendige Verhalten zur Routine werden kann, dürfen Erleben und emotionale Bewältigung des Diabetes nicht vernachlässigt werden. In unserer Klinik werden aus diesem Grunde von Diplom-Psychologen geleitete Einzel- und Gruppentherapien durchgeführt. Dabei behandelte Problemkreise sollen im Folgenden kurz angerissen werden:

A. Streß

Vielleicht ist es Ihnen auch schon so ergangen. Obwohl Sie sich in der letzten Zeit keiner „Ernährungsverstöße“ bewußt sind, sich weder weniger bewegt noch gegen die Medikamentenverordnung verstoßen haben, zeigt die Blutzuckermessung beunruhigend hohe Werte. Häufig weiß man als Betroffener in diesem Zusammenhang über Aufregung und Streß zu berichten, über ständige oder immer wieder auftretende Ängste, Sorgen, Nöte, unbefriedigende zwischenmenschliche Beziehungen.
Zur Erläuterung des geschilderten Sachverhaltes sei folgendes bemerkt. Sieht sich der Mensch in seinen Bedürfnissen (z. B. nach Sicherheit, Geselligkeit, Anerkennung, Liebe, Unversehrtheit) kurzfristig oder dauerhaft verletzt oder bedroht, entsteht eine Art alarmierender „Mobilmachung“ des Organismus und Unbehagen. So wird etwa bei negativ empfundenen Gefühlslagen ein bestimmter Bereich im Zwischenhirn erregt. Dabei werden psychische Reize bzw. Gefühle in Körperreaktionen umgesetzt, was zur Aktivierung des sympathischen Nervensystems sowie Ausschüttung von Hormonen (z. B. Adrenalin) führt. Dadurch verändern sich wichtige Körperfunktionen. Das Herz schlägt schneller, der Blutdruck steigt, die Aufmerksamkeit erhöht sich und Bewegungen können schneller ausgeführt werden.

Nützlich kann dies sein, wenn besonders dringende Aufgaben schnell erledigt werden müssen oder wenn man einem heranjagenden Auto entkommen muß. Auf die Dauer kann dieser Zustand, wenn er nicht von ausreichenden Entspannungsphasen abgelöst wird, aber auch die Gesundheit gefährden und z. B. das Risiko von Herzkrankheiten und Schlaganfällen erhöhen. Außerdem wird die Leber dabei zur Umsetzung von Glykogen in Glucose veranlaßt. Das heißt, auch ohne zusätzliche Nahrungszufuhr erhöht sich der Zuckerspiegel.

Daraus ist zu folgern, daß ein streßgeplagter Mensch, bei dem die medizinische Diabeteseinstellung Probleme bereitet, bedenken sollte, welche dauerhaften starken emotionalen Belastungen mitverantwortlich sein können für die unbefriedigenden Ergebnisse seiner Blutzuckermessung. Sollte er bei solchen Gedanken fündig geworden sein, ist zu überlegen, vielleicht mit Hilfe eines Psychologen, was konkret getan werden kann, um die Streßfaktoren zu entschärfen. Obwohl auch ein Psychologe nicht jede belastende Situation, wie das Steckenbleiben im Verkehrsstau, brüllende Vorgesetzte, quengelnde Babies oder andauernde Lärmbelästigung unter Kontrolle bringen kann, kann man mit ihm lernen, darauf besser als bisher zu reagieren.

B. Psychische Probleme

Von schwierigen Lebenssituationen und sogenannten „psychischen Problemen“ sind Diabetiker wie Stoffwechselgesunde gleichermaßen betroffen. Beim Diabetiker ist allerdings zu beachten, daß sich z. B. Depressionen, Eßstörungen oder Probleme mit Disziplin auch negativ auf die Selbstbehandlung auswirken können.

Nach langer Auseinandersetzung mit dem Diabetes und vor allem als Folge ungünstigen Verhaltens hinsichtlich der diabetesbedingten Anforderungen entwickeln Diabetiker häufiger psychische Probleme (Ängstlichkeit, Depressivität, Zwanghaftigkeit) als Nichtdiabetiker. Dadurch kann die Selbstbehandlung erschwert oder verhindert werden, was wiederum zur Verstärkung der emotionalen Probleme beiträgt.

Dieser Teufelskreis sollte beizeiten durch psychotherapeutische Maßnahmen durchbrochen werden.

C. Akzeptanz

Aus dem Diabetes und seiner Therapie ergeben sich nach Diagnosestellung schlagartig neue Rahmenbedingungen für die Gestaltung des Lebens. Deren Berücksichtigung ist mit Anforderungen verbunden: Stoffwechselselbstkontrolle, Einnahme von Medikamenten bzw. Insulin-Injektion, verändertes Essen, Einschränkung der Spontaneität usw. Manchmal müssen private und berufliche Ziele aufgegeben oder zurückgeschraubt werden, weil sie mit dem Diabetes und seiner Therapie bei einer selbstverantwortlichen Lebensweise nicht vereinbar sind. Sofern die veränderten Lebensbedingungen und -anforderungen entschieden als Herausforderung angenommen werden können, müssen sie einer aktiven und erfüllten Lebensgestaltung nicht im Wege stehen. Erst der Abschied von seinem Leben als Nichtdiabetiker, das endgültige Annehmen, daß man mit dem Diabetes ein Stück Gesundheit verloren hat und sich lebenslang auf diabetesbedingte Einschränkungen einzulassen hat, ermöglicht es, seinen Frieden mit dem Diabetes zu schließen. Und das heißt nicht, daß man resigniert, sondern beharrlich und zielgerichtet versucht, seine Diabetesführung zu verbessern, mit Ruhe und Gelassenheit und ohne Übertreibungen.
Ein versöhnliches Verhältnis zu seinem Diabetes zu entwickeln, ihn als untrennbaren Teil von sich selbst anzunehmen ohne vermindertes Selbstwertgefühl, ohne mit dem Schicksal zu hadern und ohne die mit dem Diabetes verbundene Realität zu leugnen, ist eine beachtliche Leistung, die zu erbringen viele Betroffene verständlicherweise ihre Not haben.
Während die Diagnose Typ-I-Diabetes vom Betroffenen häufig als höchst beängstigendes Lebensereignis empfunden wird, neigen Typ-II-Diabetiker eher zur Verharmlosung, da die Erkrankung bei ihnen schleichend beginnt und zunächst keine Beschwerden zu spüren sind. Letzteres kann die nötige Motivation zur Änderung grundlegender Verhaltensweisen (gesunde Ernährung, Bewegung und Stoffwechselselbstkontrolle) beeinträchtigen.
Aber wer es dann schafft, das „Problemgebirge Diabetes“ zu bewältigen, wird vielleicht auch andere nicht-diabetestypische Probleme selbstbewußter, aktiver und erfolgreicher anzugehen wissen. Er wird mit seinen zur Verfügung stehenden Möglichkeiten, seinen (evtl. auch noch zu entwickelnden) Fähigkeiten, seiner weiteren Lebenszeit und seiner Gesundheit vielleicht sogar bewußter und verantwortungsvoller umgehen als bisher. Wie z. B. der Schweizer Schriftsteller Friedrich Dürrenmatt, der mit 25 Jahren an Diabetes erkrankte. Bis dahin hatte er als gastronomische Herausforderung seiner Umgebung gegolten. Zwei Flaschen Wein am Abend zu genießen, waren für ihn nicht ungewöhnlich. Am Ende seines bis zuletzt produktiven siebzigjährigen Lebens auf seine Erkrankung angesprochen, meinte er: „Wenn ich nicht Zucker hätte, wäre ich schon lange an meiner Gesundheit gestorben.“

D. Probleme im sozialen Bereich

Ebenso wie Stoffwechselgesunde können auch Diabetiker Schwierigkeiten in zwischenmenschlichen Beziehungen haben, in Familie, Beruf und Freizeit. Die diabetesbedingten Anforderungen können besondere Rücksichtnahme seitens der Mitmenschen erfordern. Um deren Verständnis kann man z. B. werben, indem man sie über seinen Diabetes und die Therapienotwendigkeiten informiert. Zuweilen müssen die eigenen Wünsche und Forderungen (Zwischenmahlzeiten und Testen) auch sehr selbstbewußt vertreten werden. Zu beachten ist allerdings auch, daß man sich bei Leistungsanforderungen nicht allzu bequem mit Hinweis auf seinen Diabetes zu entziehen versucht und somit die Toleranzbereitschaft der anderen überfordert. Die nötigen Fähigkeiten, auf seine Mitmenschen in der gewünschten Form Einfluß zu nehmen, müssen unter Umständen erst erlernt werden.
Dabei können Rollenspiele unter fachlicher Anleitung, Erfahrungsaustausch und Gruppendiskussionen mit ebenfalls Betroffenen sowie Einzelgespräche mit dem Psychologen und anderen Mitgliedern des **therapeutischen Teams** helfen.

E. Ängste und Probleme im Umgang mit Diabetes

Zu Beginn bzw. im Verlauf des Diabetes können emotionale Probleme auftreten, die die Selbstbehandlung erschweren.
Dazu zählen z. B. Ängste vor:

- den diabetischen Folgeerkrankungen
- dem „Stechen" (für Blutzuckerselbstkontrolle und Insulininjektionen)
- den Unterzuckerungen bzw. deren mangelnder Wahrnehmung
- Problemen, die mit der Einhaltung einer „Diabetesdiät" verbunden sein können.

Für diese Probleme stehen bewährte psychologische Therapieverfahren zur Verfügung.

F. Veränderung von Verhaltensweisen

Besondere Risikofaktoren für die Gesundheit des Diabetikers sind Übergewicht, Rauchen und Alkoholgenuß im Übermaß. Da es sich dabei häufig um langjährige und eingeschliffene Gewohnheiten handelt (z. B. zur vermeintlichen Verminderung von Streß bzw. zur Aufrechterhaltung des inneren Gleichgewichts), kann sich der Einzelne schwer tun, diese trotz **guter Vorsätze** aufzugeben. Meistens kann er schon auf eine Reihe vergeblicher Bemühungen verweisen.
Als besonders wirksam bei der Veränderung von Verhaltensweisen haben sich verhaltenstherapeutische Konzepte erwiesen.

G. Psychologen aufsuchen

Als mündiger Patient sollten Sie sich nicht scheuen, im Bedarfsfall einen diabeteserfahrenen Psychologen aufzusuchen und von den vorhandenen psychologischen Therapieansätzen Gebrauch zu machen. Sie können helfen:

- eine bessere Einstellung zu Ihrem Diabetes zu bekommen
- die veränderten Rahmenbedingungen und diabetesbedingten Anforderungen zu akzeptieren
- soziale Kompetenzen zu entwickeln, um Ihre Bedürfnisse gegenüber den Mitmenschen angemessen zu vertreten
- Verhaltensschwierigkeiten und Lebenskrisen, sowie
- Gefühle der Hilflosigkeit und Mutlosigkeit zu überwinden.

Der erste Schritt zur Überwindung der genannten Schwierigkeiten kann bereits darin bestehen, sie zu erkennen und einzusehen, daß Sie allein mit Ihrer herkömmlichen Art und Weise nicht gut genug zurechtkommen, um Ihren Diabetes in den Griff zu bekommen. Damit geben Sie nicht Ihre Verantwortung für sich selbst auf und Ihr Problem an den Psychologen ab, sondern Sie gehen für eine begrenzte Zeit und um ein bestimmtes Ziel zu erreichen ein Arbeitsbündnis mit ihm ein, um Ihre Selbstbehandlung auf Dauer zu verbessern.

Fragen:

1. **Was ist Streß, wie entsteht und äußert sich Streß bei mir?**

2. **Welche Gründe hindern mich immer wieder, das für den Diabetes Notwendige zu tun?**

3. **Was habe ich in meinem Leben als Diabetiker bereits geändert, was sollte ich noch ändern?**

4. **Wie vertrete ich meine therapiebedingten Bedürfnisse anderen gegenüber, in Familie, Beruf und Freizeit?**

5. **Welche Ängste belasten mich im Zusammenhang mit dem Diabetes besonders?**

XXIV. Angst vor Folgeschäden

(Gedanken eines von Diabetes Typ-I betroffenen Diplom-Psychologen)

Eine der klar definierten Ängste eines Diabetikers ist die Angst vor Folgeschäden auf Grund seines Diabetes.
Medizinische Ausdrücke wie Retinopathie, Nephropathie, Neuropathie oder Arteriosklerose ‚springen' dem angstgeplagten, vielleicht vom Hausarzt noch zusätzlich eingeschüchterten, Patienten entgegen und werden unmittelbar mit Blindheit, Dialyse, Gefühlslosigkeit und Schmerzen gedanklich und emotional verbunden. Allein das Wissen um die möglichen, vielleicht noch gar nicht eingetretenen, Folgen des Diabetes erzeugt nicht selten Angst, Hilflosigkeit und Resignation. Manchmal macht sich auch Verbitterung in einem Maße breit, die es dem Betroffenen unmöglich macht, seine Gedanken von dem seines Erachtens unausweichlichen Schicksal der diabetesbedingten Folgeerkrankungen abzuwenden. Das Leben scheint ungerecht, hart und hoffnungslos.
Warum, so frage ich Sie, gibt es aber dennoch Diabetiker, die – unabhängig davon, ob sie bereits Folgeschäden, z. B. Netzhautveränderungen im Auge haben oder völlig gesund sind – optimistisch und zufrieden durch den Tag gehen? Überlegen Sie mal. Möglicherweise kennen Sie selbst so einen?! Wie kommt es, daß dieser Diabetiker sich so anders verhält, fühlt und denkt als vielleicht Sie selbst?
Lassen Sie uns ein wenig darüber nachdenken, woran das liegen könnte.
Fast jeder Diabetiker lebt mit dem Risiko, irgendwann an Folgeschäden zu erkranken. Die Frage ist: Wann? Und gerade diese Ungewißheit kann sehr belastend sein.
Der beste Schutz, keine Folgeschäden zu bekommen oder diese zumindest so weit wie möglich hinauszuzögern, ist nach wie vor eine gute Blutzuckereinstellung. Nach neueren Erkenntnissen wirken aber auch ein normaler Blutdruck und eine reduzierte Eiweißzufuhr gegen ein Fortschreiten der o.g. Folgeerkrankungen. Das bedeutet für manchen Diabetiker eine Neueinstellung seines Diabetes und Schulung. Für einige aber auch Akzeptanz ihrer chronischen Erkrankung.
Eine Garantie, später nicht doch zu erkranken, gibt es freilich – auch bei Einhaltung aller Regeln – nicht! Und so kommt es bei vielen Diabetikern zu der Schlußfolgerung: „Irgendwann erwischt es mich doch!"
Nun gibt es grundsätzlich zwei Möglichkeiten, darauf zu reagieren:
Entweder Sie resignieren und versuchen der Angst dadurch zu begegnen, indem Sie ohne Rücksicht auf Ihren Diabetes alles das tun (vielleicht jetzt erst

recht), was nach Ihrer Meinung das Leben schön und lebenswert macht. In diesem Fall wird es, nach Ablauf eines gewissen Zeitraums, massive gesundheitliche Einschnitte in Ihrem Leben geben. Das Leben wird quälend und mühsam. Vieles ist dann nicht mehr möglich. Die organischen Funktionen des Körpers sind eingeschränkt oder gestört – häufig nicht mehr umkehrbar. Depressionen und psychosomatische Beschwerden (z. B. Magengeschwüre, Durchfälle, Hautprobleme, Kopfschmerzen) sind häufig ein verzweifelter Hilferuf des Körpers, auf die frustrierende physische und psychische Situation zu reagieren. Die psychische Stabilität gerät in Gefahr, ihre natürliche Verankerung zu verlieren.

Oder aber, Sie machen sich auf den anfangs vielleicht noch mühevollen Weg und laufen der Angst nicht davon, sondern mobilisieren Ihre Kräfte für eine Bewältigung Ihres Diabetes, welches gleichzeitig zu einer Reduktion Ihrer Angst vor Folgeerkrankungen führt. Mit dieser Strategie sind Sie nicht nur ein ‚Reagierender', der passiv alles auf sich zukommen lassen muß, sondern ein ‚Agierender', ein Handelnder, der aktiv und vorausschauend die Möglichkeiten, sein Leben und auch seinen Diabetes zu gestalten, mit allen seinen möglichen Folgen ausschöpft.

Sie selbst sind Anwalt Ihres eigenen Körpers! Sie brauchen sich dem lähmenden Einfluß der aufkommenden Angst nicht auszuliefern! Denn Angst ist ein schlechter Ratgeber. Sie haben es in der Hand, diese vorhandene Energie in gesundheits- und zukunftsorientiertes Verhalten umzusetzen, und zwar unabhängig davon, ob Sie bereits Folgeschäden haben oder nicht.

Für viele Patienten ist es, gerade am Anfang dieses Weges oder wenn sich gesundheitliche Einschnitte ereignet haben, eine große Hilfe, wenn sie nicht allein sind; wenn Menschen da sind, die sie verstehen, vielleicht auch mal trösten, vor allem aber stützen und ermutigen, den Weg weiter zu gehen. Da kann es in einem Fall der Ehepartner oder ein Angehöriger der Familie sein, ein Vertrauter, der stützend eingreift; in einem anderen Fall der verständnisvolle Hausarzt oder die interessierten Mitglieder einer Selbsthilfegruppe. Manchmal kann Ihnen auch ein Gespräch mit dem Psychologen weiterhelfen. Ziehen Sie sich mit Ihrer Angst keinesfalls zurück. Ein Zuviel an Informationen über Folgeschäden kann genauso erdrücken und Angst machen wie ein Informationsmangel. Deshalb: Bleiben Sie mit Ihren Fragen und Befürchtungen nicht allein. Wählen Sie nicht die Isolation, sondern suchen Sie immer wieder das Gespräch, um die Angst zu überwinden. Trauen Sie sich etwas zu! Andere werden Ihnen dabei helfen.

Sind Sie bereits auf diesem Weg?

Glauben Sie mir, Sie sind nicht allein unterwegs!

Vielleicht gehen wir ein Stück des Wegs zusammen!

XXV. Soziales

A. Kindergarten, Schule

Die Schwierigkeiten, auf die der Diabetiker vom Kindergartenalter bis zur Berentung stößt, liegen in der Regel eher im mitmenschlichen als im medizinischen Bereich. Sie können durch angemessenes Verhalten, (eventuell noch zu entwickelnde) soziale Kompetenzen und nicht zuletzt durch gesetzliche Vorschriften gemildert werden.
Der Besuch eines Kindergartens ist für diabetische Kinder nicht nur möglich, er ist für die weitere Entwicklung sogar wünschenswert. Dafür sollten aber einige Voraussetzungen erfüllt sein. Die Betreuerinnen sollten vorher gründlich über die notwendige Ernährung, Selbstkontrolle, mögliche Komplikationen und Gegenmaßnahmen informiert werden. Insbesondere sollte über die Unterzuckerungssymptome und den Gebrauch der Glucagon-Spritze aufgeklärt werden.
Diabetische Kinder und Jugendliche sind nicht mehr und nicht weniger begabt als andere Schüler auch. Daher sollte die Schulausbildung durchlaufen werden, die der geistigen Leistungsfähigkeit am besten entspricht. Da es durch größere Blutzuckerschwankungen und Unterzuckerungen zu vorübergehenden Konzentrationsschwankungen kommen kann, sollten persönliche Gespräche und häufige Kontakte zwischen Eltern und Lehrern gesucht werden, um das Verständnis für die besondere Situation des diabetischen Schülers zu fördern. Die von vielen Behörden und Institutionen herausgegebenen Merkblätter können ergänzend weitere Informationen vermitteln.
Diabetische Kinder können ebenso wie ihre nichtdiabetischen Mitschüler am Schulsport, an Ausflügen und an mehrtägigen Klassenfahrten teilnehmen. Dies setzt jedoch ein gewisses Maß an Schulung und Vorbereitung voraus, bei den Kindern, den Mitschülern und den Betreuern:

- Bereitstellung diabetesgerechter Ernährung
- Verhalten bei Unterzuckerungssymptomen
- Verhalten bei außergewöhnlicher körperlicher Aktivität.

B. Ausbildung und Beruf

Jugendliche müssen sich vor Beginn einer Ausbildung ärztlich auf ihre Eignung für den geplanten Beruf untersuchen lassen (Jugendarbeitsschutzgesetz). In ihren Empfehlungen zur Berufswahl und Berufsausübung von Diabetikern stellt die Deutsche Diabetesgesellschaft fest: „Diabetiker ohne schwerwiegende andere Krankheiten oder schwere Diabeteskomplikationen können alle Berufe und Tätigkeiten ausüben, zu denen sie nach Neigung, Begabung, praktischen Fähigkeiten und Ausbildung geeignet erscheinen."
Bei der Wahl des Berufes ist vor allem die Selbst- und Fremdgefährdung auszuschließen, wie sie durch Hypoglyklämien gegeben sein kann. Dies trifft auf Berufe zu,

- die mit Absturzgefahr verbunden sind, wie Zimmermann, Dachdecker, Starkstromelektriker usw.
- die der Personenbeförderung dienen, wie Lokomotivführer, Busfahrer, Pilot usw.
- in denen verantwortliche Überwachungsfunktionen ausgeübt werden, wie Schrankenwärter, Kontrolleur im Elektrizitätswerk usw.
- in denen der Gebrauch von Waffen üblich ist, wie Polizist, Soldat, Wachmann usw.

Berufliche Neu- und Umorientierung wird empfohlen,

- wenn in dem ausgeübten Beruf Ernährungsfehler nicht vermeidbar sind
- wenn mit dem Beruf nicht planbare körperliche Belastungen verbunden sind und somit auch keine befriedigende Stoffwechselführung möglich ist
- wenn sich Schichtarbeit mit kurzfristig wechselnden Schichten nicht vermeiden läßt
- wenn der Beruf keine regelmäßige Zeiteinteilung ermöglicht und somit Notwendigkeiten wie Blutzuckerbestimmung, Zwischenmahlzeiten und Spritzen während der Arbeit nicht möglich sind.

Manche Empfehlungen und Regelungen stammen noch aus einer Zeit, die nur die konventionelle Insulintherapie mit ihren festen Zeiten und Mahlzeiten kannte. Bei guter Schulung und geübtem Umgang kann mancher erfahrene Diabetiker auch bei häufig wechselnden Schichten und unterschiedlichen Arbeitsbelastungen gute Blutzuckerwerte hervorbringen. Durch gutes Zusammenspiel zwischen diabetischem Arbeitnehmer, Arbeitgeber, Betriebsarzt, Arbeitskollegen und Vorgesetzten können auch solche Berufe beibehalten werden, die im Normalfall eine genaue Stoffwechselführung erschweren. Zeigt sich, daß ein Beruf nicht (mehr) ausgeübt werden kann, so kann beim Arbeitsamt eine Umschulungsmaßnahme beantragt werden.

Von der Deutschen Diabetesgesellschaft wurden Richtlinien für die Einstellung in den öffentlichen Dienst erarbeitet, die von den obersten Behörden akzeptiert worden sind. Danach ist eine Einstellung in den öffentlichen Dienst und sogar die Verbeamtung eines Diabetikers dann möglich, wenn eine gründliche ärztliche Untersuchung ergibt, daß:

- keine Folgeschäden an Augen und Nieren vorliegen
- eine gute Stoffwechselführung vorliegt
- regelmäßige Kontrollen beim Arzt und Zuhause dokumentiert sind
- keine Tätigkeiten mit Gefährdung durch Unterzuckerungen zu verrichten sind.

C. Krankenversicherung

Gesetzliche Krankenkassen müssen die Kosten der Diabetesbehandlung im erforderlichen Rahmen übernehmen. Allerdings gibt es über das was „erforderlich" ist, gelegentlich unterschiedliche Vorstellungen.
Private Krankenkassen schließen bei der Aufnahme eines Diabetikers in der Regel die Behandlung des Diabetes und der Folgeschäden aus oder verlangen wesentlich höhere Prämien. Da es keine verbindlichen Richtlinien gibt, entscheidet jede Kasse selbst. In der Regel zahlen private Krankenkassen leider zu oft keine Rehabilitationsmaßnahmen.
Beim Abschluß einer Lebensversicherung ergeben sich die gleichen Schwierigkeiten. Auch hier entscheidet jede Versicherung nach eigenen Kriterien. Über manche Landesverbände des Deutschen Diabetiker-Bundes kann ohne vorherige ärztliche Untersuchung eine Sterbegeldversicherung abgeschlossen werden.

D. Führerschein

Die Diagnose Diabetes allein ist kein Grund, den Führerschein vorenthalten zu bekommen. Sollte es dennoch zu Schwierigkeiten kommen, sind diese durch ein ärztliches Attest zu beheben, aus dem hervorgeht, daß der Diabetiker geschult ist, seinen Stoffwechsel unter Kontrolle hat und dieses belegen kann (Selbstkontrollheft, HbA_1-Wert).
Wenn das sichere Führen eines Kraftfahrzeuges durch einen Diabetiker beeinträchtigt ist, so ist dies meistens auf die Gefahr der Unterzuckerung zurückzuführen.

Wird der Diabetes allein mit **Diät** behandelt, gilt der davon Betroffene als „verkehrsrelevant nicht gefährdet".
In der Regel gilt dies auch, wenn die Behandlung mit **Diät und Antidiabetika (Tabletten)** durchgeführt wird. In diesem Fall darf jedes Kraftfahrzeug geführt werden, sofern regelmäßige Stoffwechselkontrollen durchgeführt werden, durch den Arzt und unter eigener Regie.
Da **insulinspritzende** Diabetiker generell hypoglykämiegefährdet sind, sollten sie Fahrzeuge der Führerschein-Klasse 2 (über 7,5 t) und Fahrzeuge zur Fahrgastbeförderung in der Regel nicht fahren.
Bei der **Neigung zu schweren Stoffwechselentgleisungen** mit Hypoglykämien und/oder Hyperglykämien und während der Neueinstellung mit Insulin fehlt die Eignung zum Führen von Kraftfahrzeugen jeder Art.

E. Feststellung der Behinderung

Nach § 3 SchwbG (= Schwerbehindertengesetz) ist behindert, wer von der Auswirkung einer nicht nur vorübergehenden Funktionsbeeinträchtigung (über 6 Monate) betroffen ist, die auf einem regelwidrigen körperlichen, geistigen oder seelischen Zustand beruht. Bei Störungen des Stoffwechsels und der inneren Sekretion ist der Grad der Behinderung (= GdB) von den Auswirkungen dieser Störungen abhängig. Beim Diabetes mellitus wird der GdB in der Regel folgendermaßen bewertet:

Tabelle 72: Grad der Behinderung

Störungen	**GdB**
durch Diät oder durch Diät und orale Antidiabetika gut ausgleichbar, ohne Komplikationen	0–10
weniger gut ausgleichbar, mit größeren Toleranzschwankungen	20
mit Insulin und Diät ausgleichbar, ohne Komplikationen	30
mit Insulin schwer einstellbar (hierzu gehört meist der im Kindesalter aufgetretene Diabetes mellitus)	40–60

Organkomplikationen und Folgeschäden sind zusätzlich zu bewerten.
Bei der Neigung zu schweren Stoffwechselentgleisungen und häufigen hypoglykämischen Schocks (vor allem tagsüber) kann sogar ein GdB von 70

festgestellt werden. Der davon Betroffene gilt dann im Straßenverkehr als erheblich beeinträchtigt (Merkzeichen „G“ im amtlichen Schwerbehindertenausweis).
Der Grad der Behinderung gilt als Maß für körperliche, geistige oder seelische Einschränkung, was zur sozialen Beeinträchtigung führen kann. Er besagt aber nichts über die Leistungsfähigkeit am Arbeitsplatz und ist unabhängig vom ausgeübten oder angestrebten Beruf. Manche Leistungen zum Ausgleich behinderungsbedingter Nachteile setzen eine Feststellung des GdB voraus. Aber nicht jeder Diabetiker fühlt sich durch seine „chronische Krankheit“ zwangsläufig als krank und behindert, vor allem dann nicht, wenn er voll leistungsfähig ist und seinen Stoffwechsel so zu managen gelernt hat, daß sich die Blutzuckerwerte im nahezu normalen Bereich bewegen.
Die gesunde Selbsteinschätzung, der souveräne Umgang mit dem Diabetes und die Befürchtung vor allgemeiner Diskriminierung veranlassen manchen Diabetiker, auf den Schwerbehindertenausweis zu verzichten.

F. Der Weg zum Schwerbehindertenausweis

Der Weg zum Schwerbehindertenausweis ist auf der nächsten Seite dargestellt. Die Bewertung des Behindertengrades erfolgt nach Aktenlage der im Antragsformular angegebenen Krankenhäuser, Kurkliniken, Ärzte und Versicherungen, die vom Versorgungsamt angeschrieben werden. Sieht der Antragsteller bei der Bewertung nicht alle gesundheitlichen Beeinträchtigungen ausreichend berücksichtigt, kann er die Rechtsmittel des Widerspruchs und der Klage vor dem Sozialgericht in Anspruch nehmen, was in fast jedem zweiten Fall mindestens zu Teilerfolgen führt. Bei einer Klage vor dem Sozialgericht sind keine Prozeßkosten zu befürchten. Es besteht kein Anwaltszwang und formgerechte Klageschriften werden nicht erwartet. Dem Sozialgericht ist lediglich zu begründen, warum der Feststellungsbescheid des Versorgungsamtes abgelehnt wird.

Der Weg zum Schwerbehindertenausweis

(aus: Die Rechte behinderter Menschen und ihrer Angehörigen)

1. Antrag beim Versorgungsamt
(in dessen Zuständigkeitsbereich der Antragsteller wohnt; amtliche Antragsvordrucke sind kostenlos erhältlich u. a. bei den Versorgungsämtern, örtlichen Fürsorgestellen der Kreise und kreisfreien Städte, Sozialämtern, Behindertenverbänden, Schwerbehindertenvertretungen in Betrieben

|

2. Im Antrag

a) möglichst vollständige Angaben machen (vor allem zu den Gesundheitsstörungen und Folgen)
b) (soweit vorhanden) ärztliche Unterlagen über Gesundheitsstörungen in Kopie beifügen (z. B. Krankenhausentlassungsbericht, Kurbericht, ärztliche Bescheinigungen)
c) (soweit vorhanden) Bescheide und Entscheidungen über die Behinderung beifügen (z. B. Rentenbescheid der Berufsgenossenschaft oder des Versorgungsamtes nach den BVG, SVG, ZDG, OBG, HHG, BSeuchG, BBG; Entscheidungen über den Unfallausgleich nach beamtenrechtlichen Vorschriften)
d) Lichtbild in der Größe eines Paßbildes beifügen

|

3. Eingangsbestätigung des Versorgungsamtes
(kann z. B. dem Arbeitgeber vorgelegt werden, um Kündigungsschutz geltend zu machen)

|

4. Feststellungsbescheid des Versorgungsamtes
(mit Feststellung der Behinderung, des GdB von 20 bis 100 und der besonderen Merkzeichen)
Rechtsmittel dagegen: Widerspruch, danach Klage beim Sozialgericht

|

5. Ausstellung eines Schwerbehindertenausweises, wenn GdB mindestens 50 beträgt
(bei GdB unter 50, aber mindestens 30: Antrag auf Gleichstellung beim Arbeitsamt)

G. Schutz im Arbeitsleben

1. Beschäftigungspflicht

Jeder öffentliche und private Arbeitgeber mit mindestens 16 Arbeitsplätzen muß **entweder** 6% der Arbeitsplätze mit Schwerbehinderten besetzen **oder** pro unbesetztem Pflichtplatz monatlich eine Ausgleichsabgabe in Höhe von 200,– DM an die Hauptfürsorgestelle zahlen. Die Arbeitsplätze müssen behindertengerecht ausgestaltet werden, sofern dies keine unzumutbaren Mehrkosten verursacht. Die Behinderten sind entsprechend ihren Fähigkeiten und Kenntnissen einzusetzen, bei innerbetrieblichen Fortbildungsmaßnahmen bevorzugt zu berücksichtigen und ihre Teilnahme an außerbetrieblichen Maßnahmen ist in zumutbarem Umfang zu erleichtern.

2. Kündigungsschutz

Der Kündigungsschutz tritt nach einer Dauer des Arbeitsverhältnisses von 6 Monaten ein, sofern die Feststellung der Schwerbehinderteneigenschaft bereits vorliegt bzw. beantragt wurde. Beabsichtigt der Arbeitgeber, dem schwerbehinderten Arbeitnehmer zu kündigen, so muß er vorher schriftlich die Zustimmung der Hauptfürsorgestelle einholen. Dies gilt auch für die außerordentliche („fristlose") Kündigung, die der Arbeitgeber innerhalb von 2 Wochen nach Kenntnisnahme der dafür maßgebenden Tatsachen beantragen muß. Die Hauptfürsorgestelle muß auf eine gütliche Einigung hinwirken und vor einer Entscheidung die Stellungnahmen des Arbeitsamtes, des Betriebs-/Personalrats, der Schwerbehindertenvertretung und des Behinderten anhören. Kommt die gütliche Einigung nicht zustande, hat das Arbeitsgericht darüber zu entscheiden, wobei es die Sozialwidrigkeit der Kündigung berücksichtigen muß.
Wird ein schwerbehinderter Arbeitnehmer erwerbs- oder berufsunfähig, führt dies nicht automatisch zur Beendigung des Arbeitsverhältnisses. Die Zustimmung der Hauptfürsorgestelle ist auch in diesen Fällen einzuholen.
Personen mit einem GdB von mindestens 30 können sich hinsichtlich des Kündigungsschutzes Schwerbehinderten gleichstellen lassen, wenn sie andernfalls keinen Arbeitsplatz finden oder den vorhandenen Arbeitsplatz nicht behalten könnten.

3. Zusatzurlaub

Schwerbehinderten Arbeitnehmern (auch Heimarbeitern) steht ein bezahlter Zusatzurlaub von einer Arbeitswoche zu, sofern vertragliche oder tarifliche Regelungen keinen längeren Zusatzurlaub vorsehen. Soweit nichts anderes vereinbart ist, wird für den Zusatzurlaub allerdings kein zusätzliches Urlaubsgeld gezahlt. Gleichgestellte haben keinen Anspruch auf Zusatzurlaub.

4. Mehrarbeit und Selbständigkeit

Auf ihr Verlangen hin sind Schwerbehinderte von Mehrarbeit freizustellen (§ 46 SchwbG). Bei der Zulassung sowohl zu gewerblichen als auch zu freiberuflichen Tätigkeiten sind sie bevorzugt zu behandeln. Auch beim Bezug von Rente und sonstigen Leistungen ist das zustehende Arbeitsentgelt voll auszuzahlen.

5. Begleitende Hilfen im Arbeits- und Berufsleben

Um die soziale Stellung und Wettbewerbsfähigkeit von Schwerbehinderten zu sichern, beseitigen die Fürsorgestellen bzw. Hauptfürsorgestellen in Zusammenarbeit mit den Arbeitsämtern betriebliche Probleme und zahlen zur Verbesserung und Erhaltung von Arbeitsplätzen Geldleistungen an Behinderte und Arbeitgeber.
In einem Aufruf an die Arbeitgeber in den neuen Bundesländern weisen die Sozialminister darauf hin, daß Schwerbehinderte, wenn sie auf geeigneten Plätzen beschäftigt werden, im Regelfall eine volle Arbeitsleistung erbringen. „Ist dies jedoch nicht der Fall, bietet das Schwerbehindertengesetz eine Vielzahl wirksamer Hilfen, nämlich:

- **Investitionskostenzuschüsse** in erheblicher Höhe zur Schaffung und Ausgestaltung von Arbeitsplätzen für Schwerbehinderte,
- **Lohnkostenzuschüsse**, falls trotz Anpassungsmaßnahmen erhebliche Leistungsmängel verbleiben,
- **Erstattung der Kosten** für besondere Aufwendungen zur Betreuung oder dauernden Anleitung.

Durch diese Leistungen können alle betriebswirtschaftlichen Nachteile, die sich eventuell aus der Beschäftigung Schwerbehinderter ergeben, ausgeglichen werden. Aus der Optimierung der Arbeitsplätze mit Hilfe von Investitionsmaßnahmen ergeben sich im Regelfall sogar betriebswirtschaftliche Vorteile.“

6. Schwerbehindertenausweis und Bewerbung um einen Arbeitsplatz

Bei der Einstellung muß die Schwerbehinderteneigenschaft auf Befragen stets offenbart werden. Verstößt der Arbeitnehmer dagegen, kann der Arbeitgeber den Arbeitsvertrag wegen arglistiger Täuschung mit sofortiger Auflösungswirkung anfechten. Wird nicht nach der amtlich festgestellten Schwerbehinderteneigenschaft gefragt, darf sie nur verschwiegen werden, wenn die erwartete Arbeitsleistung nicht beeinträchtigt ist.
Bei der Arbeitsplatzsuche und bei Karriereambitionen können sich die besonderen Rechte des Behinderten auch als hinderlich erweisen. Eindeutig von Vorteil ist der Schutz im Arbeitsleben für den Schwerbehinderten dagegen, wenn er einen Arbeitsplatz hat, auf dem er bleiben möchte.

H. Nachteilsausgleiche

1. Merkzeichen

Als Voraussetzung für verschiedene Nachteilsausgleiche hat das Versorgungsamt auf Antrag auch darüber zu entscheiden, ob der Schwerbehindertenausweis mit bestimmten Merkzeichen versehen wird. Die Merkzeichen haben folgende Bedeutung:

B Ständige Begleitung des Behinderten bei Benutzung öffentlicher Verkehrsmittel ist zur Vermeidung von Eigen- und Fremdgefährdung notwendig, vor allem zum Ein- und Aussteigen, oder während der Fahrt oder zum Ausgleich von Orientierungsstörungen. Ständiger Begleitung bedürfen z. B. Querschnittsgelähmte, Ohnhänder, Blinde, erheblich Sehbehinderte, hochgradig Hörbehinderte, geistig Behinderte und Anfallskranke, denen das Merkzeichen G zusteht.

Bl Der Behinderte ist blind oder so sehbehindert, daß er sich in unvertrauter Umgebung nicht ohne fremde Hilfe zurechtfinden kann, z. B. weil das bessere Auge nur eine Sehschärfe von nicht mehr als 1/50 hat.

G Der Behinderte ist durch eingeschränktes Gehvermögen, durch innere Leiden, durch Anfälle oder durch gestörte Orientierungsfähigkeit im Straßenverkehr in seiner Bewegungsfähigkeit erheblich beeinträchtigt bzw. für ihn sind Gehstrecken von ca. 2 Kilometer bzw. 30 Minuten mit Gefahren verbunden.

Voraussetzungen für das Merkzeichen G:

- Auf die Gehfähigkeit sich auswirkende Funktionsstörungen der unteren Gliedmaßen und/oder der Lendenwirbelsäule bedingen einen GdB von mindestens 50. Ein GdB unter 50 genügt, wenn aufgrund der Behinderung an den unteren Gliedmaßen die Gehfähigkeit besonders schwerwiegend eingeschränkt ist.
- Erhebliche Beeinträchtigung der Bewegungsfähigkeit durch innere Leiden wie z. B. bei schweren Herzschäden und schweren Atembehinderungen. Bei hirnorganischen Anfällen und Diabetes mit häufigen hyper-/hypoglykämischen Stoffwechselentgleisungen, die vor allem am Tag auftreten.
- Störung der Orientierungsfähigkeit, z. B. durch Sehbehinderung mit einem GdB von mindestens 70, durch Taubheit/an Taubheit grenzende Schwerhörigkeit im Kindesalter, durch erhebliche Störungen der Ausgleichsfunktionen und durch geistige Behinderung mit einem GdB von mindestens 80.

aG Der Behinderte ist außergewöhnlich gehbehindert und kann sich aufgrund seines Leidens nur mit fremder Hilfe oder nur mit großer Anstrengung außerhalb seines Kraftfahrzeugs bewegen. Dazu zählen z. B.

- Querschnittsgelähmte
- Doppeloberschenkel- und Doppelunterschenkelamputierte
- Hüftexartikulierte und einseitig Oberschenkelamputierte, die kein Kunstbein tragen können oder zugleich unterschenkel- oder armamputiert sind
- Schwerbehinderte mit schwersten Erkrankungen des Herzens oder der Atmungsorgane.

H Der Behinderte ist hilflos und für die gewöhnlichen Verrichtungen im Ablauf des täglichen Lebens (An- und Auskleiden, Körperpflege, Nahrungsaufnahme, körperliche Bewegung und geistige Anregung) in erheblichem Maße auf fremde Hilfe angewiesen bzw. Hilfe muß in dauernder Bereitschaft stehen. Als hilflos gelten z. B.

- Blinde und hochgradig Sehbehinderte
- Querschnittsgelähmte
- Doppel- und Mehrfachamputierte
- Hirngeschädigte, Anfallsleidende und geistig Behinderte mit einem GdB von 100für diese Leiden.

RF Der Behinderte erfüllt die gesundheitlichen Voraussetzungen für die Befreiung von der Rundfunkgebührenpflicht. Anspruch auf dieses Merkzeichen haben:

- Blinde und hochgradig Sehbehinderte mit einem GdB von mindestens 60 aufgrund der Sehbehinderung
- Gehörlose oder Hörgeschädigte, denen auch mit Hörhilfen keine ausreichende Verständigung über das Gehör möglich ist bzw. ab GdB 50 wegen beidseitiger hochgradiger Schwerhörigkeit
- Behinderte mit einem Mindest-GdB von 80, die an öffentlichen Veranstaltungen ständig nicht teilnehmen können.

2. Beförderung und Verkehr

Sind im Schwerbehindertenausweis die Merkzeichen G oder H eingetragen oder besitzt er eine vom Versorgungsamt herausgegebene Wertmarke, so kann sich der Schwerbehinderte im Nahverkehr unentgeltlich befördern lassen, was jedoch nicht von der Zahlung tarifmäßiger Zuschläge (z. B. D-Zug) entbindet.
Schwerbehinderte mit den Merkzeichen Bl oder H, oder Bezieher von Arbeitslosenhilfe bzw. Hilfe zum Lebensunterhalt nach dem Sozialhilfegesetz oder Schwerkriegsbeschädigte erhalten die Wertmarke auf Antrag unentgeltlich, ansonsten kostet sie 120,– DM im Jahr.
Außergewöhnlich gehbehinderten Schwerbehinderten (aG) werden Parkerleichterungen gewährt. Sie können sich außerdem in der Nähe ihrer Wohnung oder des Arbeitsplatzes Parkflächen reservieren lassen.
Hilflose Schwerbehinderte (H), Blinde (Bl) oder außergewöhnlich Gehbehinderte (aG) und Schwerkriegsbeschädigte sind von der Kraftfahrzeugsteuer befreit, sofern das Kraftfahrzeug auf sie zugelassen ist. Schwerbehinderte mit dem Merkzeichen G und Gehörlose bekommen eine Kraftfahrzeugsteuerermäßigung von 50% für auf sie zugelassene Kraftfahrzeuge.
Die Freifahrtberechtigung mit der Wertmarke im öffentlichen Nahverkehr und die Kraftfahrzeugsteuerermäßigung können nur Blinde (Bl) und/oder Hilflose (H) gleichzeitig in Anspruch nehmen.
Das Merkzeichen B im Schwerbehindertenausweis gestattet der Begleitperson eines Schwerbehinderten die unentgeltliche Beförderung im öffentlichen Personenverkehr und bei Flugreisen innerhalb der Bundesrepublik Deutschland.

3. Steuern

Allein aufgrund des Diabetes erhält man erst ab GdB 50 einen Steuerfreibetrag in Höhe von 1 110,– DM, der sich mit zunehmendem GdB erhöht. Mit

Zusatzmerkmal H (diabetische Kinder bis zum 16., in Ausnahmefällen bis zum 18. Lebensjahr) und mit Zusatzmerkmal Bl erhöht sich die Steuerbefreiung auf 7200,– DM.
Schwerbehinderte mit dem Merkzeichen G erhalten steuerrechtliche Nachteilsausgleiche nach § 9 und § 33 Einkommensteuergesetz.
Wird die Behinderung erst nachträglich festgestellt und vom Versorgungsamt anerkannt, obwohl sie nachweisbar schon vorher bestand, lassen sich auch schon bestands- oder rechtskräftige Steuerbescheide noch ändern und überbezahlte Steuerbeträge können zurück erstattet werden.

4. Wohnen und Bauen

Bei der Wohngeldberechnung wird beim Schwerbehinderten ab GdB 80 ein Freibetrag von 2400,– DM vom Jahreseinkommen abgesetzt.
Im Rahmen der sozialen Wohnungsbauförderung wird bei Schwerbehinderten und ihnen Gleichgestellten:

- die maßgebende Einkommensgrenze erhöht

und unter bestimmten Voraussetzungen

- eine Überschreitung der Wohnflächengrenze zugelassen sowie
- die Bewilligung zusätzlicher Baudarlehen, Familienzusatzdarlehen und Beihilfen möglich.

5. Kommunikation und Medien

Von der *Rundfunkgebührenpflicht* sind, u. a. Schwerbehinderte mit dem Ausweismerkzeichen RF im Schwerbehindertenausweis befreit. Die Befreiung erstreckt sich auf die Gebühren der öffentlichen Rundfunkanstalten. Premiere ermäßigt bei Vorlage einer Kopie des amtlichen Schwerbehindertenausweises ab dem 2. Monat das Monats-Abo von normalerweise 44,50 DM auf 25,– DM.
Die TELEKOM ermäßigt die Grundgebühr für den Telefonhauptanschluß von normalerweise 24,60 DM auf 9,– DM (wenn der Ausweis das Merkzeichen RF enthält) oder auf 5,– DM (wenn sozialberichtigte Blindheit, oder Gehörlosigkeit bzw. Sprach- und Komunikationsbehinderung von mindestens GdB 90 vorliegen).

6. Sonstiges

Schwerbehinderte erhalten, teilweise auf freiwilliger Grundlage, auch Nachteilsausgleiche wie:

- Eintrittsermäßigungen, bei Notwendigkeit auch für ihre Begleitung (B), beim Besuch von Filmvorstellungen, Sportveranstaltungen, Theateraufführungen, Freibädern usw.
- bevorzugte Abfertigung vor Amtsstellen,
- Beitragsermäßigung für ihre Mitgliedschaft bei Vereinen, Interessenverbänden und dergleichen,
- Fahrpreisermäßigungen bei Bergbahnen, bei der Schiffahrt

etc.

Weitere Informationsbroschüren zum Thema **SOZIALES** siehe Kap. XXV **Informationsquellen**.

Fragen:

1. **Was besagt der GdB über die Leistungsfähigkeit am Arbeitsplatz?**

2. **In welchem Fall ist dem Diabetiker eine berufliche Neu- oder Umorientierung zu empfehlen?**

3. **In welchen Fällen fehlt die Eignung zur Führung von Kraftfahrzeugen?**

4. **Welche Vor- und Nachteile kann der Besitz des Schwerbehindertenausweises im Berufsleben haben?**

Lösungen siehe Anhang

Anhang

A. Lösungsteil

Kap. I. Was ist Diabetes?

Lösungen zu Frage

1: 1922

2: Weil er keine Langerhans-Inseln mehr hat, die zur Insulinherstellung angeregt werden könnten. Sämtliche insulinproduzierenden Zellen sind zerstört.

3: Nein: Dem Ausbruch des Typ-II-Diabetes kann jedoch durch Prävention (Gewichtsreduktion, Bewegung, vernünftige Ernährung) vorgebeugt werden.

4: Typ IIa ist der schlanke Typ-II-Diabetiker mit relativem Insulinmangel, Typ IIb ist der übergewichtige Diabetiker mit anfangs ausreichender Insulineigenproduktion mit Vorliegen einer Insulinresistenz.

5: Vermehrter Durst und vermehrtes Wasserlassen, Gewichtsabnahme, Wadenkrämpfe, Sehstörungen, Veränderungen wie Juckreiz im Genitalbereich und der Haut.

Kap. III. HbA1- bzw. HbA1c-Wert und Fructosamin-Wert

Lösungen zu Frage

1: Eine miserable Blutzuckereinstellung während der letzten 6 bis 8 Wochen.

2: Da die Bindung des roten Blutfarbstoffes an Eiweiß (Hämoglobin, Hb) durch Abbau der roten Blutkörperchen in der Milz nach einer Lebensdauer von etwa 3 Monaten gelöst wird.

3: Der Zerfall verzuckerter Eiweiße (Fructosamine) geschieht wesentlich rascher als der Abbau des glykosilierten Hämoglobins (HbA1c), so daß es bei guter Blutzuckereinstellung zu einem rascheren Abfall des anfangs hohen Fructosamins im Blut kommt.

Kap. IV. Grundzüge der Therapie

Lösungen zu Frage

1: Eine Berechnung des Kohlenhydratgehaltes in der Nahrung ist nur im Zusammenhang mit der zu bestimmenden Insulinmenge bei Insulintherapie sinnvoll (sowohl beim insulinspritzenden Typ-I- als auch Typ-II-Diabetiker).

2: Die sogenannte konventionelle Insulintherapie und die intensivierte konventionelle Therapie (ICT). Standardtherapie sollte bei der Behandlung des Typ-I-Diabetikers heute die intensivierte Insulintherapie sein, da durch sie die Entstehung von diabetischen Folgeschäden um bis zu 80% verringert werden kann. Diese Therapie ist etwas aufwendiger als die konventionelle Insulintherapie, bei der weniger oft gespritzt, jedoch der entsprechend vorhandenen Insulinmenge angepaßt, häufiger gegessen werden muß.

3: Da die meisten Typ-II-Diabetiker übergewichtig sind und somit dem Typ IIb angehören und bei ihnen die Insulinresistenz durch Übergewicht und Fettsucht im Vordergrund steht, ist bei diesem Typ die Gewichtsreduktion erstes Ziel der Behandlung.

Kap. V. Unterzuckerung

Lösungen zu Frage

1: Schweißausbruch, Heißhunger, Herzklopfen, Kribbeln an den Lippen, Konzentrationsschwäche, Zittern, Sehstörungen.

2: Im Normalfall nicht, es sei denn, es wurden schon mehrfach schwere Unterzuckerungen mit Krampfanfällen erlebt.

3: Zuviel Insulin gespritzt, zu langer Spritz-Eß-Abstand, zu starke Tablettenwirkung, zu wenig Kohlenhydrate gegessen, körperliche Bewegung, Alkohol.

4: Bei spürbarer Unterzuckerung 1–2 schnelle BE (Traubenzucker, Saft, Cola) zu sich nehmen, erst dann den Blutzucker testen und evtl. noch längeranhaltende BE essen, um ein Abrutschen in eine erneute Unterzuckerung zu vermeiden.

5: Folgende Fehler sollten Sie vermeiden: Keinen Traubenzucker oder andere Not-BE bei sich zu tragen, zuerst den Blutzucker zu testen, zu wenig BE zu sich zu nehmen, bis zur nächsten Mahlzeit abzuwarten, BE mit Fett und Eiweiß (z. B. Schokolade) zur Anhebung des Blutzuckers zu essen.

Kap. VI. Stoffwechselentgleisung

Lösungen zu Frage

1: Nein, es dauert immer einige Stunden!

2: Der Körper versucht, den Zucker durch den Urin auszuscheiden und zieht dabei Wasser aus den Körperzellen.

3: Die Energie, die zur Aufrechterhaltung der lebensnotwendigen Funktionen benötigt wird, stellt der Körper bei Insulinmangel aus Fettsäuren her. Dabei ensteht als „Abfallprodukt“ Aceton.

4: Nein!

5: Bei einem Magen-Darm-Infekt: weniger Insulin spritzen, eventuell nur das Basalinsulin, mit Traubenzucker gesüßten Tee trinken!

6: Alle Typ-I-Diabetiker und Patienten, die keinerlei eigenes Insulin mehr haben, sollten Aceton im Urin testen, wenn der Blutzucker über 250 mg/dl liegt oder sie auch bei niedrigeren Blutzuckerwerten über Bauchschmerzen, Übelkeit und Erbrechen klagen.

Kap. VII. Insuline

Lösungen zu Frage

1: Normalinsulin, Lisproinsulin.

2: Normalinsulin: Nach 2 Stunden
Lisproinsulin: Nach 1 Stunde.

3: Als U-100 Insulin, d. h. mit 100 IE Insulin/ml.

4: 8–12 Stunden.

5: Zinkverzögerte Insuline.

6: Es ist ein reines Verzögerungsinsulin und enthält kein Normalinsulin!

Kap. VIII. Insulin-Handhabung

Lösungen zu Frage

1: Im Gemüsefach des Kühlschranks oder in kühlen Kellerräumen.

2: Sie können mehrfach benutzt werden, bis sie stumpf sind.

3: Der Verzögerungsstoff muß mit dem Insulin durch vorsichtiges Rollen und Schwenken in der Hand vermischt werden.

4: Mit der Injektionsspritze wird zuerst das klare Normal- oder Lisproinsulin aufgezogen und danach erst das vorbereitete, trübe Insulin. Geht man umgekehrt vor und zieht zuerst das trübe Verzögerungsinsulin auf und kommt beim anschließenden Aufziehen des klaren, kurzwirkenden Insulins Verzögerungsinsulin in die Insulinampulle, so kann das Normal- oder Lisproinsulin darin verunreinigt werden.

5: Es sollte in die Bauchdecke gespritzt werden, da es dort am schnellsten wirkt.

6: Beachten Sie, daß Sie den Inhalt einer Pen-Patrone nur mit der entsprechenden U 100-Injektionsspritze spritzen.

Kap. IX. Intensivierte konventionelle Insulintherapie

Lösungen zu Frage

1: Abdeckung von BE (Mahlzeiteninsulin) und Blutzuckerkorrekturen (Korrekturinsulin).

2: Normal-Insulin: alle 4–5 Std., Lispro-Insulin: alle 2–3 Std.

3: Durch den Basalratentag (Fastentest).

4: Verzögerungsinsulin dient nicht dazu, den Blutzucker zu senken, sondern ihn „auf Höhe“ zu halten.

Kap. XI. ICT-Probleme, Ursachen und Lösungsmöglichkeiten

Lösungen zu Frage

1: Testung des nächtlichen Blutzuckers, Überprüfung der Spät-BE, der Spritz-Zeit und -stelle.

2: Begriff für ein Ansteigen des Blutzuckers in den frühen Morgenstunden.

3: Eiweißhaltige Spätmahlzeiten können zu morgendlichen Blutzuckererhöhungen führen.

4: Das Blutzuckertagebuch!

Kap. XII. Ernährung: Kohlenhydrate

Lösungen zu Frage

1: Hauptnährstoffe:
- Kohlenhydrate: 1 g = 4 kcal
- Eiweiß: 1 g = 4 kcal
- Fett: 1 g = 9 kcal

2: Die Kohlenhydrate liefern unserem Körper die Energie, die er benötigt, um seine Körperfunktionen, wie Verdauung, Aufrechterhaltung der Körpertemperatur, Herztätigkeit, Atmung und Bewegung ausüben zu können.

3: Kohlenhydrate werden in Form von Glykogen in der Leber und der Muskulatur als Energiereserve gespeichert.

4: *Pflanzliche Nahrungsmittel*:
Brot- und Backwaren, Getreide, Gemüse, Obst, Nüsse und Samen.
Tierische Nahrungsmittel:
Milch, Milchprodukte.

5:

☒ 1 BE = 12 g Kohlenhydrate = 30 g Mischbrot

6: In der Kohlenhydrat-Austauschtabelle (= BE-Austauschtabelle) wird angegeben, wieviel Gramm eines kohlenhydrathaltigen Nahrungsmittels 1 BE enthält.

Es gilt 1 BE = 10–12 g Kohlenhydrate.

Die Austauschtabelle gibt aber nur den Kohlenhydratgehalt an und berücksichtigt nicht die Blutzuckerwirksamkeit.

7: Die Resorptionsgeschwindigkeit der Kohlenhydrate drückt aus, wie schnell die Kohlenhydrate ins Blut gelangen und den Blutzucker erhöhen (= die Blutzuckerwirksamkeit der Kohlenhydrate).
Ein Maß hierfür ist der glykämische Index (= GI).

Es gilt 1 BE Traubenzucker = 100%.

8: Immer wieder mal, um das anfangs mit der Waage gelernte Schätzvermögen zu überprüfen.

9: Beispiel:
105 g Vollkornbrot oder 90 g Mischbrot
30 g Aufschnitt oder
20 g Käse
10 g Halbfettmargarine oder 5 g Butter/Margarine
1 Teel. Diabetikermarmelade
oder: 1 Müsli mit 3 BE

10:

300 g	Vollkornmehl	15 BE
30 g	Öl	– BE
20 g	Hefe	– BE
100 g	Magerquark	– BE
1	Ei	– BE
Süßstoff, Salz		– BE
12 g	Fruchtzucker	1 BE
50 g	Mandeln	– BE
	Gesamt-BE	16 BE

Der Kuchen wird in: 16 Stücke à 1 BE geteilt!
oder in: 8 Stücke à 2 BE geteilt!

Kap. XII. Ernährung: Ballaststoffe

Lösungen zu Frage

1 a): Ballaststoffe verzögern die Resorption von Kohlenhydraten
- Blutzuckerspitzen werden vermieden
- weniger Insulin zur Verarbeitung der Kohlenhydrate ist notwendig
- die diabetische Stoffwechsellage wird verbessert.

1 b): Manche Ballaststoffe sind in der Lage, Cholesterin und Gallensäuren zu binden. Sie tragen damit zur Senkung des Blutcholesterinspiegels bei und sind wichtige Helfer gegen Herz-Kreislauferkrankungen.

2: Vollkornprodukte
- Obst, Gemüse (Hülsenfrüchte) als Rohkost und mit Schale
- Salate.

3: Ballaststoffreiche Zwischenmahlzeiten:
- Müsli
- Vollkornbrot
- Obst
- Joghurt mit Leinsamen oder Weizenkleie.

Kap. XII. Ernährung: Fette

Lösungen zu Frage

1:

☐	Es beugt Osteoporose vor.
☒	Es liefert essentielle Fettsäuren.
☒	Es dient als Schutz für die Haut und wichtige Organe.

2:

☐	Kaloriengehalt
☒	Fettgehalt
☒	Fettqualität

3:

☐	Rindfleisch
☒	Nüsse
☐	Käse
☒	Pflanzenöl

4:

☒	Salami
☐	Bierschinken
☐	Ei

Kap. XII. Ernährung: Eiweiß

Lösungen zu Frage

1: Eiweiß besteht aus Aminosäuren, die kettenförmig miteinander verknüpft sind.

Seine Funktionen im menschlichen Körper sind:
- Zellaufbau (z. B. Muskel-, Knorpel-, Hautzellen)
- Wachstum
- Blut- und Hormonbildung.

2: Pflanzliches Eiweiß läßt sich durch Kombinationen verschiedener eiweißhaltiger Lebensmittel aufwerten
Beispiel:
- Getreide (Mehl, Brot) mit Hülsenfrüchten, z. B. Linsensuppe mit Brot
- Kartoffeln mit Ei oder Quark
- Mischung aus Mais (1/3) und Bohnen (2/3)

Vorteil: Es ergibt sich hiermit eine gute Möglichkeit, das für den eigenen Körper notwendige Eiweiß in ausreichender Menge zu sich zu nehmen, ohne gleichzeitig zuviel Fett (= Kalorien) aufzunehmen!

3: Bei hohem Eiweißverzehr kann es durch die Umwandlung von Eiweiß in Glucose (= glucogene Wirkung) zu morgendlichen hohen Blutzukkerwerten kommen.

4: Eine zu hohe Eiweißaufnahme stellt eine hohe Belastung für die Nieren dar. Beim Eiweißum- und -abbau entstehen giftige Stickstoffverbindungen, die in der Leber und der Niere entgiftet und dann ausgeschieden werden müssen. D. h. durch einen ständig hohen Eiweißkonsum müssen die Nieren einen vermehrten Filtrationsdruck aufbauen. Diese Mehrarbeit führt zu einer frühzeitigen Schädigung der Nieren. Zusätzlich kommt hinzu, daß beim Diabetiker die Nierenfunktion infolge von diabetischen Gefäßerkrankungen oft eingeschränkt ist!

Kap. XII. Ernährung: Erstellung eines individuellen Ernährungsplanes

Lösungen zu Fragen

1: Der Sinn eines Ernährungsplanes liegt also darin:
- das Richtige
- zur richtigen Zeit
- in der richtigen Menge
- in der richtigen Zusammensetzung
- und in der richtigen Zubereitung zu essen.

2: Folgende Informationen werden bei der Aufstellung eines Ernährungsplans benötigt:

- Energiebedarf (abhängig von: Körpergröße, Gewicht, Geschlecht, Alter und körperlicher Belastung)
- persönliche Ernährungsgewohnheiten
- Therapieform.

3 a): 15–20% Eiweiß
30–35% Fett (1/3 Streichfett, 1/3 verstecktes Fett, 1/3 Kochfett)
50–55% Kohlenhydrate.

Kap. XII. Ernährung: Diätetische Lebensmittel

Lösungen zu Frage

1: Süßstoffe:
- enthalten keine Kohlenhydrate und erhöhen **nicht** den Blutzucker
- enthalten keine Kalorien
- sie werden chemisch hergestellt
- sie haben eine deutlich höhere Süßkraft als Haushaltszucker.

In Deutschland zugelassene Süßstoffe: Saccharin, Cyclamat, Acesulfam, Aspartam

Zuckeraustauschstoffe:
- enthalten Kohlenhydrate, die den Blutzucker nur geringfügig ansteigen lassen
- enthalten Kalorien
- sie werden aus pflanzlichen Grundstoffen gewonnen.

Wichtige Zuckeraustauschstoffe: Fruchtzucker, Sorbit, Isomalt

2: Die Blutzuckerwirksamkeit von Zuckeraustauschstoffen ist bei den meisten Diabetikern gering. Deshalb ist es sinnvoll, für Zuckeraustauschstoffe **kein** Insulin zu spritzen.

3: Diätetische Lebensmittel sind Lebensmittel, die anstelle von Zucker mit Zuckeraustauschstoffen und/oder Süßstoffen hergestellt werden.

4: Nur wenige diätetische Lebensmittel für Diabetiker sind *sinnvoll.*
Beispiel: Süßstoffe, Diabetikerkonfitüre mit Zuckeraustauschstoff und / oder Süßstoff, Diabetiker-Obstkonserven mit Süßstoff, energiefreie bzw. -arme Diätlimonaden und Erfrischungsgetränke.
Viele sind dagegen *ungeeignet bzw. überflüssig*, da ein Diabetiker seine Tageskost aus dem Angebot der „normalen" Lebensmittel gut und vor allem preiswert gestalten kann.

Beispiel: Diabetiker-Spezialbrote, Diabetiker-Mehl, Diabetiker-Puddingpulver.
Häufig sind die Lebensmittel:
- zu kalorienreich
- enthalten zuviel Fett und Eiweiß
- der anzurechnende KH-Gehalt schwankt und
- außerdem sind sie zu teuer!

5: Es gibt pflanzliche Bindemittel aus Johannisbrotkernmehl und / oder Guarkernmehl die anrechnungsfrei verwendet werden können.
Beispiel: Bindefixmittel (Bio Zentrale), Nestargel (Nestlé), Biobin (Tartex).

Kap. XII. Ernährung: Getränke

Lösungen zu Frage

1:

Art der Getränke	ohne Anrechnung	geeignet bei Unterzuckerung	nicht wünschenswert	Anrechnung als BE
Apfelsaft (naturrein)	☐	☒	☐	☒
Multivitamin-Nektar	☐	☒	☒	☐
Diätlimonade (light)	☒	☐	☐	☐
Cola light	☒	☐	☐	☐
Cola ohne Koffein	☐	☒	☒	☐
Orangenfruchtsaftgetränk	☐	☒	☒	☐
Diät-Fruchtnektar	☐	☐	☐	☒
Tonic Water	☐	☒	☒	☐
Bitter Lemon	☐	☒	☒	☐
Buttermilch	☐	☐	☐	☒
Milch mit natürlichem Fettgehalt	☐	☐	☐	☒

2: Auf die schnelle Blutzuckerwirksamkeit. Trinken Sie Diätlimonaden und -fruchtsaftgetränke nur als verdünnte „Schorle".

3:

☒	Einen hohen Restzuckergehalt bis zu 30 g/l

4:

☒	Es ist alkoholarm
☒	Es ist kohlenhydratreich

5:

☒	Traubenzucker

6:

☐	Hering vor dem Alkoholgenuß essen
☒	Vor dem Schlafengehen den Blutzucker messen und gegebenenfalls zusätzlich Kohlenhydrate essen
☐	Eine Flasche Mineralwasser zusätzlich trinken
☒	Spritzen Sie kein Insulin für alkoholische Getränke

Kap. XIII. Diabetische Folgeschäden

Lösungen zu Frage

1: Nieren, Augen, Nerven.

2: Überschüssiger Zucker im Blut (außerhalb des Normbereiches) führt über Zwischenprodukte, wie Fruchtzucker und Alkohol (Polyolstoffwechsel) direkt zu einer Schädigung der kleinsten Gefäße und Nerven. Zusätzliche Schäden erfolgen über eine deutliche Verminderung der Fließeigenschaften des Blutes und krankhaften Veränderungen an den Membranen der Zellen.

3: Optimale Blutzuckereinstellung (jedoch nicht zu rasche Blutzuckersenkung) und die Lasertherapie.

4: Weil durch eine rechtzeitige augenärztliche Diagnose von Verschlechterungen des Augenhintergrundbefundes und rechtzeitige Therapie eine Erblindung vermieden werden kann.

5: Durch Untersuchungen des Urins auf Spuren von Eiweiß (Mikroalbuminurie).

6: Das Herz mit seinen Herzkranzgefäßen, die hirnversorgenden Blutgefäße und die Arterien der Beine.

7: Einen Herzinfarkt, den der Patient selbst nicht bemerkt hat und der nur aufgrund des EKGs oder auch des Herz-Ultraschalls (Echokardiographie) diagnostiziert wurde. Kommt bei der diabetischen autonomen Neuropathie vor.

8: Brennen und Schmerzen sowie Taubheitsgefühle im Bereich der Füße.

9: Ja, ursächlich kann eine Neuropathie des Magens mit mangelhafter Entleerung vorliegen, bis hin zur Magenlähmung (Gastroparese).

10: Nervenschädigungen im Bereich des Fußes durch erhöhte Blutzuckerwerte, verbunden mit Druckstellen, die nicht bemerkt werden, mangelnde Fußpflege, falsches Schuhwerk, verbunden mit einer Infektion und gelegentlich auch zusätzlichen Durchblutungsstörungen.

11: Um rechtzeitig Druckstellen und Geschwüre zu entdecken und behandeln zu können und damit eine Amputation zu vermeiden.

12: Der diabetische Fuß ist in der Regel ein neuropathischer Fuß – also der Nervenschaden steht im Vordergrund. Viele Patienten glauben jedoch, daß sie Durchblutungsstörungen haben und führen deswegen vermehrt Gehtraining durch, was in diesem Fall die völlig falsche Therapie ist.

Kap. XIV. Bluthochdruck

Lösungen zu Frage

1: Oft gar nicht, gelegentlich in Form von Kopfschmerzen, Herzklopfen in Ruhe und unter Belastung, Ohrensausen und Schwindel sowie häufiges Nasenbluten und Luftnot unter Belastung.

2: Weil der Blutdruck zu verschiedenen Zeiten und auch unter verschiedenen Belastungssituationen unterschiedlich ist, und bei bestimmten Krankheitsbildern charakteristische Verläufe zu verzeichnen sind.

3: Angina pectoris, Herzinfarkt sowie verstärkte Arteriosklerose der Blutgefäße, Schlaganfall oder Hirnblutung und eine Niereninsuffizienz.

4: Gewichtsreduktion, Meiden von Kochsalz in der Ernährung, regelmäßige Bewegung (Ausdauertraining), Meiden von Kraftsport. Bei Diabetikern frühzeitig Einsatz von sogenannten ACE-Hemmern sowie eiweißarmer Ernährung, insbesondere bei gleichzeitiger Mikroalbuminurie.

Kap. XV. Diabetes und Sport

Lösungen zu Frage

1: Blutzucker testen, Belastungsstärke und -dauer abschätzen, Unterzuckerungen vorbeugen!

2: Eine untrainierte Muskulatur hat wenig Zucker gespeichert, es kann schnell zu Unterzuckerungen kommen.

3: Wenn vor dem Sport bereits ein hoher Blutzucker bestanden hat, bei starker Anstrengung und zusätzlichem Streß.

4: Anstrengende sportliche Betätigung kann die Augenveränderungen verschlechtern (insbesondere Kraftsport).

5: Das schnellwirkende Mahlzeiten-Insulin zum Mittagessen.

6: Ja, die Muskulatur füllt ihre Glucosevorräte wieder auf, so daß es auch lange nach dem Sport noch zu Unterzuckerungen kommen kann.

Kap. XVI. Urlaub und Reisen

Lösungen zu Frage

1: Um einen niedrigen Blutzuckerwert bereits vor Beginn der Fahrt zu entdecken.

2: Damit sich ihr Fahrzeug im Falle einer schweren Unterzuckerung nicht selbständig in Bewegung setzt und damit einen großen Schaden anrichten kann.

3: Weil je nach Flugrichtung Insulin gespart oder mehr Insulin gebraucht wird.

Kap. XVII. Diabetes und Partnerschaft: Gestationsdiabetes

Lösungen zu Frage

1: Weil bereits zum Zeitpunkt der Zeugung eines Kindes optimale Blutzuckerwerte, sowohl bei der Mutter als auch beim Vater vorliegen sollten (Minimierung des Risikos von Fehlbildungen etc.).

2: Die schwangere Diabetikerin sollte – wenn nicht vorher schon geschehen – sofort geschult und optimal bezüglich des Blutzuckers und des Blutdrucks eingestellt werden.

3: Der Insulinbedarf nimmt bis auf einen zwischenzeitlichen kurzfristigen Rückgang bis zum Ende der Schwangerschaft um das 2- bis 4fache des Ausgangswertes zu.

4: Weil vor, während und auch nach der Geburt durch starke Blutzuckerschwankungen ein Risiko sowohl für Mutter als auch das Kind besteht, deshalb ist unbedingt Führung und Betreuung der schwangeren Diabetikerin durch einen Diabetologen nötig.

Kap. XVIII. Fußpflege

Lösungen zu Frage

1: Besonders durch den diabetischen Nervenschaden, wodurch der Patient oft kein Gefühl mehr im Bereich der Füße hat.

2: Ja, weil sie vom Patienten oft nicht bemerkt werden und sich infizieren können.

3: Täglich.

4: Schere und Hornhauthobel.

5: Zur regelmäßigen Pflege einen mit Diabetikern vertrauten und speziell geschulten medizinischen Fußpfleger. Bei Verletzungen sofort einen Arzt.

Kap. XXV. Soziales

Lösungen zu Frage

1: Nichts.

2: Wenn durch den Beruf bedingt zu starke Blutzuckerschwankungen mit der Gefahr von Folgeschäden oder auch Hypoglykämien in Kauf genommen werden müßten oder wenn eine Eigen- oder Fremdgefährdung vorliegt.

3: Die Eignung zum Führen von Kraftfahrzeugen jeglicher Art fehlt lediglich dann, wenn eine Neigung zu schweren Stoffwechselentgleisungen mit Unterzuckerungen, insbesondere nicht bemerkten Unterzuckerungen, besteht.

4: Mehr Schutz vor Kündigung, Zusatz-Urlaub und größere begleitende Hilfen im Arbeits- und Berufsleben. Nachteile bei der Bewerbung um einen neuen Arbeitsplatz.

B. Informationsquellen

1. Verbände und Organisationen

Deutscher Diabetiker-Bund e.V. (DDB)

Selbsthilfegruppe von Diabetikern, bundesweit etwa 20000 Mitglieder. Die erklärten Ziele des DDB sind:

- die Interessen der Diabetiker in der Öffentlichkeit zu vertreten,
- Aufklärungs- und Fortbildungsveranstaltungen für Diabetiker und Interessierte durchzuführen,
- den Erfahrungsaustausch von Diabetikern untereinander zu fördern und
- in Einzelfällen auch persönliche Beratung anzubieten, z. B. in sozialrechtlichen Fragen.

Der Deutsche Diabetiker-Bund unterhält eine Bundesgeschäftsstelle und ist weiter in Landes- und Bezirksverbände aufgegliedert. Die Höhe des jährlichen Mitgliedsbeitrags wird vom jeweiligen Landesverband fesgelegt und beträgt z. B. derzeit beim Landesverband Bayern DM 72,-. Eine Mitgliedschaft kann nur empfohlen werden.

Adressen:

DDB e.V. Bundesgeschäftsstelle
Danziger Weg 1
58511 Lüdenscheid
Telefon: 0 23 51-98 91 53

Landesverband Bayern e.V.
Liebherrstraße 5/IV
80538 München
Telefon: 0 89-22 73 41

Landesverband Baden-Württemberg e.V.
Hauptstraße 71
74889 Sinsheim
Telefon: 0 72 51-87 78

Landesverband Berlin e.V.
Mittelstraße 2
13585 Berlin
Telefon: 0 30-3 35 53 88

Landesverband Brandenburg e.V.
Friedrich-Engels-Straße 35
14482 Potsdam
Telefon: 03 31-71 50 79

Landesverband Bremen e.V.
Gröpelinger Heerstraße 386 b
28239 Bremen
Telefon: 04 21-6 16 43 23

Landesverband Hamburg e.V.
Von-Essen-Straße 85
22081 Hamburg
Telefon: 0 40-29 78 94

Landesverb. Mecklenburg-Vorpommern e.V.
Rigaer Straße 21
18107 Rostock
Telefon: 03 81-70 23 65

Landesverband Nordrhein-Westfalen e.V.
Musfeldstraße 161–163
47053 Duisburg
Telefon: 02 03-66 64 00

Landesverband Saarland e.V.
Hahnenstraße 24
66571 Eppelborn
Telefon: 0 68 81-74 38

Landesverband Sachsen-Anhalt e.V.
Altenburger Straße 21
06712 Zeitz
Telefon: 0 34 41-74 14 26

Landesverband Hessen e.V.
Apfelgäßchen 9
34613 Schwalmstadt-Treysa
Telefon: 06 691-2 49 57

Landesverband Niedersachsen e.V.
Carlos-Grethe-Weg 4
27476 Cuxhaven
Telefon: 0 47 21-4 88 12

Landesverband Rheinland-Pfalz e.V.
Heidelbergerfaßgasse 14
55116 Mainz
Telefon: 0 61 31-23 79 19

Landesverband Sachsen e.V.
Fetscherstraße 111
01307 Dresden
Telefon: 03 51-4 45 17 03

Landesverband Schleswig-Holstein e.V.
Im Hause des Landeskrankenpflegeseminars
Kronshagener Weg 130 a
21116 Kiel
Telefon/Fax: 04 31-18 00 09

Landesverband Thüringen e.V.
Max-Kolbe-Straße 47
99086 Erfurt
Telefon: 03 61-7 31 48 19

IDAA Deutschland e.V.

Norbert Bastine
Mühlweg 5
61206 Wöllstadt
Tel.: 0 61 61/33 91 61
Fax: 0 61 61/3 34 12

Förderkreis Eltern diabetischer Kinder und Jugendlicher e.V.

Ochsenberg 23
67659 Kaiserslautern
Tel.: 0 63 1/4 24 22

Insuliner (Zusammenschluß junger Typ-I-Diabetiker)

Frau Anneliese Kuhn-Prinz
Narzissenweg 17
57548 Kirchen

Bundesverband Insulinpumpenträger e.V.

Reinekestraße 31
51145 Köln
Telefon: 0 22 03-2 58 62

Arbeitskreis der Pankreatektomierten e.V.

Krefelder Str. 52
41539 Dormagen
Telefon: 0 21 33-4 23 29

2. Zeitschriften

Diabetes-Journal

Eine monatlich erscheinende Zeitschrift mit aktuellen Informationen über alle Bereiche der Zuckerkrankheit. Zwei kostenlose Probeexemplare bzw. ein Abonnement können über den Verlag bestellt werden. Das Abonnement ist zum jährlichen Bezugspreis von 67,20 DM erhältlich. Mitglieder des DDB erhalten einen um 37% ermäßigten Vorzugspreis.

Verlag Kirchheim & Co GmbH
Kaiserstraße 41
55116 Mainz

Mellitus Lauf

3× jährlich erscheinende Zeitung über Sport und Diabetes.

Verlag Kirchheim & Co GmbH
Kaiserstraße 41
55116 Mainz

Diabetes-Ratgeber

Der Diabetes-Ratgeber erscheint 12× jährlich und ist kostenlos über Apotheken erhältlich.

Insuliner

Der „Insuliner“ wendet sich vor allem an junge Typ-I-Diabetiker. Er erscheint 4× jährlich. Zu beziehen über den Insuliner-Verlag (Jahresabonnement DM 18,–).

Insuliner-Verlag
Frau Anneliese Kuhn-Prinz
Narzissenweg 17
57548 Kirchen

Subkutan

„Subkutan“ ist eine kostenlose Zeitschrift für Mitglieder der Landesverbände Brandenburg, Bremen, Hamburg, Hessen, Nordrhein-Westfalen, Schleswig-Holstein, Thüringen im Deutschen Diabetiker-Bund sowie des Bundesverbandes Insulinpumpenträger und erscheint vierteljährlich.

Wenz & Antonin GmbH, Verlag für Medizin und Umwelt, Dortmund.

Diabetes und Stoffwechsel.

Zeitschrift für angewandte Diabetologie, erscheint zweimonatlich.

Verlag Kirchheim, Mainz.

Schriftenreihe des Deutschen Diabetiker-Bundes

Sie erscheint mit aktuellen Themen in unregelmäßigen Abständen und wird kostenlos an Mitglieder verteilt.

Sprachführer für Diabetiker

Der Sprachführer für Diabetiker ist kostenlos bei der Drugofa GmbH erhältlich.

Drugofa GmbH
Clevischer Ring 127
51063 Köln

3. Fachbücher

Diabetes allgemein

Mehnert, Hellmut; Standl, Eberhard:
Handbuch für Diabetiker.
Trias Verlag, Stuttgart, 1991

Petzoldt, Rüdiger:
Sprechstunde, Diabetes.
Rat und Hilfe bei allen Fragen von Typ-I- und Typ-II-Diabetikern.
Die erfolgreiche Behandlung.
Schutz vor Komplikationen.
Graefe und Unzer Verlag, München, 5. Auflage, 1990
Willms, Berend:
Was ein Diabetiker alles wissen muß.
Verlag Kirchheim, Mainz, 7. Auflage 1995

Hilfen für blinde Diabetiker (Auszug)

Schmeisl, Gerhard Dr. med.: „Schulungsbuch für Diabetiker"
Eigenverlag Dr. Schmeisl, Bad Kissingen, 1992, **7 Cassetten**
Bayerischer Blindenbund e.V., Arnulfstraße 22, 80335 München

Schmeisl, Gerhard Dr. med.: „Schulungsbuch für Diabetiker"
Eigenverlag Dr. Schmeisl, Bad Kissingen, 1992. **3 Punktschriftbände**
Bayerischer Blindenbund e.V., Arnulfstraße 22, 80335 München

Mehnert Prof. Dr. med., Standl Prof. Dr. med.: „Handbuch für Diabetiker"
Georg-Thieme-Verlag, Stuttgart, 5. Aufl., 1991. **12 Cassetten**
Bayerischer Blindenbund e.V., Arnulfstraße 22, 80335 München

Fachbücher für Typ-II-Diabetiker ohne Insulin

Jörgens, Viktor; Grüsser, Monika; Kronsbein, Peter:
Wie behandele ich meinen Diabetes.
Für Typ-II-Diabetiker die nicht Insulin spritzen.
Verlag Kirchheim, Mainz, 8. Auflage 1996
Gut lesbares, reich bebildertes Buch für Typ-II-Diabetiker über Therapiegrundsätze, Diät, Selbstkontrolle, Folgekrankheiten. Im Diätteil Verzicht auf BE-Berechnung.

Toeller, Monika; Waltraut Schuhmacher:
Frau Oppler hat Diabetes.
Ein Leitfaden für Zuckerkranke ohne Insulinbehandlung.
Verlag Kirchheim, Mainz, 1. Auflage 1987

Anhand der Lebensgeschichte einer Betroffenen werden in einer Mischung aus Erzählung und Information Grundlagen zu den Themen: Diabetesdiät, Tablettenbehandlung, körperlicher Bewegung, Selbstkontrolle, Fußpflege und Folgekrankheiten vermittelt.

Fachbücher für Typ-II-Diabetiker mit Insulin

Pfeiffer, E. F. und Mitarbeiter:
Das Ulmer Diabetiker ABC Teil I.
Ein Kurs für den insulinspritzenden Diabetiker.
Springer-Verlag, Berlin 1990

Ein gut lesbarer, systematischer und durch reiches Bildmaterial ergänzter Leitfaden über die Grundlagen der Diabetesbehandlung einschließlich Folgekrankheiten und Dosisanpassung.

Fachbücher für Typ-I-Diabetiker

Deparade, Carola:
Ich bin Diabetikerin – und freue mich auf mein Kind.
Schwangerschaft und Familienplanung der Diabetikerin heute.
Verlag Kirchheim, Mainz, 3. Auflage 1994

Ein gut lesbares Buch über die Fragen der Empfängnisverhütung und der Insulintherapie der schwangeren Diabetikerin.

Thurm, Ulrike:
Insulinpumpenfibel oder ... bei Dir piept's ja.
Die Deutsche Bibliothek – CIP. 2. Aufl. 1996.
Zu beziehen über Disetronic Medical Systems.

Jäckle, Renate; Hirsch, Axel; Dreyer, Manfred:
Gut leben mit Typ-I-Diabetes. Arbeitsbuch zur Basis-Bolus-Therapie.
Gustav Fischer Verlag, Stuttgart
2. neubearbeitete Auflage, 1996.

Howorka, Kinga:
Insulinabhängig?
Funktioneller Insulingebrauch: Der Weg zur Freiheit mit nahezu normalem Blutzucker.
Ein Patientenlehrbuch für die Behandlung mit Selbstkontrolle und mehrfachen Injektionen oder einer steuerbaren Insulinpumpe.
Verlag Kirchheim, Mainz, 5. Auflage 1995

Sehr empfehlenswertes Buch über die Grundprinzipien der normnahen funktionellen Insulintherapie.

Jung, Volker (Herausgeber G.-W. Schmeisl):
Insulinpumpen-Manual.
DRZ Fürstenhof, Bad Kissingen, 1992
(erweiterte und ergänzte Auflage für 1997 geplant)

Buch über die Therapie mit Insulinpumpen.

Kemmer, F. W.:
Diabetes und Sport ohne Probleme.
Praktische Hinweise für diabetische Kinder und Jugendliche sowie deren Eltern.
Verlag Kirchheim, Mainz, 3. überarbeitete Auflage 1995

Praktische Hinweise für diabetische Kinder und Jugendliche sowie deren Eltern über die Dosisanpassung bei Sport bei unterschiedlichen Therapieformen. Bildmaterial manchmal etwas übertrieben lustig.

Hürter, Peter; Travis, Luther B.:
Einführungskurs für Typ-I-Diabetiker.
Gerhards + Co, Frankfurt, 5. Auflage, 1990

Im Dialogstil geschriebenes, systematisches – ursprünglich für Kinder und Jugendliche gedachtes – Buch über die modernen Behandlungsgrundlagen des Typ-I-Diabetes einschließlich ICT und Insulinpumpe. Auch für Erwachsene geeignet, die die verwandte „Du“-Anrede nicht stört.

Diabetiker-Jugendhaus, Hinrichssegen:
Ziele und Wege der Diabetes-Therapie.
Broschüre. 1991
Firma NovoNordisk, Pharma GmbH
Brucknerstraße 1
55127 Mainz

Ernährung und Kochen

Hrsg. von der Ernährungsberatung der Nestlé-Gruppe Deutschland
Kalorien mundgerecht.
Umschau Verlag, Frankfurt/Main, 9. Auflage, 1993

Das handliche Nachschlagewerk enthält im Vorspann die wichtigsten Grundregeln einer ausgewogenen Ernährung. Der Hauptteil besteht aus einem farbig untergliederten Tabellenwerk, das 2 500 Lebensmittel und Fertigprodukte umfaßt. Zu den einzeln aufgeführten Lebensmitteln werden folgende Angaben gemacht: Kilokalorien, Kilojoule, Eiweiß, Fett, Kohlenhydrate, BE, Ballaststoffe, Cholesterin. Für die gebräuchlichsten Lebensmittel werden die Inhaltsstoffe bereits portionsweise angegeben. Eine zusätzliche Harnsäuretabelle ergänzt das Nachschlagewerk.

Latzel, Claudia:
Bäckereien und Süßspeisen für Diabetiker.
Gesund und vollwertig genießen.
Heyne Verlag, München, 1989

In diesem Taschenbuch finden Sie auf den ersten Seiten Grundsätzliches zur vollwertigen, diabetesgerechten Ernährung. Dem folgen Anregungen und Tips zur Back- und Küchentechnik und zum BE-gerechten Portionieren. Der Rezeptteil ist in die Kapitel Frühstücksvariationen aus dem vollen Korn, Zwischenmahlzeiten, Aufläufe, pikantes und süßes Gebäck, Nachtische gegliedert. Es finden vorzugsweise Vollkornmehle Anwendung. Jedes Rezept enthält Angaben über Kilojoule, Kilokalorien, Fett, Eiweiß, Kohlenhydrate, Gesamt BE und eine Berechnung pro Portion oder Stück.

Latzel, Claudia:
Weihnachtliches Backen für Diabetiker.
Heyne Verlag, München, 1992

Die schönsten Weihnachtsrezepte, gesund und vollwertig.

Leitzmann, Claus; Laube, Heiner; Million, Helmut:
Vollwertküche für Diabetiker.
Köstlich kochen und backen für die ganze Familie.
Falken-Verlag, Niedernhausen, 1990

Der vorangehende theoretische Teil dieses Buches beschreibt ausführlich die energieliefernden Nährstoffe, ihren Stoffwechsel sowie Grundlagen der gesunden Ernährung. Die Autoren gehen weiterhin sowohl auf Stoffwechselentgleisungen und verschiedene Therapiekonzepte bei Diabetes als auch auf die Grundlagen der Vollwertkost und Küchentechnik ein. Der Rezeptteil enthält je 7 Tagespläne mit 6 Mahlzeiten für 11 BE, 15 BE und 19 BE und einen weiteren Teil für Getränke und Desserts. Die Angaben über den Gehalt an Kalorien, Eiweiß, Fett, Kohlenhydraten, Ballaststoffen und BE machen es leicht, die Speisen in jeden Speiseplan einzubringen. Die Rezepte sind verständlich aufgebaut und leicht nachzukochen. Die vielen, farbigen Abbildungen machen Appetit, mit der Vollwertkost neue Wege zu gehen.

Toeller, Monika; W. Schumacher; A. Ch. Groothe:
Kochen und Backen für Diabetiker.
Gesund und schmackhaft für die ganze Familie.
Falken-Verlag, Niedernhausen, 5. Auflage, 1995

Das Buches richtet sich nach den Empfehlungen der Deutschen Diabetes Gesellschaft. Einleitend werden in einer kurzen und leicht verständlichen Ernährungslehre die Bedeutung der einzelnen energieliefernden Nährstoffe genannt und ihre Verteilung anhand von Tagesbeispielen erläutert. Der praktische Teil beginnt mit Hinweisen zur schonenden Zubereitung unter Verwendung bewährter Küchentricks. Die Rezepte sind verständlich aufgebaut und leicht nachzukochen. Alle Gerichte sind auf Farbfotos abgebildet, ihr Nährstoff-, Energie- und Broteinheitengehalt wird gesondert angegeben.

Erfahrungsberichte von Betroffenen und seelische Bewältigung

Erfahrungsberichte von Betroffenen, die Mut machen, den Diabetes zu akzeptieren.

Momsen, E.; Bergis, K.:
Mein Leben – dank Insulin.
Erinnerungen, eines 84jährigen Diabetikers, der seit über 60 Jahren Insulin spritzt.
Verlag Kirchheim, Mainz, 1. Auflage 1990

Hirsch, Axel:
Mit Diabetes leben lernen. Wege zur seelischen Bewältigung des Diabetes.
PAL Verlagsgesellschaft, Mannheim 1992

Ott, Grit:
Mein süßes Leben.
Verlag Kirchheim, Mainz, 1. Auflage 1990

Schwerbehinderung und Soziales

Finck, Hermann; Malcherczyk, Leo:
Diabetes & Soziales. Ein praktischer Ratgeber für alle Diabetiker und ihre Angehörigen.
Verlag Kirchheim Mainz, 1994

Bundesarbeitsgemeinschaft Hilfe für Behinderte e.V.:
Schriftenreihe der Bundesarbeitsgemeinschaft Hilfe für Behinderte
Band 103:
Die Rechte behinderter Menschen und ihrer Angehörigen.
40215 Düsseldorf, Kirchfeldstr. 149, Tel. 02 11/31 00 60

Bundesarbeitsministerium für Arbeit und Sozialordnung:
Ratgeber für Behinderte. Broschüre.
Der Bundesminister für Arbeit und Sozialordnung
Referat Öffentlichkeitsarbeit
53107 Bonn

Reichsbund: Leitfaden für Behinderte.
Beethovenallee 56–58
53173 Bonn

Bayerisches Staatsministerium für Arbeit und Sozialordnung:
Der Schwerbehinderte und seine Rechte.
80797 München, Winzererstraße 9
Bayerisches Staatsministerium für Arbeit und Sozialordnung:
Nachteilsausgleich für Schwerbehinderte.
80797 München, Winzererstraße 9

Bayerisches Staatsministerium der Finanzen:
Steuertips für Behinderte.
Pressereferat.
80539 München, Odeonsplatz 4
und bei allen bayerischen Finanzämtern

Hauptfürsorgestelle der Regierung von Unterfranken:
Soziale Hilfen in Unterfranken.
Ein Wegweiser für Behinderte, Kranke und Senioren.
97070 Würzburg, Peterplatz 9

Arbeitsgemeinschaft der deutschen Hauptfürsorgestellen:
Das ABC der Behindertenhilfe.
Handbuch für Helfer der Behinderten im Arbeitsleben.
48145 Münster, Postfach 61 25, Warendorfer Straße 26

Landschaftsverband Westfalen-Lippe, Hauptfürsorgestelle:
Schriftenreihe.
Heft 2: Nachteilsausgleich.
Heft 5: Behinderung und Ausweis.
Heft 7: Kündigungsschutz.
48145 Münster, Postfach 61 25, Warendorfer Straße 26

C. Verzeichnis der Abbildungen

D. Verzeichnis der Tabellen

Kohlenhydrat-Austauschtabellen (Tabelle 31–48):

Sachwortverzeichnis

P

R

S

T

U

V

W

Z